La revolución Smartfood

D0003920

ELIANA LIOTTA

con

PIER GIUSEPPE PELICCI
y LUCILLA TITTA

La revolución Smartfood

Dieta fundamental para la prevención del cáncer, de las enfermedades cardiovasculares, metabólicas y neurodegenerativas, y el control de peso

Grijalbo

Título original: *La Dieta Smartfood*
Primera edición: mayo de 2017

© 2016, Rizzoli Libri S. p. A., Rizzoli, Milán
© 2016, Angelo Valenti, por las ilustraciones
© 2017, Penguin Random House Grupo Editorial, S. A. U.
Travessera de Gràcia, 47-49. 08021 Barcelona
© 2017, Jofre Homedes Beutnagel, por la traducción

Agradecemos la colaboración de las nutricionistas Francesca Ghelfi y Krizia Ferrini,
investigadoras del Grupo Smart Food en el Instituto Oncológico Europeo.

Printed in Spain – Impreso en España

ISBN: 978-84-253-5473-1
Depósito legal: B-6.432-2017

Compuesto en Anglofort, S. A.

Impreso en Limpergraf
Barberà del Vallès (Barcelona)

GR 5 4 7 3 A

Penguin
Random House
Grupo Editorial

A Leandro y Lavinia.
A Sara, Luca y Anna.
A Lorenzo y Leo

Índice

Verduras.   194

4. Hechos y mitos   207
    Cereales, pasta, pan y patatas   208
    Frutas, verduras y legumbres   216
    Pescado   226
    Leche, lácteos y huevos   234
    Carne   246
    Azúcar y edulcorantes   255
    Productos alimenticios   260
    Bebidas.   274

5. El esquema alimentario   287
    Las raciones   288
    Cómo organizar las comidas   304
    Los horarios.   307
    Las técnicas de preparación   310
    Elogio de la frugalidad.   314

6. Las dos fases de la dieta   321
    FASE START   323
    El índice de masa corporal   324
    La distribución de las grasas   325
    La ficha personal   326
    Test de autoevaluación alimentaria   330

    FASE SMART.   336
    El diario de alimentación.   338
    Una revolución pacífica   344
    Cómo no comer demasiado.   345

1

Una dieta para toda la vida

La dieta Smartfood trata de alimentos extraordinarios. Son treinta alimentos comunes, pero a la vez tan especiales que, además de proteger nuestro cuerpo, pueden llegar a dialogar con el ADN y hasta conseguir que los genes del envejecimiento enmudezcan.

Algunas de sus moléculas frenan el deterioro inscrito en cada célula debido a que imitan los efectos del ayuno en la longevidad. Los últimos estudios demuestran, en efecto, que cuantas menos calorías se ingieren, más tiempo se vive y más se evitan las enfermedades de la tercera edad. Con determinados alimentos, sin embargo, comemos y es como si no comiésemos.

Si dejamos que se funda en nuestra boca un trozo de chocolate negro estamos alargando nuestra existencia. Si saboreamos una fresa, retrasamos el ocaso.

Es todo mucho más complejo, pero va en este sentido. Los investigadores del proyecto SmartFood del IEO (Instituto Europeo de Oncología) de Milán, dirigidos por Pier Giuseppe Pelicci y Lucilla Titta, han seleccionado treinta alimentos y categorías de estos de los que es *smart*, inteligente, no prescindir, y que son:

–Longevity smartfoods, alimentos capaces de imitar la restricción calórica e influir en los caminos genéticos que regulan la duración de la vida.

–Protective smartfoods, alimentos inteligentes porque contienen sustancias que protegen de las enfermedades.

Estos portentos de la mesa tienen otra ventaja: la de cuidar la línea. Las espinacas, por ejemplo, protegen del cáncer de mama, pero también sacian. Los cereales integrales moderan el apetito, reducen la absorción de grasas y protegen del cáncer de colon. Comiendo los alimentos indicados no se corre el riesgo de excederse en cantidad y calorías. La salud y el peso ideal van de la mano.

La dieta sigue los mismos principios. No es una dieta para fanáticos, víctimas de la ración que se pesa en la báscula o de las privaciones que fortalecen el espíritu. No es que de pronto, una mañana, se haya despertado algún gurú con la revelación de una fórmula de adelgazamiento para lucir un cuerpo perfecto.

La visión nutricional que se expone en este libro se basa en el trabajo de centenares de investigadores de todo el mundo que han dedicado su tiempo a estudiar en el laboratorio cómo algunos grupos químicos logran desbaratar mecanismos perjudiciales desde el plato. Tras analizar los principales estudios, y profundizar en sus resultados, el equipo SmartFood ha decidido cultivar un filón propio y original. Y propone una nueva cultura alimentaria.

La nueva cultura *SMART*

Actualmente, la relación con la comida está dominada por filosofías e ideologías. No es malo, al contrario, tener una *Weltanschauung* propia, una concepción del mundo que abarque nuestra relación con la alimentación.

El vegetarianismo va en aumento. En la India, su patria (por cuestiones religiosas, entre otros motivos), lo sigue aproximadamente el 30 % de la población, y en Italia el 7,1 (datos de Eurispes, 2014). Según las estimaciones de la British Vegetarian Society, cada semana se suman a esta opción al menos 2.000 ingleses. Las personas que no comen carne, o ni carne ni pescado, se mueven por principios éticos, ya que consideran que es necesario respetar a los animales y que no hay que agravar los desequilibrios ecológicos debidos al elevado coste energético de la ganadería intensiva. Los veganos rechazan incluso los productos de origen animal: nada de leche, ni de huevos ni de miel.

El movimiento internacional Slow Food se basa en consumir productos locales, de kilómetro cero, vinculados a la tradición; productos apreciados por el consumidor, mimados por el productor y respetuosos con el medio ambiente, en contraste expreso con el fast food, de origen estadounidense, basado en la costumbre de devorar platos preparados y servidos con la misma rapidez.

El mercado de los productos artesanos y de alta calidad empieza a cobrar importancia.

Ahora bien, si dejamos de lado por un momento las repercusiones económicas, la ideología o los valores morales, aunque sean tan nobles como los del vegetarianismo, queda una pregunta crucial: los alimentos que defiende un determinado sistema ideológico, ¿tienen efectos neutros, negativos o positivos en la salud humana?

La cultura Smartfood aspira a ser una brújula, un referente para distinguir entre lo bueno, lo no tan bueno y lo malo en la mesa, basándose en los datos científicos de que se dispone. Se puede tomar la decisión de prescindir por completo de los filetes, ciñéndose a las palabras de Leonardo da Vinci: «Llegará un día en que el hombre ya no tendrá que matar para comer, y la muerte de un solo animal se considerará un delito grave». Lo que no puede afirmarse es que un poco de carne roja sea mala para la salud: el Fondo Mundial para la Investigación del Cáncer (World Cancer Research Fund) solo aconseja limitarla. La dieta Smartfood, por su parte, no aconseja su consumo, aunque solo sea por una cuestión de sostenibilidad ecológica: no cabe duda de que la ganadería intensiva al servicio de la producción de carne hace aumentar la contaminación y, en ese sentido, dista mucho de ser lo ideal para la salud del planeta y de los hombres que lo habitan.

Por lo que respecta a los productos artesanos, tiene sentido conocer la historia de un alimento y controlar su recorrido hasta nuestra mesa, pero hay que considerar que por mucho que las salchichas se ajusten a la tradición, no dejan de ser salchichas, y muy sanas no son.

También es conveniente no bajar la guardia ante la enorme oferta alimentaria de las sociedades industrializadas, los productos envasados que nos tientan desde las estanterías de los supermercados. El exceso de azúcares, sal y grasas es muy perjudicial.

La dieta Smartfood diferencia entre hechos y mitos y se basa en los resultados de las investigaciones científicas dignas del mayor crédito, que ya adaptará después cada persona a sus propias opciones, sean vegetarianas o *slow*.

Es una dieta pensada para el bienestar. Sin descuidar el placer ni la buena compañía, la alimentación *smart* trata de proteger y mejorar la salud, evitar el sobrepeso, prolongar la juventud y prevenir patologías que van unidas al envejecimiento, es decir, los tumores y las enfermedades cardiovasculares, metabólicas y neurodegenerativas.

Es una dieta científica, en el sentido de que se fundamenta en los datos de que disponemos actualmente. Los treinta superalimentos son los pilares de un modelo cuyos preceptos se apoyan en bases documentadas y sólidas.

Es una dieta personal. Se adapta a las preferencias de cada persona, a su estilo de vida, su salud y sus condicionantes familiares. Impera la autogestión: una vez que el individuo dispone de los instrumentos, a él compete decidir cuándo, cuánto y qué come, a partir de sus propias capacidades y de sus conocimientos. Sin ir en contra de los principios en los que cree. La dieta Smartfood es conciencia, no ideología.

Este no es el libro apropiado para quien busque las típicas tablas de calorías, gramos de una ración y prohibiciones terminantes de los regímenes de usar y tirar. Los programas alimentarios provocan hartazgo, cuando no son dañinos. La dieta Smartfood es para siempre.

La dieta recupera su etimología: *dìaita*, que según los griegos de la Antigüedad era la mejor manera de vivir para mantenerse sano. Aquí se presentan los medios para confeccionar el menú que cada persona usará como le parezca. Y el punto de vista es individual, en el que psique y cuerpo se embarcan en un viaje conjunto. Un viaje de libertad, conocimiento y alegría.

UN HIMNO A LA LIBERTAD

La dieta Smartfood es un canto a la libertad. Parece mentira que se pueda cambiar desde la mesa el destino inscrito en el genoma, en el patrimonio genético, pero los últimos descubrimientos están iluminando fronteras que eran impensables hasta hace pocos años, al revelar que las sustancias de determinados alimentos son capaces de convencer a los genes para que trabajen más o menos. De despertarlos o dejarlos dormir depende que se retrase el envejecimiento y se eviten dolencias, achaques y sobrepeso, incluso aunque tengamos predisposición a padecerlos.

Así como la mente emprende sus caminos autónomos, y vuela cruzando pensamientos y creando nuevos enlaces neuronales, el organismo puede tratar de desembarazarse de las cadenas genéticas. Lo hace con sus medios. Si se mueve, si se apodera de los nutrientes adecuados, logra tomarse la revancha sobre los rasgos de ADN que querrían que fuera obeso, o que tuviera la tensión alta, por ejemplo. Nuestro carácter único se define también por lo que comemos.

Está claro que no somos dioses. Nuestro paso por la Tierra, al menos de momento, viene marcado con la palabra «fin» en los créditos iniciales, y la madrastra Naturaleza, que tan antipática le era a Leopardi, sigue tomándonos a todos como blanco de una broma insoslayable.

Sin embargo, basándonos en nuestro instinto principal, el

de sobrevivir, hemos erigido un edificio de conocimientos para alejar cada vez más los límites. Según la OMS, en España, desde 1999 la esperanza de vida ha aumentado una media de cuatro años (80 en el caso de los hombres y 85 en el de las mujeres). El único país que nos supera es Japón, donde se llega a los 84.

Están abriéndose las puertas a métodos de prevención inexplorados y a programas pensados para reducir los perjuicios del envejecimiento. La condición humana, mientras tanto, alcanza nuevas cotas: el *Homo sapiens*, perdido en el universo, polvo de estrellas, en pocos milenios ha logrado comprender su esencia, el ADN, al punto de poder plasmarla. Los alimentos *smart* son una pequeña parte de esta ciencia al servicio del libre albedrío.

Somos lo que hemos heredado y que los cromosomas custodian dentro de cada célula de nuestro cuerpo, pero también somos lo que elegimos ser cada vez que, por ejemplo, nos llevamos a la boca el tenedor. Lo intuyó hace más de un siglo el filósofo alemán Ludwig Feuerbach: «La comida se convierte en sangre y la sangre en corazón y cerebro, en materia de pensamientos y sentimientos. El alimento humano es la base de la cultura y del sentimiento. Si queréis que el pueblo mejore, no le deis proclamas contra el pecado, sino una alimentación mejor. El hombre es lo que come».

Sería absurdo que la dieta Smartfood concibiera una liberación de las ataduras del patrimonio hereditario y luego hiciera que quien la sigue cayera en la tristeza, al verse prisionero de los esquemas. También es la dieta de la libertad porque cada persona puede articularla en función de sus propios ritmos.

¿Por qué debería imponerse el consumo de acelgas durante la comida y de moras para merendar? ¿Y por qué debería ser obligatorio comer cinco veces al día? No. Es como en el juego del Scrabble: una vez repartidas las letras, cada jugador forma con ellas las palabras que le dictan su cultura y su imaginación. La relación con una parte esencial de y para la vida, como es la comida, solo puede ser personal.

Solo ciencia, sin gurús

La comida no se reduce a un aporte de calorías. ¿Es lo mismo comer un plato de pasta que un filete de carne o un plátano? Evidentemente, no. Cambia la cantidad y las propiedades de los nutrientes, y depende de que haya o no sustancias protectoras y perjudiciales. Por eso es necesario conocer los principios básicos de la nutrición y no limitarse a seguir un programa hipocalórico preestablecido. Un régimen que se centre en la salud tiene que ir más allá del simple cómputo del contenido energético.

La dieta Smartfood empieza en la cabeza y sigue en la mesa: es un estilo de vida y exige ser consciente de lo que se come. Debería ser una regla de oro para todo el mundo. La educación alimentaria tendría que enseñarse en los colegios, como una asignatura más.

Entender cómo somos y por qué la composición de un plato puede hacer que nos encontremos mejor o peor es un viaje apasionante de atención al propio cuerpo. Esta es la premisa de la dieta Smartfood: conocer para poder elegir.

UN CONSEJO
Desconfiar de las noticias sensacionalistas

Hay que tomarse con reserva todas las noticias, incluidas las científicas. He aquí un vademécum para pacientes, curiosos y fanáticos de la salud.

–**Esperar**: El progreso científico necesita tiempo para obtener resultados convincentes. Ni siquiera los descubrimientos que parecen más verosímiles deben considerarse sólidos hasta su confirmación.

–**Consultar con el médico antes de ingerir suplementos o hacer cambios drásticos en nuestra alimentación** (como sería la opción vegana, una elección legítima, pero que si no se cuida bastante la dieta puede provocar carencias de vitamina B12).

–**Buscar la versión completa de las historias sensacionales**: Las noticias televisivas o los artículos de prensa son demasiado breves para sintetizar todos los detalles sobre un tema. Nunca está de más acudir a los estudios publicados en las revistas científicas.

–**Desconfiar de las soluciones demasiado fáciles**: El organismo humano es una máquina compleja y lo que comemos contiene cientos, o incluso miles, de compuestos muy diversos. La mejor estrategia de prevención hay que buscarla en el estilo de vida en su conjunto, no en un solo alimento.

Las virtudes de los superalimentos han sido comprobadas en las investigaciones, pero no pasaremos por alto las decenas de interrogantes que aún rodean los estudios sobre la nutrición, ya que honran al método científico.

El número de investigaciones es enorme; no en vano las publicaciones sobre dietas y cáncer en 2015 casi alcanzaron por sí solas la cifra de 35.000. ¿Son todas de confianza? No. Hay trabajos discutibles por su método, ya que se basan en muchas ocasiones en estudios clínicos realizados con pocas personas. Algunos extraen conclusiones que contradicen resultados anteriores, mientras que el carácter preliminar de otros no justifica la vehemencia con que se han presentado.

Al cerebro le gustan las certezas. ¡Vaya si le gustan!: se aferra a ellas como la hiedra a la pared. Pero no tiene sentido ponerse en manos de supuestos sabios que proclaman milagros e imparten verdades dudosas.

Ya no estamos en la época de las pócimas. Hay que cultivar un poco el escepticismo y el sentido común. El progreso no se nutre de la magia; requiere de tiempo, esfuerzo, experimentación y comprobación.

AL CEREBRO LE GUSTA LA GRASA Y EL DULCE

Comer es uno de los placeres de la vida. Esto se da por descontado, pero no cuando hablamos de dietas, terapéuticas o de adelgazamiento, pues muchas veces parece que las principales exigencias sean la renuncia y la privación.

La dieta Smartfood da la vuelta a esta idea aconsejando una serie de alimentos, algunos tan deliciosos como las uvas, los guisantes, el chocolate negro o las fresas, que hacen disfrutar al paladar y ayudan al cuerpo a mantenerse sano y con el peso ideal. Sería una insensatez proponer una perspectiva nutricional a largo plazo sin tener en cuenta que sentarse a la mesa es un placer.

Para nuestros antepasados prehistóricos, alimentarse equivalía a sobrevivir. Su vida giraba en torno a la búsqueda de víveres. Perseguían a sus presas y recolectaban los frutos de las plantas. El sustento aplacaba su necesidad primaria y debía de proporcionarles una sensación de bienestar físico. Hace unos diez mil años, el hecho de alimentarse empezó a adquirir tintes simbólicos. Ocurrió después de lo que se ha llamado la «Revolución neolítica», época en que el ser humano abandonó el nomadismo para dedicarse a la agricultura y la ganadería. La vida cotidiana empezó a seguir otras pautas y las relaciones sociales se modificaron. Poco a poco la comida pasó a ser algo en lo que era agradable pensar, al margen de su mero consumo, convirtiéndose en un signo de sociabilidad, creatividad y amor. Así nació la cultura de los alimentos.

Soberanos y terratenientes encargaban suntuosos festines a sus cocineros, pero incluso los platos preparados de cualquier manera por los pobres se convirtieron en exquisiteces que aún hoy son emblemas de las cocinas nacionales.

En resumidas cuentas, la historia de la alimentación es una parte de la historia de la humanidad y, al igual que ella, un reflejo de las desigualdades sociales y las relaciones de poder; historia, por desgracia, todavía hoy hecha de hambre y abundancia y estrechamente ligada a la economía, la política, los desastres naturales, el clima y las guerras.

Por cada zona del mundo donde hay malnutrición, hay otra que convierte la mesa en poesía. La literatura abunda en salsas que la pintura retrata. Hasta un músico como Gioachino Rossini se atrevió a hacer la siguiente metáfora: «El estómago es el maestro de música que refrena y azuza a la gran orquesta de las grandes pasiones; el estómago vacío toca el fagot del rencor y la flauta de la envidia; el estómago lleno golpea el sistro del placer y el tambor de la alegría». Las recetas del compositor de Pésaro dan fe de una inventiva casi equivalente a la de los crescendos de *El barbero de Sevilla*; no hay más que pensar en el turnedó que lleva su nombre, con solomillo de buey, fuagrás y trufa.

Demos un salto de casi ciento cincuenta años y se nos hará la boca agua al hojear cualquiera de los best sellers de Andrea Camilleri. En *El olor de la noche*, por citar uno, el comisario Montalbano devora una bandeja de patatas al horno, un plato «que podía no ser nada o serlo todo según la mano que dosificaba los condimentos y creaba una interacción entre la cebolla y las alcaparras, las aceitunas con el vinagre y el azúcar y la sal con la pimienta».

Valga todo ello para corroborar que la comida es un placer, físico y cultural, y que en este sentido por sí sola ya hace que nos sintamos bien. La Organización Mundial de la Salud ha actualizado la definición de «salud»: no es solo la ausencia de enfermedades, sino un bienestar generalizado; es estar a gusto con uno mismo y en las relaciones con los demás y con el mundo. Y respecto a este bienestar, no puede pasar inadvertido el placer de una cena suculenta.

Todos los placeres, sin embargo, tienen un lado oscuro cuando se cruza la frontera que lleva a la obsesión. Una alimentación incorrecta y descontrolada es una amenaza. Actualmente, desde Europa hasta Estados Unidos, la abundancia y difusión de alimentos que no por casualidad se han definido como «basura», a partir de la expresión inglesa *junk food*, comportan una serie de patologías, desde el cáncer hasta la diabetes.

Por un lado, asistimos a una orgía gastronómica que con los fritos parece prometer, no ya bienestar, sino incluso felicidad. Con todo el añadido de programas de televisión sobre el arte culinario, libros de recetas, webs y blogs acerca del tema.

Por el otro, está la alarma, sacrosanta alarma, del mundo científico y de los gobiernos, y una explosión de dietas comerciales encaminadas a hacer perder kilos cuanto antes sin tomar en consideración ni la salud ni al individuo en su totalidad.

La comunicación falla y se convierte en una fuente de ansiedad. Nunca hay que llegar al extremo de demonizar la comida. Dado que pensar en ella, y disfrutar con ella, es consustancial al ser humano, cuestionarlo de forma errónea provoca una reacción de rechazo a los consejos, los preceptos y las prohibiciones.

¿La solución? El conocimiento y la libertad. Nadie se muere por comerse de vez en cuando una porción de tarta, pero atiborrarse de pastelitos, patatas fritas o embutidos tiene efectos en el corazón, las arterias, el cerebro e incluso el ADN y, por tanto, en nuestra manera de estar en el mundo.

Por nuestra propia forma de ser, preferimos los alimentos grasos y azucarados, cosa de lo que conviene ser consciente. Durante miles de años nuestros antepasados tuvieron que procurarse presas y otros víveres para no pasar hambre. Por eso nuestro organismo siente predilección por los alimentos más energéticos, idóneos cuando hay que afrontar períodos de escasez.

Las zonas del cerebro que regulan la alimentación han desarrollado un mecanismo de gratificación cada vez que saciamos nuestro apetito y que saboreamos un helado o algún plato bien condimentado.

Negar este placer sería ir en contra de nuestra propia naturaleza, pero una cosa es darse alguna que otra satisfacción y otra muy distinta depender de la sensación de plenitud mental que deriva de una mousse, del *junk food* o de la bollería industrial.

No es algo sencillo. La comida nos recuerda a nuestra madre y va ligada desde el nacimiento al amor. Su capacidad de consuelo es extraordinaria. Anestesia las penas, alivia la tristeza y colma los vacíos. Hay que aprender a escucharse para reeducarse luego poco a poco.

Quien ande rezagado con la obesidad puede tratar de salir por sí solo, a base de raciocinio y fuerza de voluntad, de la zona de sombra del placer y entrar en su zona soleada. Saber que algunos vegetales alargan y mejoran la existencia es una invitación a saborear los dones de la naturaleza y a no sucumbir tanto a la tentación de los productos industriales.

Por lo visto, Epicuro, príncipe de los hedonistas, no estaba gordo. En su *Carta sobre la felicidad* escribe que «ni las bebidas ni los banquetes continuos [...] engendran la vida grata»; tanto es así, que el verdadero sabio «no elige en absoluto el alimento más abundante, sino el más agradable». Seguramente el filósofo griego nunca se habría imaginado que más de dos mil años después los científicos conseguirían determinar cuáles son los alimentos mejores: los alimentos *smart*.

El diálogo de la comida con el ADN

Los sabores y olores aplacan los instintos primordiales, seducen al gusto y nos devuelven a la infancia, en una abrumadora sinestesia, como la que explica Marcel Proust en su *En busca del tiempo perdido*.

Ya hace tiempo que la ciencia llegó a la conclusión de que la alimentación es en gran parte responsable de la salud. Ahora sabemos más: una de las razones es que la comida mantiene un diálogo constante con los genes.

La pregunta es legítima: ¿cómo puede una cereza dialogar con el ADN, el patrimonio que heredamos de nuestros padres y que se custodia en el núcleo de las células?

Se trata de una relación biunívoca. Por un lado, los genes influyen en cómo asimila nuestro organismo los nutrientes y, por el otro, algunas sustancias (por increíble que parezca) logran influir en la expresión de nuestros genes y modificar el vademécum de instrucciones del cuerpo.

Por eso ahora, después de que la nutrición y la genética hayan discurrido mucho tiempo por vías paralelas, han empezado a converger en dos disciplinas emergentes: la nutrigenética y la nutrigenómica, que estudian las dos formas de relación entre los alimentos y el ADN. Los expertos las definen como «la medicina del futuro», la mejor arma de que dispondrán nuestros descendientes para llegar a ser centenarios.

Empecemos por las promesas de la nutrigenética. Estudia el efecto de los genes a la hora de que toleremos o metabolicemos determinados alimentos. Para que quede claro el mecanismo, pensemos en la lactasa, la enzima necesaria para absorber el azúcar de la leche, la lactosa. Si el gen responsable de la producción de esta enzima no funciona, la persona no consigue digerir la leche y manifiesta síntomas que van desde el dolor de barriga hasta las náuseas. Hoy en día, de hecho, ya es posible someterse a test genéticos que indican la predisposición a la intolerancia a los lácteos. Lo mismo ocurre con el gluten, cuya intolerancia provoca celiaquía.

Se cree que en el futuro se podrá determinar si un individuo tiene un problema parecido para metabolizar una categoría de alimentos y si es la causa de que sufra dolor de cabeza o de que engorde, todo ello a fin de crear una dieta personalizada a partir de su perfil genético. Es verdad que tenemos carac-

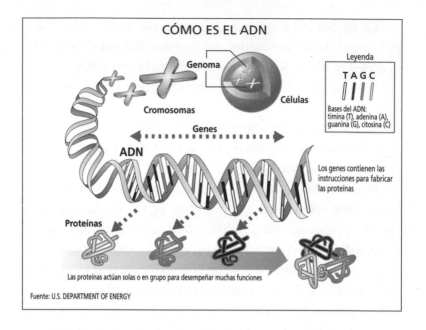

CÓMO ES EL ADN

Genoma

Cromosomas

Células

Genes

ADN

Leyenda

T A G C

Bases del ADN:
timina (T), adenina (A),
guanina (G), citosina (C)

Los genes contienen las
instrucciones para fabricar
las proteínas

Proteínas

Las proteínas actúan solas o en grupo para desempeñar muchas funciones

Fuente: U.S. DEPARTMENT OF ENERGY

terísticas comunes, y no son pocas, ya que el 99,9 % de nuestro ADN es idéntico (de lo contrario tendríamos cola de perro y maullaríamos como los gatos), pero las pequeñas diferencias son justo las que nos hacen únicos como individuos, con ojos castaños o azules y pelo rubio o negro azabache. Únicos, también, en nuestra relación con la comida. El análisis de estas diferencias determinará el futuro de la nutrigenética.

Pasemos a la nutrigenómica, que estudia cómo influye lo que comemos en el ADN. Cuando una cereza termina su viaje por el aparato digestivo, se ha quitado los ropajes de fruto apetitoso para convertirse en una pequeña acumulación de compuestos listos para ser transportados por la sangre. Algunas de estas moléculas pueden llegar al centro de las células y modificar el funcionamiento de determinados rasgos genéticos.

Que quede claro: no es que se produzca una mutación del ADN, como cuando a Spiderman le muerde la araña radiactiva, sino que a largo plazo algunas sustancias pueden influir en la expresión de uno o más genes, es decir, pueden cambiar la función de un gen sin alterar su estructura. Los científicos lo llaman «modificaciones epigenéticas».

Dejemos volar un poco la imaginación y pensemos que una coalición de moléculas de la comida se dedica a encender o apagar un gen como si fuera una bombilla, despertarlo o cantarle una nana. Volver más activo un gen, o adormecerlo, supone aumentar, reducir o silenciar su principal tarea, que consiste en ordenar la producción de proteínas.

El ADN funciona como un molde, al que se une un filamento de ARN para transcribir las órdenes y poner en marcha el proceso que lleva a la síntesis proteica. Las proteínas, a su vez, compuestas de aminoácidos, hacen miles de cosas: son los ladrillos con que se construyen los huesos, los músculos, la piel y los órganos; son enzimas que dirigen diversas funciones (como la digestión, por ejemplo) y el material con que se forman las hormonas, los neurotransmisores y otras moléculas.

En resumen, el genoma, la totalidad del material genético presente en cada célula, es la centralita de nuestra vida. Aglutina las características de la especie humana y las peculiaridades de cada individuo. Lo heredamos y es inmutable. Su secuencia no cambia.

Pero no tiene el poder absoluto. Quien le dice «haz esto» o «haz aquello», quien dice a los genes «encendeos» o «apagaos» es el epigenoma.

LOS INTERRUPTORES QUE ENCIENDEN LOS GENES

El epigenoma es el conjunto de procesos químicos que posibilita que las instrucciones contenidas en el ADN se lean en los tejidos indicados y en el momento oportuno. Para que nos hagamos a la idea, nuestros 25.000 genes son los mismos en todas las células y todos los tejidos, pero su actividad es distinta en cada uno de ellos. Es el epigenoma el que gestiona su funcionamiento para que las células de la nariz solo lean el capítulo de la nariz y las neuronas, el del cerebro, como en un libro que se abre por una sección u otra.

Esto también significa que podemos haber heredado la predisposición a una enfermedad, que está inscrita en un pasaje genético, pero es una predisposición, no una condena: el

---

PARA PROFUNDIZAR
Un ejemplo de modificación epigenética

¿Cómo funcionan las modificaciones epigenéticas? Hay varias maneras de que un gen quede en estado durmiente. Una de ellas, llamada «metilación», consiste en la adición de un pequeño grupo químico, el metilo, a la citosina, una de las bases nitrogenadas que forman las unidades (nucleótidos) del ADN. El metilo actúa como una especie de resina que pega los genes entre sí, empaquetándolos de modo que resultan ilegibles para el ARN, el cual no puede dar el visto bueno a la cadena de órdenes inscrita en esa parte del ADN.

Algunas moléculas derivadas de los alimentos pueden desprender metilos. Otras, en cambio, pueden deshacer la resina en cuestión, activando de nuevo el gen.

epigenoma puede silenciarla o volverla explícita. Sus molécu-las actúan como interruptores que ponen los genes en *on* o en *off*. Sobre estos interruptores influye el medio ambiente, es decir, dónde y cómo se vive, ya que el epigenoma se halla for-mado por un parque de moléculas que puede ampliarse y ori-ginar nuevos interruptores.

Podríamos decir que el genoma es la esclavitud y el epige-noma, la libertad. El primero describe el pasado, de dónde venimos; el segundo explica dónde estamos.

La comida forma parte de esta metáfora. Los nutrientes pueden modificar o formar parte del parque químico del epi-genoma, silenciar secuencias perjudiciales del ADN y desac-tivarlas o, por el contrario, favorecer expresiones génicas que mejoran la calidad de vida.

Una persona portadora de variantes génicas relaciona-das con la obesidad puede mantener un peso normal gracias a una alimentación sana, del mismo modo que la comida basura y la vida sedentaria pueden llegar a modificar la dis-posición genética del individuo. Son dos ejemplos entre miles.

A través del estilo de vida, desde alimentarse hasta mo-verse, logramos cambiar el epigenoma y su acción en los ge-nes. La constancia, tanto en lo bueno como en lo malo, es lo que nos permite obtener resultados. Por otra parte, esos cam-bios no desaparecen, sino que se conservan al dividirse las células a lo largo de la vida y pueden incluso transmitirse a los hijos.

LAS MOLÉCULAS QUE INFLUYEN EN LA LONGEVIDAD

Algunas moléculas de los alimentos tienen un poder de fascinación química tan grande, que se introducen en el epigenoma para seducir a los segmentos de ADN que regulan la duración de nuestra vida. Pueden inhibir los genes del envejecimiento (gerontogenes) y activar los de la longevidad (*longevity assurance genes*). Este descubrimiento, muy reciente, abre horizontes muy prometedores.

Comiendo lo adecuado lograremos modular el ADN y cumplir 120 o 130 años, si no más; y llegaremos a ellos con salud, ya que actuar sobre estos caminos genéticos también comporta reducir las enfermedades degenerativas, los tumores y las demencias.

A esta ciencia incipiente se dedican los doctores Pelicci y Titta, que han identificado los *longevity smartfoods*. Los fármacos naturales son algunas *smartmolecules* determinadas que están siendo aisladas y evaluadas de manera paulatina, junto con los correspondientes alimentos, en estudios clínicos sobre sistemas modelo y sobre el ser humano. Por ahora, se han identificado las siguientes:

–quercetina (espárrago, alcaparra, chocolate negro con un 70 % de cacao, cebolla, lechuga y manzana)
–resveratrol (uva)
–curcumina (cúrcuma)
–antocianinas (naranja sanguina, col lombarda, cereza, fresa, frutos del bosque, berenjena, manzana roja, patata violeta, ciruela negra, *radicchio*, uva negra)
–epigalocatequina galato (té verde y té negro)

–fisetina (caqui, frcsa, manzana)
–capsaicina (guindilla y pimentón picante)

A través de una serie de procesos bioquímicos, estas moléculas *smart* modifican los caminos genéticos que regulan la duración de la vida. Lo hacen imitando el ayuno. A efectos prácticos engañan al cuerpo induciéndolo a creer que apenas come.

Pero vayamos por partes, ya que el tema es tan nuevo que requiere retroceder unos pasos.

¿POR QUÉ TENEMOS GENES DEL ENVEJECIMIENTO?

Desde hace un tiempo, las preguntas sobre por qué o cómo envejecemos, que solían ser cuestiones propias de filósofos, son objeto de los desvelos de los laboratorios. Pues bien, se han encontrado las respuestas, que no son nada obvias.

Tendemos a pensar que el deterioro físico es un fenómeno debido al desgaste, una consecuencia del paso del tiempo. A nadie le extraña que una máquina deje de funcionar después de veinte años. Pues no: en el caso de la mayoría de los animales, el envejecimiento es una condición determinada por el genoma.

Pero ¿por qué? ¿Por qué hay genes que provocan nuestro deterioro al punto de que enfermemos y muramos? En biología, la explicación de cualquier fenómeno se relaciona con la evolución natural, no con la maldad.

Según la teoría de Charles Darwin, la naturaleza selecciona y transmite los genes que aportan alguna ventaja para la reproducción e impide la difusión de los que resultan nocivos para la supervivencia de la especie. Por tanto, los genes del

envejecimiento existen porque procuran un beneficio destinado a la multiplicación, a la procreación.

¿Y el deterioro? Es un efecto colateral del que se desinte-
resa la selección natural porque tiene lugar cuando ya se ha
producido la reproducción.

La naturaleza no sabía que estos genes nos llevarían a la
vejez. Ni siquiera se planteó el problema. Para la evolución,
no habría tenido sentido ocuparse de un fenómeno inexistente como el envejecimiento, ya que desde el primer momento,
en este planeta, la muerte se debió sobre todo a la depreda-
ción, el hambre y el frío.

Somos los únicos seres del mundo que han conocido la
cara triste de los genes del envejecimiento, los únicos que hemos traspasado las barreras del tiempo gracias al progreso.
No nos matan las fieras y en muchas partes del mundo (no en
todas, por desgracia) nos hemos liberado de la malnutrición,
el frío y un sinfín de enfermedades mortales. No estaba previsto que tantas personas pasáramos tanto tiempo en el planeta que nos salieran canas.

Y aquí estamos, preguntándonos qué sentido tienen los
dichosos gerontogenes. Pero el caso es que alguno tienen.

El descubrimiento que ha iluminado a los científicos es
que todos estos segmentos de ADN cumplen la misma función: controlar el metabolismo energético. La mayoría interviene en la regulación de la actividad de la insulina, la hormona que registra la cantidad de azúcares que se ingieren y que
decide cómo usarlos para producir energía. Otros modulan
el camino de Tor, un gen que es un sensor de la aportación de
aminoácidos, los ladrillos de las proteínas.

Los genes del envejecimiento, que a estas alturas ya no deberían llamarse así, se despiertan si se come en abundancia.

PARA PROFUNDIZAR
Cien genes que regulan la duración de la vida

La historia del descubrimiento de los caminos genéticos de la longevidad *(longevity pathways)* empieza en 1988, cuando en Estados Unidos se descubre que un gusano, el *Caenorhabditis elegans*, vive un 65 % más si se elimina de su ADN el gen age-1, el primer gen del envejecimiento que se identificó.

Siete años después, también en Estados Unidos, se intervino para silenciar otro gen, esta vez en la levadura, pero el efecto fue el contrario: se acortó la vida. El Sirt fue el primer gen de la longevidad.

En 1999, el equipo del IEO, dirigido por Pier Giuseppe Pelicci, descubre que la supresión de un solo gen de los ratones, el p66, alarga la existencia un 30 %. Era la prueba de que los gerontogenes también existen en los mamíferos.

En años posteriores, el grupo de investigación de Pelicci llegó a la conclusión de que el p66 regula el metabolismo en los ratones y demostró que en el ser humano desempeña la misma función, es decir, que también nosotros tenemos genes del envejecimiento.

Desde 1988 hasta hoy se han identificado unos veinte gerontogenes y genes de la longevidad en todas las especies donde se han buscado: levaduras, gusanos, moscas, peces, ratones y monos. La hipótesis es que en el hombre sean un centenar.

Ante una comida opípara, dictan que se aproveche semejante regalo y aceleran el metabolismo: intervienen para que se acumule mucha energía de uso inmediato en las células y para que se proceda a almacenar una parte de las calorías en forma de grasas.

Con un doble objetivo. Por un lado, el organismo posee los recursos inmediatos para dedicarse a una actividad que

requiere cierto dispendio energético, como es la reproducción. Es como si se dijera: aquí está el cuerpo en todo su vigor,
en las condiciones ideales para procrear. Por el otro, igual
que las hormigas en verano, acumula provisiones en los tejidos adiposos y se asegura una reserva de carburante que resultará indispensable si los víveres escasean. A los animales,
además, un almacenamiento tan considerable como las grasas
les sirve para defenderse del frío.

Esta es, por tanto, la cara buena de los genes del envejecimiento prevista por la naturaleza: asegurar energía inmediata
que dedicar a la reproducción, garantizar reservas ante etapas
de escasez y protegerse en situaciones climáticas adversas.

Si la vida en el planeta no se ha extinguido es porque este
mecanismo ha permitido a todos los seres vivos adaptarse
a las oscilaciones entre disponer de alimentos y ayunar durante
largos períodos.

Los animales, incluidos nuestros antepasados, no evolu-
cionaron con la nevera siempre llena. Tuvieron que aprender
a convivir con una presencia intermitente de alimentos y con
largos períodos de ayuno entre comidas. Y desarrollaron la
capacidad de aprovechar los buenos momentos.

Para los seres humanos de las sociedades industrializadas, sin embargo, los tiempos de la caza del antílope son
cosa del pasado. Durante los miles de años que nos separan
de la prehistoria, y que en términos evolutivos son apenas un
instante, una parte de nuestra especie se ha situado en un ni-
cho ecológico caracterizado por la disponibilidad constante
de comida.

Quienes no se han adaptado son los genes, que actúan
como si aún estuviéramos en la Edad de Piedra: en cuanto
comemos mucho, se entusiasman y decretan que se extraiga

la mayor cantidad posible de energía de una comida y que se creen reservas de grasa. Siguen actuando como si en algún momento pudiéramos quedarnos sin sustento y desprotegidos frente al frío.

¿Qué tiene que ver todo esto con que la vida se acorte? Un primer aspecto está ligado a la hiperproducción de energía que se genera dentro de las células, como en pequeñas centrales eléctricas, gracias a las mitocondrias.

Las mitocondrias son orgánulos que tienen incluso su propio ADN, llamado mitocondrial, el cual solo heredamos de la madre. Su función consiste en fabricar trifosfato de adenosina (ATP), la fuente universal de energía para usos inmediatos, que después va liberándose para otros usos, desde la transmisión de impulsos nerviosos hasta las contracciones musculares.

La producción de estas moléculas comporta, sin embargo, un proceso de oxidación (fosforilización oxidativa), es decir, que se produce una serie de reacciones químicas que generan un flujo de pares de electrones que, al reaccionar con el oxígeno, forman agua y energía. Durante este proceso se pierden forzosamente algunos electrones, que interactúan con el oxígeno y forman los radicales libres. Se trata de moléculas inestables, debido a que sus átomos tienen un solo electrón en el orbital externo (cuando por lo general hay dos o ninguno). ¿Qué hacen entonces? Tratar de librarse de ese electrón suelto, o de recuperar otro a costa de otras moléculas. Y se convierten en tóxicos para las células.

Los seres vivos poseen un sistema de defensa: hay enzimas que sirven de barrera antioxidante, es decir, que ceden un electrón a los radicales libres, neutralizándolos antes de que ataquen y dañen las estructuras biológicas.

Si hay muchos radicales libres, como cuando se come abundante e ininterrumpidamente, se genera el llamado estrés oxidativo. En ello intervienen también algunos de los genes del envejecimiento, como el p66, que lo que hacen, a todos los efectos, es bloquear los sistemas de autorreparación y llevar a la apoptosis, la muerte programada de la célula. Esto ocurre porque codifican proteínas que, a base de insistencia, llevan al colapso del sistema.

La proteína p66 actúa en la mitocondria, donde transforma el oxígeno en peróxido de hidrógeno, es decir, en agua oxigenada; pero el agua oxigenada es peligrosa, en la medida en que tiende a desencadenar reacciones en que se libera otro radical oxhidrilo: una verdadera mala bestia difícil de controlar y muy dañina, que provoca mutaciones en las proteínas y en el ADN hasta matar la célula.

¿Por qué algunos genes provocan la muerte de las células? Porque en última instancia favorecen la renovación de los tejidos. El razonamiento es el mismo: sustituyamos las células viejas y estropeadas por otras nuevas, demos un lavado al organismo a fin de que esté perfecto para la reproducción. Eso está muy bien mientras uno sea un animal joven y expuesto a la alternancia entre comida y ayuno, mientras las reservas naturales del cuerpo, es decir, las células primitivas que reciben el nombre de estaminales adultas, cumplan con su deber: dividirse y sustituir a las compañeras perdidas. Con el paso del tiempo, sin embargo, muchas estaminales se vuelven perezosas e incapaces.

Nacemos con una especie de casco que protege los cromosomas, en cuyo interior está enroscada la doble hélice del ADN. Las protecciones se llaman telómeros. Estas pequeñas prótesis carecen, sin embargo, de vida eterna. Con cada división celular, es decir, con cada replicación del ADN, se acortan, hasta que nuestra doble hélice se queda sin protección. Entonces el ADN puede estropearse, y es cuando aparecen los tumores típicos de la vejez, o incluso no duplicarse, y es cuando desciende el número total de células estaminales. El precio biológico que pagamos por el recambio celular es el envejecimiento.

¿Qué nos pasa a los seres humanos del tercer milenio? Si nos sobrealimentamos, estamos sujetos a un estrés oxidativo permanente, o sea, a la acción constante de los genes del envejecimiento, como el p66.

Los gerontogenes determinan la acumulación de grasa

Otra cosa negativa (para nosotros) que provocan los gerontogenes es la acumulación de grasa, y no solo por el sobrepeso. El tejido adiposo favorece la producción de hormonas y sustancias inflamatorias, poniendo en marcha mecanismos que causan el cáncer y otras patologías.

Los gerontogenes como el p66 han sido seleccionados por la evolución natural para aumentar las provisiones de grasa y ayudarnos a sobrevivir en entornos hostiles, con pocos víveres y a bajas temperaturas. Actualmente, sin embargo, no nos falta comida y sabemos resguardarnos del frío. La grasa se acaba convirtiendo en kilos de más y en riesgo de sufrir enfermedades.

Pelicci y su equipo han demostrado que los modelos animales a los que se ha privado del p66, no solo viven más tiempo, sino que están más delgados, y ni siquiera sometidos a un régimen alimentario hipercalórico se vuelven obesos. Por si fuera poco, contraen menos enfermedades, tumores incluidos.

Estos efectos se explican parcialmente por el hecho de que el p66 actúa en las mitocondrias, provocando estrés oxidativo. Este gen, sin embargo, interviene asimismo en varios procesos de regulación de la sensibilidad a la insulina y de la adipogénesis, es decir, la formación de grasa corporal.

Debido a esto último, el p66, sumado a muchos otros factores genéticos y ambientales, acaba provocando obesidad y resistencia a la insulina, que es la negativa de las células, en casos de sobrealimentación, a metabolizar lo que sobra, lo que genera una acumulación de glucosa, fase previa a la diabetes.

La reducción de tumores en ratones sin p66 puede explicarse por una secreción más baja de adipoquinas, moléculas producidas por el tejido adiposo que favorecen el crecimiento del tumor, y por una menor sensibilidad de las células a la acción de hormonas que fomentan la proliferación de células cancerosas.

Cuando se los trasladó a Siberia, a un vivero al aire libre, los ratones sin p66 no respondieron nada bien, al punto de que ni uno solo sobrevivió a las severas temperaturas del invierno. En cambio los otros, los que tenían el gen, salieron indemnes de la prueba.

El experimento del IEO demuestra que el p66 es esencial para sobrevivir en un ambiente hostil, mientras que en un entorno protegido, como el de un laboratorio, causa envejecimiento. También parece indicar que anular la expresión del p66 en los seres humanos de hoy combatiría sin riesgos el envejecimiento.

Dicho de otra manera: la evolución seleccionó genes como el p66 para que pudiéramos administrar del mejor modo posible los recursos energéticos en un mundo donde no abundaba la comida. Fue un instrumento extraordinario para la supervivencia del género humano. La naturaleza, sin embargo, no previó que un día viviríamos en un mundo rebosante de alimentos. En este mundo, los genes como el p66 están siempre activos y, sin quererlo, acaban siendo perniciosos.

Así pues, el objetivo de los genes del envejecimiento no es que nos deterioremos y muramos, sino que esto es una especie de peaje a cambio de otra función que eligió la evolución para el bien de la especie.

LOS CAMINOS GENÉTICOS QUE ALARGAN LA VIDA

Las ciegas ansias de los gerontogenes se ven contrarrestadas por los genes de la longevidad. Aún sabemos poco sobre ellos, pero a juzgar por los primeros datos, también inciden en el metabolismo.

Hacen todo lo contrario que esos truhanes que nos acortan la vida. Se activan cuando hace cierto tiempo que no hay comida a la vista, o si hay poca, y ordenan que la energía almacenada o disponible solo se use para reparar los daños sufridos en los tejidos. ¿Demasiados radicales libres? Pues adelante con las enzimas que los neutralizan. En resumidas cuentas, los genes de la longevidad se esmeran en asegurar la integridad del organismo, a fin de que logre superar el bache. Es como si la naturaleza hubiera dotado a los animales de un sistema para alargar la existencia en tiempos de escasez, todo

EL DIÁLOGO ENTRE LA COMIDA Y EL ADN

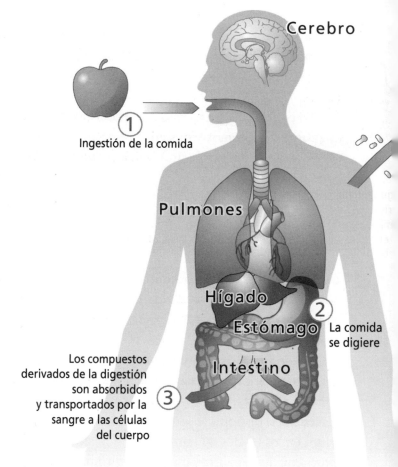

Cerebro

① Ingestión de la comida

Pulmones

Hígado

② La comida se digiere

Estómago

Intestino

Los compuestos derivados de la digestión son absorbidos y transportados por la sangre a las células del cuerpo ③

Cómo dialoga la comida con el ADN

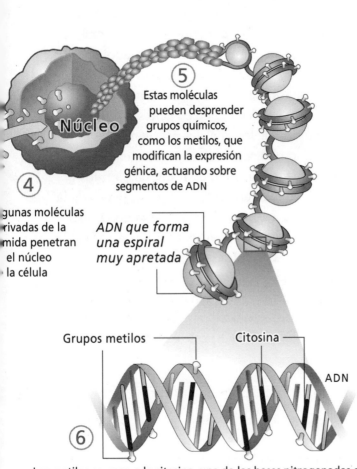

5 Estas moléculas pueden desprender grupos químicos, como los metilos, que modifican la expresión génica, actuando sobre segmentos de ADN

4 gunas moléculas rivadas de la mida penetran el núcleo la célula

Núcleo

ADN que forma una espiral muy apretada

Grupos metilos

Citosina

ADN

6 Los metilos se unen a la citosina, una de las bases nitrogenadas del ADN. Con la metilación, el rasgo del ADN se enrolla y el gen no se expresa al servicio del fin último: posponer la reproducción hasta un momento más adecuado.

Nada de producir más energía de la cuenta, ni de crear reservas. No tendría sentido desperdiciar carburante cuando el depósito está vacío. Al no haber comida en la barriga, los gerontogenes, por su parte, enmudecen. El metabolismo se ralentiza, la insulina ya no corre a sus anchas, las mitocondrias se calman y no se forman grandes reservas adiposas.

Lo que las investigaciones indican, en síntesis, es que a lo largo de la evolución uno de los grandes problemas de todos los organismos ha sido elaborar un programa genético que decidiese cómo optimizar la gestión de la energía. En los períodos de escasez de comida entran en juego los genes de la longevidad, que obligan a aprovechar toda la energía disponible para mantener la salud del cuerpo, prolongando la vida en espera de que haya bastantes fuerzas para la reproducción. Cuando, por el contrario, el estómago está lleno, se activan los genes del envejecimiento, que ordenan que toda la energía disponible se dedique a prepararse para la procreación. Así se garantiza la inmortalidad de la especie a costa de la integridad del cuerpo.

EL PODER DE LA RESTRICCIÓN CALÓRICA

Los experimentos demuestran que una dieta pobre en calorías, es decir, comer menos, pero sin llegar a la malnutrición, activa los genes de la longevidad e inhibe los del envejecimiento. Exactamente lo que sucedía en ausencia de comida durante la evolución.

La restricción calórica (CR, *Caloric Restriction*) alarga la existencia en todas las especies en que ha sido puesta a prueba, incluidos los mamíferos, desde las células de la levadura hasta los gusanos, desde los ratones hasta los perros. Todos los estudios confirman la función metabólica de los genes de la longevidad.

Si se alimenta a un animal con un 30-40 % menos de calorías de las que ingeriría en caso de que tuviera a su disposición toda la comida que quisiese, vive más. ¿Cuánto más? Un 30 % en ratones y hasta un 200 % más en moscas y arañas. Es mucho.

Lo más increíble, sin embargo, es que con la restricción calórica no solo aumenta la duración de la existencia, sino que disminuyen las enfermedades de la vejez: el cáncer, los trastornos cardiovasculares y las patologías neurodegenerativas, como el alzhéimer y el párkinson.

El siguiente paso es demostrar que ocurre lo mismo en el caso de los seres humanos. En los últimos tiempos se ha añadido un dato capaz de convencer incluso a los más escépticos: en julio de 2014, la revista *Science* publicó un estudio histórico que demostró que la restricción calórica alarga la esperanza de vida de los monos en un 30 % y reduce a la mitad la incidencia de tumores y patologías cardiovasculares. El estudio duró treinta años, que es lo que viven los monos.

Ya no hay razones para pensar que esta ecuación no valga para los seres humanos: a menos calorías, más vida y salud. También se han llevado a cabo varios estudios retrospectivos en poblaciones obligadas (por distintos motivos) a reducir su aportación calórica, y las conclusiones son alentadoras. De hecho, no es extraño que se reduzca el cáncer, porque los genes que provocan el envejecimiento son los mismos que originan los tumores vinculados a la senectud.

Así pues, la restricción calórica nos hace retroceder en el tiempo. La conclusión, triste para nosotros, es que hemos elegido una manera de convivir con los alimentos que acorta la extensión potencial de nuestra vida y aumenta las probabilidades de enfermar. En el banquillo de los acusados se sienta el hecho de disponer de alimentos en exceso.

Convendría que los seres humanos ayunasen un poco para reprogramar el organismo, dar un respiro a las mitocondrias y reducir la acumulación de grasa. Como ha sucedido a lo largo de la evolución, antes de que en nuestras casas hubiera despensas rebosantes.

Una reducción tajante y definitiva del 30 % de las calorías sería una pauta demasiado drástica para la gente. No es una propuesta viable, por motivos sociales y porque no vivimos en laboratorios, espacios donde es posible dosificar diariamente los alimentos de la manera más indicada.

La comida es un placer. Forma parte del margen de bienestar que hace que vivir valga la pena. Por otro lado, no tiene sentido perseguir la longevidad en sí misma. No puede ser una carrera para ver quién vive más, sino quién vive mejor.

Actualmente, algunos estudios en marcha están experimentando con formas de restricción calórica compatibles con la calidad de vida.

LAS INVESTIGACIONES SOBRE EL AYUNO INTERMITENTE

Casi todas las religiones promueven el ayuno. No saturar el cuerpo es una manera de purificarlo, y de limpiar el espíritu. En el budismo, el ayuno es un vehículo para alcanzar la paz de la mente, liberándose de los deseos. En el hinduismo, establece una relación de armonía entre el cuerpo y el alma, que acerca a lo absoluto. Para los musulmanes, la abstinencia durante el mes del ramadán es un rito espiritual y social para cerrar las puertas a las tentaciones y abrirse con más compasión a los desfavorecidos. Los cristianos, por su parte, deben observar el ayuno durante la Cuaresma como forma de penitencia.

Umberto Veronese, laico, no come nada o casi nada a lo largo del día, solo por la noche. En su caso es una elección vital, una ética. La idea de que sea bueno ayunar de vez en cuando es una de las intuiciones de este gran médico, fundador del IEO en 1991. Lo cierto es que los investigadores cada vez están más interesados por este tema, pues quieren entender cómo obtener en el ser humano efectos análogos a los comprobados en animales sometidos a la restricción calórica.

Los últimos resultados proceden de los estudios de un italiano, Valter Longo, director del Instituto de Longevidad de la Universidad del Sur de California y responsable del programa de investigación «Oncología y longevidad» en el IFOM de Milán (Instituto FIRC de Oncología Molecular).

Tras varios años de pruebas y reflexiones, Longo ha elaborado una dieta que, según su propia definición, imita el ayuno (DMD, de dieta *Mima-Digiuno*). Consiste en una alimentación de bajo contenido en proteínas y nivel ínfimo de azúcares durante cinco días cada tres o seis meses. No es un programa difícil de cumplir, pues no exige sacrificios prolongados en el tiempo.

Este régimen lo ha probado Longo en sí mismo y en otras personas, así como en cobayas de laboratorio. Los resultados se publicaron en 2015 en la revista *Cell Metabolism*.

Diecinueve voluntarios practicaron el semiayuno cinco

días consecutivos una vez al mes, durante tres meses. Los otros días eran libres de retomar sus hábitos alimentarios. La dieta estaba compuesta por un 42-43 % de hidratos de carbono, un 11-14 % de proteínas y un 46 % de grasas, con una reducción calórica total que oscilaba entre el 34 y el 45 %.

Una vez retomada su alimentación habitual, los participantes fueron sometidos a controles; se demostró que no solo habían bajado de peso, sino que presentaban menores cantidades de grasa visceral, así como niveles inferiores en la sangre de los marcadores de enfermedades cardiovasculares y de inflamaciones (Igf-1, glucosa hemática y proteína C reactiva). No se observaron efectos negativos en los músculos ni en los huesos.

En los ratones se han podido medir otros parámetros, empezando por la longevidad, que aumenta en un 10 %. También se han detectado menos tumores, una mejora de las funciones del sistema nervioso y ninguna pérdida muscular, pero sí un aumento de la densidad ósea.

Según Longo, el semiayuno reprograma el organismo, en el sentido de que el cuerpo no solo envejece más despacio, y enferma menos, sino que rejuvenece. En efecto: hace que el contador retroceda un poco porque se libera de las células inútiles, no necesarias y en muchos casos anómalas, a la vez que se ve impulsado a poner de nuevo en acción el mismo tipo de células estaminales que actúan tras el nacimiento. De la misma manera que en el niño las estaminales hacen que crezcan las distintas partes de su organismo, en el adulto, donde suelen mantenerse durmientes, pueden regenerar órganos y tejidos.

Los efectos en cobayas sometidas a restricción calórica en dos tandas de cuatro días al mes muestran un rejuvenecimiento general de los huesos, los músculos, el sistema inmunitario y el hígado, pero también del cerebro (en el hipocampo de los animales de edad más avanzada se ha detectado una notable neurogénesis).

Se trata de un estudio fascinante, y no será el último, pero cuidado: como advierte el propio Longo, un ayuno de este tipo no puede improvisarse; los voluntarios siguieron la dieta bajo estricto control médico. Hay que tener en cuenta las condiciones físicas de la persona. Este régimen que imita el ayuno, por ejemplo, no pueden seguirlo los niños, los ancianos ni las personas que sufren enfermedades crónicas.

UNA DIETA CON LOS ALIMENTOS QUE IMITAN EL AYUNO

El equipo SmartFood se ha propuesto influir en los genes de la longevidad sin que haya que hacer restricción calórica. No se trata de actuar sobre la cantidad, sino sobre la calidad de la alimentación.

El funcionamiento de los *longevity smartfoods* se parece un poco al ayuno, pero en vez de ayunar, se come.

No es que las siete *smartmolecules* identificadas en alimentos y bebidas comunes (quercetina, resveratrol, curcumina, antocianina, epigalocatequina galato, fisetina y capsaicina) hagan que absorbamos menos calorías. No funciona así. Lo que hacen es activar los mismos caminos metabólicos que pone en marcha la carencia de comida. Por eso se dice que imitan el ayuno. Inhiben los gerontogenes y estimulan a sus parientes buenos, los genes que alargan la vida.

Uno de los alimentos más estudiados es la naranja sanguina. Lo que tiene de *smart*, en su caso, es su alto contenido en

antocianinas, los pigmentos que explican su color tan intenso. Pues bien, en los ratones este tipo de naranja estimula los
genes vinculados a la duración de la existencia, neutraliza la
obesidad y protege de las enfermedades cardiovasculares.
Otro ejemplo: el resveratrol de la uva se une al Sirt, el primer
gen de la longevidad que se descubrió, y lo pone en funcionamiento.

La dieta Smartfood combina los *longevity* con alimentos
protectores: frutas, verduras, cereales integrales, semillas y
legumbres, que aportan todas las sustancias que necesita el
cuerpo para un óptimo funcionamiento, desde las proteínas
a las vitaminas, desde la fibra a los hidratos de carbono, desde
las grasas buenas a las sales minerales. En el cóctel de los *protective smartfoods*, estas sustancias sirven para prevenir la aterosclerosis, los tumores, la diabetes, la obesidad y una larga
serie de dolencias.

Todos los alimentos *smart* contribuyen también a mantener la línea. Los *longevity* porque contienen a los genes responsables de la acumulación de grasas, y los *protective* por su
gran poder saciante y el atractivo que confieren a un menú
saludable. Comiendo los alimentos adecuados, limitando las
tentaciones de los productos hipercalóricos y practicando un
poco de ejercicio, el peso baja de forma natural, sin tener que
recurrir a regímenes drásticos y artificiosos.

LA COMPOSICIÓN DE LA COMIDA INTELIGENTE

La comida inteligente de la dieta Smartfood no dicta leyes sobre gramos, raciones o la frecuencia con que nos sentamos a
la mesa. No se puede renunciar a comer. Seguir una dieta sa-

ludable es una elección; convertir la comida y la cena en rituales normativos, una insensatez.

En el caso de un adulto, en líneas generales, la dieta Smartfood se basa en cinco pilares, puntos cardinales de una educación alimentaria fácil de memorizar.

A partir de ahí, cada persona adaptará los consejos a su propia vida. ¿Tenemos por costumbre saltarnos la comida? Pues perfecto, siempre y cuando eso no implique estar picando constantemente. Si se tiene hambre, es mejor comer algo sano en los horarios establecidos, para evitar tentaciones.

¿Nos conformamos con una sopa o un poco de verdura antes de acostarnos? Lo importante es que previamente no nos hayan faltado proteínas, frutas e hidratos de carbono complejos.

La comida *smart* nos orienta tanto acerca de cada comida o cena como de las cantidades y características de las tipologías de ingredientes que deberían consumirse a lo largo del día.

Para estar delgados y más sanos, y ser más longevos, no existe una fórmula mágica. Es necesario volver a fundar las bases de nuestra alimentación, adaptándola a nuestros ritmos, nuestra personalidad, nuestra vida social y nuestros valores, sean vegetarianos, hedonistas o ecologistas.

1. Mitad: verduras y frutas

Una manera eficaz de que nuestras comidas sean saludables y no estén reñidas con la línea es dosificar a ojo: la mitad de la comida y la cena debería componerse de verduras y frutas; más verduras que frutas, para ser exactos, según la conclusión del Departamento de Nutrición de la Universidad de Harvard. Los vegetales, ricos en agua y fibra, sacian, detienen la absorción de azúcares y grasas y son bajos en calorías, por no hablar de las sustancias benéficas que suministran, desde los fitocompuestos hasta las vitaminas.

No hace falta pesar los alimentos, ni agobiarse si se va a un restaurante o al comedor de empresa. Las verduras son perfectas como guarnición y complemento de los primeros y segundos platos. Tampoco es mala idea probarlas como entrante o aperitivo antes de sentarse a la mesa, ya que dan sensación de saciedad y hacen comer menos.

También la fruta puede ser un ingrediente en las recetas, y añadirse a los yogures, platos principales y ensaladas.

Lo ideal es variar lo máximo para asegurarse todos los tipos de nutrientes. Sería como si cultiváramos un huerto enorme y fuéramos recogiendo sus frutos en cada momento. Una estrategia práctica es la de fijarse en los colores: el blanco de la coliflor, el rojo de los tomates, el verde de los calabacines, el amarillo y el naranja de los nísperos y las zanahorias y el azul y el violeta de los higos y las berenjenas.

2. Cuarta parte: cereales, preferiblemente integrales

Con permiso de las dietas hiperproteicas, hay que saber que no puede prescindirse de los hidratos de carbono. Contienen glucosa, que es el principal carburante del organismo, cerebro incluido.

La cuestión radica en evitar la sobrecarga calórica. Hay que ser moderado y no atiborrarse de pasta o de arroz.

En un modelo ideal elaborado por la Harvard Medical School de Boston, los cereales constituyen más o menos una cuarta parte de la comida. Son preferibles los integrales, sin refinar, es decir, no privados de su capa externa, que contiene micronutrientes y fibra; esa misma fibra que, aparte de saciar, controla la absorción de los azúcares de las grasas en el intestino. Los mejores son los cereales en grano en su versión integral, sometidos a los mínimos procesos industriales, como el arroz, la cebada, el farro, el trigo o el maíz.

3. Cuarta parte: proteínas

¿Hace falta volver a repetir que hay otras fuentes de proteínas aparte del bistec? Lo lógico es alternar el catálogo proteínico, que no debería ocupar más de una cuarta parte de la comida y la cena. Especial atención merecen las legumbres, los frutos secos y las semillas (desde las de girasol hasta las de calabaza).

4. Condimentos con grasas buenas y aromas

Las grasas son indispensables y las buenas, saludables. El aceite de oliva virgen extra, típico de la cocina mediterránea, y los otros aceites de semillas (de extracción en frío), por ejemplo, son fuentes de ácidos grasos insaturados que limpian las arterias como si fueran barrenderos, protegiendo de la aterosclerosis.

En un condimento perfecto se usan sin excederse con las cantidades, además de incorporar especias y hierbas aromáticas, de efecto protector, y útiles para reducir la sal.

5. Adelante con los *smartfoods*

Los *smartfoods* son alimentos derivados del mundo vegetal, que es el que los expertos del Fondo Mundial para la Investigación del Cáncer recomiendan ingerir sin medida. Las frutas y verduras integran la mitad de la comida y la cena *smart*, los cereales una cuarta parte y el resto corresponde a las proteínas, pero en este apartado también son excelentes las legumbres. Todo ello aliñado con aceite, hierbas aromáticas y especias.

Los 20 *longevity smartfoods*, aparte de ser ricos en sustancias eficaces, contienen moléculas que, según se ha demostrado tanto *in vitro* como con modelos animales, influyen en los genes que regulan la duración y la calidad de la vida. Todos son fáciles de encontrar. Como sorpresa, figura incluso el chocolate.

Alcaparra
Berenjena
Caqui
Cebolla
Cereza
Chocolate negro (con un 70 % de cacao)
Ciruela negra
Col lombarda
Cúrcuma
Espárrago
Fresa
Frutos del bosque (frambuesa, arándano, mora y grosella)
Guindilla y pimentón picante
Lechuga
Manzana
Naranja sanguina
Patata violeta
Radicchio rosso
Té verde y té negro
Uva

UN CONSEJO
Más alimentos de origen vegetal

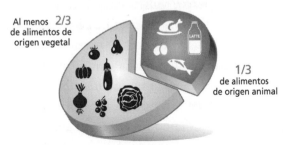

Al menos 2/3 de alimentos de origen vegetal

1/3 de alimentos de origen animal

Todos los estudios coinciden en un consejo: comer más alimentos de origen vegetal, al menos 2/3 del total de lo que se consume durante el día, para reducir el sobrepeso y el riesgo de una serie de patologías. No hay que excluir los alimentos de origen animal, desde la leche al pescado, pero tampoco deberían superar 1/3 de la alimentación diaria. Vía libre, pues, a la fruta, hortalizas, cereales integrales y legumbres.

Frutas y verduras. Ricas en agua y fibra, aportan pocas calorías y constituyen una fuente importantísima de micronutrientes.

Legumbres. Fuente óptima de proteínas, contienen fibra, fitocompuestos y poquísima grasa (apenas el 3 %).

Cereales. En efecto, también los platos de pasta o arroz tienen origen vegetal. Hay que dar preferencia a los cereales integrales, especialmente en grano.

Frutos secos y semillas oleaginosas. Son concentrados de micronutrientes y grasas saludables, beneficiosas para el sistema cardiovascular.

Hierbas aromáticas y especias. No solo aportan mayor sabor a los platos, evitando así excederse con la sal y las salsas, sino también vitaminas, sales minerales y fitocompuestos.

Aceite. El de oliva virgen extra y los de semillas de extracción en frío son el aliño por excelencia. Muchos estudios ensalzan sus ácidos grasos, de valor incalculable para nuestro cuerpo.

Los 10 *protective smartfoods* son alimentos y categorías de alimentos que constituyen fuentes de vitaminas, minerales, como el calcio o el hierro, polifenoles y grasas buenas indispensables para nuestro organismo. Las investigaciones han demostrado que evitan la obesidad y numerosas enfermedades crónicas. Dejemos a un lado la obsesión por las calorías para incluir granos integrales en los menús y saborear con toda tranquilidad avellanas, nueces y cacahuetes. Estos son los *smartfoods* que mantienen los problemas a raya:

Aceite de oliva
Aceite de semillas
Ajo
Cereales integrales
Fruta
Frutos secos
Hierbas aromáticas
Legumbres
Semillas oleaginosas
Verduras

A QUÉ TENTACIONES NO HAY QUE SUCUMBIR

Algún sacrificio hay que hacer. En las sociedades industrializadas, las tentaciones adoptan la forma de patatas chips, galletas, bollería, snacks, chucherías, refrescos, embutidos, platos preparados, aperitivos y cócteles.

En 1997, el Fondo Mundial para la Investigación del Cáncer puso en marcha un proyecto consistente en analizar la bibliografía sobre alimentación y estilos de vida y reunir en un informe cuanto hubiera sido validado por la ciencia.

Los expertos corroboraron que una dieta sana y variada, rica en frutas y verduras de diversos colores, cereales integrales y legumbres, es decir, muy orientada a los alimentos que obtenemos del mundo vegetal, puede evitar el sobrepeso y la aparición del cáncer.

Esto es todo lo que hay que limitar, si no evitar, a partir de las recomendaciones elaboradas en 2007 (está prevista una actualización para 2017).

Embutidos y productos cárnicos. La carne tratada y conservada contiene conservantes potencialmente cancerígenos, aparte de estar repleta de grasas saturadas y sal. En octubre de 2015, los expertos del Fondo Mundial para la Investigación del Cáncer la compararon nada menos que con el tabaco y el amianto.

Carne roja. Comer un poco de ternera, cordero, cerdo o cabrito no parece peligroso para la salud. Sí lo es, en cambio, consumirla en exceso. En la actualidad ya hay pruebas convincentes.

Alimentos ricos en sal. Reducir la sal significa sobre todo limitar la gran cantidad de alimentos que la contienen, empezando por los productos envasados (incluidos los dulces). La presencia de sal y grasa en los quesos curados parece indicar que es mejor tomarlos solo de vez en cuando y dar preferencia a los lácteos frescos y magros. Con menos sal, como es sabido, se previene la hipertensión, pero también el cáncer de estómago, cuya incidencia, según los datos más convincentes, aumenta con el consumo excesivo de embutidos.

Productos industriales altamente energéticos. Los alimentos definidos como de alta densidad energética reúnen muchas calorías en poco volumen. Lo que más contienen son grasas y/o azúcares. Grandes equipos de tecnólogos alimentarios y expertos en marketing han trabajado para que resulten más apetitosos, cuidando desde el envase hasta el sabor, ya que el objetivo es venderlos y conquistar a la clientela del supermercado. Un consumo excesivo de bollos, galletas y demás, no obstante, hace que se dispare el peso y expone a toda una serie de patologías crónicas.

Bebidas azucaradas. Las bebidas con gas, como las de naranja o cola, contienen muchos azúcares y no aportan ningún nutriente. Su consumo inmoderado es un paso previo para el sobrepeso y la obesidad, por no hablar de las patologías que comportan. Esta limitación también se aplica a las bebidas con bajo porcentaje de fruta o té y numerosas calorías.

Bebidas alcohólicas. El alcohol contenido en el vino, los cócteles, los digestivos o el champán se metaboliza como un compuesto tóxico. Para evitar riesgos hay que fijar un umbral tolerable por el organismo, que en el caso del vino correspondería a una copa al día para las mujeres y un máximo de dos en el caso de los hombres.

LA IMPORTANCIA DE NO TENER SOBREPESO

En la moda, el cine y la publicidad se ha impuesto el ideal de la delgadez. Es el canon de belleza de nuestra época. Tal vez represente la obsesión por convertirse en «imagen, es decir, transparente, con la misma idealidad incorpórea de las estrellas», por citar al filósofo y sociólogo Jean Baudrillard.

A la ciencia no le competen los debates sobre estética. La anorexia y otros trastornos alimentarios que pueden llegar a ser mortales son competencia de psiquiatras y médicos. La preocupación por los kilos de más, en todo caso, está muy extendida, pero por desgracia se ha demostrado que existe una correlación entre el perímetro abdominal y una larga serie de patologías crónicas.

Son nueve los tumores cuya asociación con la obesidad se basa en datos irrefutables: de ovario, endometrio, páncreas, colon-recto, mama, próstata, riñón, vesícula biliar y esófago (con una incidencia nada menos que del 40 % en el caso de los dos últimos).

Pero están aumentando los tipos de tumores en que se descubre alguna relación. En un estudio publicado hace poco en la revista *Lancet*, para el que se analizó la relación entre obesidad-sobrepeso y cáncer en 5,2 millones de personas, se constataba asimismo un vínculo con la leucemia, que aumentaba proporcionalmente según los kilos. A veces la talla influye en el propio curso de la enfermedad.

Se calcula que si disminuyen el sobrepeso y la obesidad podrían prevenirse los tres tipos de cáncer más comunes y se reduciría en un 20 % el riesgo de tumores en general.

¿Cuál es la relación? El tejido adiposo no es algo inerte que se limite a inflar la barriga. Actúa como una especie de glándula que amplifica la producción de hormonas y produce sustancias inflamatorias, poniendo en marcha procesos que figuran entre los causantes del cáncer y otras patologías.

Una de las hormonas que generan las células adiposas en todas las personas, gordas o flacas, es la leptina. En una persona sana, la leptina es segregada en abundancia al final de las comidas e indica al cerebro que se han obtenido provisiones de grasas, por lo que puede emitirse una señal de saciedad y un incremento del gasto energético, una aceleración del metabolismo para reequilibrar la presencia de adipocitos (las células que componen el tejido adiposo). Cuando se ayuna, por el contrario, se reduce la concentración de hormonas en la sangre, disminuye el consumo energético y tenemos hambre.

¿A qué se debe que en las personas obesas, cuyos niveles de leptina son muy elevados, no se calme el apetito, ni se quemen lípidos? Aún no se ha encontrado una respuesta definitiva. Una de las hipótesis es que la producción excesiva trastoca el delicadísimo sistema que regula el hambre. Los receptores del cerebro, por decirlo de otro modo, se insensibilizan poco a poco a las hormonas de la saciedad y ya no establecen un control de las reservas de grasa.

Las alteraciones metabólicas afectan también a la insulina, la hormona que el páncreas segrega para regular los niveles de glucosa después de las comidas a fin de que pueda penetrar en las células y cumplir con su función de carburante del organismo.

El tejido adiposo produce sustancias que reducen la sensibilidad de los tejidos a la insulina. Por eso, con los mismos niveles de insulina, en los obesos entra menos glucosa en las células. Lo que hace es quedarse en la sangre, estimulando la producción de más insulina. Son las primeras fases de la diabetes. Se establece un círculo vicioso por el cual se agota la producción de insulina y aumenta la glucosa en la sangre.

El tejido adiposo, configurado a todos los efectos como tejido endocrino, también secreta sustancias inflamatorias. Por citar una de ellas, en los obesos aumenta el número de macrófagos, glóbulos blancos que protegen de determinadas infecciones, pero que también atraen moléculas proinflamatorias como el *Tumor Necrosis Factor* y la interleucina-6. Y es bien sabido que el estado inflamatorio es terreno abonado para el desarrollo de un tumor.

Ya va siendo hora de acabar con el mito de que las personas con sobrepeso tienen el metabolismo lento. En realidad ocurre lo contrario: cuando se ingieren muchas calorías, aumenta la producción de energía en las células y la acumulación de grasas. Esta hiperactividad la desencadenan los genes del envejecimiento, que presiden los caminos metabólicos.

A largo plazo, la obesidad modifica el epigenoma, el conjunto de mecanismos que administran el genoma. Los segmentos de ADN implicados en el metabolismo y la longevidad empiezan a dialogar de otra manera, y todo se complica, entre otras cosas porque los efectos en el epigenoma no desaparecen después de una pieza de bollería, sino que permanecen a medio y largo plazo y pueden incluso transmitirse de padres a hijos.

Se ha demostrado, por ejemplo, que un exceso de grasas alimenticias adormece los genes que codifican los receptores de la melanocortina, hormona cuyo efecto en el cerebro es desactivar la sensación de hambre. Un déficit en su actividad hace que aumente el apetito.

Cuanto más se cede al hambre, mayor es. Al parecer, la dieta hipercalórica estimula el nacimiento de nuevas neuronas en el hipotálamo, la estructura que modula una serie de procesos metabólicos, y por desgracia son las que incitan al consumo de alimentos.

Esta es la base neurobiológica de la obesidad, que como otras dependencias debe curarse abordando varios frentes a la vez.

Es un problema gigantesco. En Estados Unidos padecen sobrepeso el 68 % de las personas, en Europa el 60 % y en España casi el 40 %.

UN CONSEJO
Reglas de oro de la balanza

Las reglas para tener el peso controlado son pocas y sencillas:

–Estar atentos a la cantidad y calidad de la comida en el plato, y comer menos durante cierto tiempo si se aumenta de peso (por ejemplo, 70 gramos de pasta en vez de 80), pidiendo ayuda a un nutricionista, si es necesario.
–Comer muchos alimentos de origen vegetal.
–Mantenerse físicamente activo a diario, sin sucumbir al sedentarismo.
–Reducir al mínimo el consumo de productos alimenticios altamente energéticos, con exceso de azúcares y grasas.
–Evitar en lo posible las bebidas azucaradas.

Es difícil que un régimen de adelgazamiento rompa por sí solo el círculo vicioso que conduce a la creciente acumulación de peso. De hecho, existen centros con equipos de psicólogos, gastroenterólogos, dietistas y otros expertos para tratar a las personas obesas.

Hasta ahora, por desgracia, las campañas de prevención no han tenido éxito. Hay demasiados intereses económicos detrás de los estilos de vida dominantes y un exceso de condicionantes culturales. No podemos bajar la guardia. Es un asunto que debería implicar no solo a médicos, psicólogos u otros profesionales del sector de la salud, sino también a políticos y a los representantes del mundo de la cultura.

El concepto que se debe transmitir es que es necesario mantener un peso normal a lo largo de toda la vida. ¿Saben el daño que hacen las felices madres del niño con unos kilitos de más? Si se padece sobrepeso en la infancia y la adolescencia aumentan las probabilidades de ser un adulto obeso, con todas las consecuencias que ello comporta para la salud.

MOVERSE AÑADE VIDA A LOS AÑOS

Moverse añade años a la vida y vida a los años. Más delgados, más sanos, más elásticos, más vigorosos. Supone ampliar las ventajas de una alimentación sana.

Todos los médicos, sin excepción, aconsejan el ejercicio físico. En principio se diría que el consejo surge de la necesidad de quemar las calorías que se ingieren. Y sí, es cierto: correr, entrenarse o caminar comporta un gasto energético y previene el aumento de peso, o ayuda a perderlo.

Pero ejercitar los músculos no solo sirve para estar delgados y con los abdominales bien marcados, sino que hace que enfermemos menos. Y no nos referimos a esos pequeños achaques y dolores de espalda que nos amargan la vida y desaparecen haciendo determinados ejercicios. Lo que disminuye es el riesgo de cáncer, enfermedades cardíacas, diabetes de tipo 2 y osteoporosis.

La relación con la prevención de los tumores parece justificarse por los efectos biológicos de la actividad física:

–mejora el sistema digestivo y aumenta la velocidad del
tránsito gastrointestinal;
–reduce la grasa corporal;
–refuerza el sistema inmunitario y
–mejora de la sensibilidad a la insulina.

En 2007, el Fondo Mundial para la Investigación del
Cáncer consideró demostrado que un estilo de vida activo
protege de la aparición de tumores en el colon, y en las mujeres, de tumores en el endometrio y las mamas tras la menopausia.

Tampoco es que haya que lanzarse a practicar el triatlón.
Según la Organización Mundial de la Salud, se entiende por
actividad física «cualquier esfuerzo realizado por el sistema
musculoesquelético que implica un consumo de energía mayor que en condiciones de reposo». Basta con unos pocos trucos diarios: preferir las escaleras a los ascensores, bajar de los
transportes públicos una parada antes o aparcar lejos del
lugar de trabajo. A las personas mayores, y a las perezosas,
les queda la opción de bailar, dedicarse a la jardinería, pasear
o ir en bici entre tres y cinco veces a la semana.

Para los que estén más predispuestos, lo aconsejable es
practicar actividades físicas de intensidad moderada al menos 30 minutos al día, no necesariamente consecutivos, lo
cual equivale a determinados tipos de *fitness*, a una caminata
rápida o a realizar tareas domésticas. Para los más deportistas, se aconseja media horita de actividad vigorosa o una hora
de intensidad moderada entre tres y cinco veces a la semana.

Aquí vale todo. Que cada cual se organice como pueda.
Lo importante es no estar por un tiempo indefinido mirando
la tele en el sofá o sentado frente al escritorio, hábitos que por

otra parte fomentan el consumo de bollería y bebidas azucaradas.

Moverse, por si fuera poco, no fortalece solo los músculos, sino el estado de ánimo. Tras 10 minutos caminando el cerebro segrega endorfinas, neurotransmisores que proporcionan una sensación de bienestar y son los mismos que se liberan después de un orgasmo.

¿Un futuro genéticamente modificado?

Ejercicio, dieta y estilo de vida: de lo que se trata es de mantener al máximo la juventud. La ciencia ha empezado tarde a estudiar el envejecimiento. Se trata de un proceso tan obvio, en nuestro imaginario, que ni siquiera lo consideramos digno de análisis.

Pero cuando se ha empezado a investigar se ha visto que la duración de la vida no está predeterminada. Los gerontogenes se hallan presentes en el ADN para cumplir otras funciones, como que almacenemos energía cuando hay algo de comer. El envejecimiento no es el objetivo, sino una consecuencia. En otras palabras: el camino hacia el ocaso no es una necesidad genética. Al contrario: ¡en nuestro patrimonio genético hay genes que alargan la vida! Y de ese modo los científicos se han embarcado en una carrera por recuperar el tiempo perdido.

En 2014 empezó a probarse el fármaco Rapamycin, que según documenta la revista *Science* funcionó: alargó la vida en ratones, bloqueando el Tor, el gen que activa la expresión de los caminos del envejecimiento. Por desgracia, no puede usarse en los seres humanos, pero ya llegarán otros fármacos.

En el IEO están trabajando en el desarrollo de moléculas *smart* como fármacos que inhiban los gerontogenes.

Un campo importantísimo de aplicación de los estudios sobre la longevidad es el de la oncología, ya que muchos de los genes del envejecimiento son los mismos que causan los tumores en la tercera edad. Se tiene la esperanza de identificar sustancias naturales y principios activos que frenen la expresión de los gerontogenes, para evitar la aparición de los tumores o curarlos.

Estas investigaciones están rodeadas de preguntas. ¿Pueden modificarse los genes del envejecimiento? Hay quien cree que si están en nuestro organismo es porque sirven para algo, ya que en nuestro ser no hay nada inútil: somos mecanismos dotados de la precisión de un reloj suizo.

Si manipulamos ese mecanismo, ¿no corremos el riesgo de salir maltrechos? Los científicos que trabajan en este campo creen que no, y lo han demostrado en los laboratorios. En los mamíferos, silenciar los gerontogenes y estimular los rasgos de la longevidad no solo alarga la vida, sino que previene las enfermedades propias de la senectud, especialmente el cáncer.

En el *Homo sapiens* estos caminos genéticos son caminos metabólicos, inmejorables como garantía de supervivencia en épocas en que entre una caza y la siguiente, entre un árbol colmado de frutos y el siguiente, se pasaba hambre. Activaban la acumulación de energía cuando se tomaba una buena comida; con la barriga vacía la desconectaban. Por eso no se han extinguido las especies y por eso hemos conseguido reproducirnos en un mundo repleto de dificultades.

UNA CURIOSIDAD
Ojo con las dietas genéticas que aparecen en internet

Hoy día está apostándose por la alimentación personalizada. Dentro de unas décadas, los expertos podrán dictaminar qué es mejor que consuma cada persona en función de su ADN. Atención, se trata de una posibilidad. Aún no es la realidad. Hay muchas dietas genéticas en circulación. Solo hay que echar un vistazo en internet: un sinfín de programas hipocalóricos que evalúan muestras de saliva y cuestionarios sobre el estilo de vida. Sin embargo, carecen de un grado de validación que permita emitir un juicio sobre sus ventajas y su capacidad real de reducir peso. Incluso una dieta tan de moda como la del grupo sanguíneo puede considerarse genética, pero no se ha demostrado científicamente que un régimen estudiado para el grupo A, 0, B o AB, respectivamente, comporte una mayor pérdida de peso.

Pero ¿qué sentido siguen teniendo los gerontogenes, ahora que los seres humanos tienen a mano un sinfín de exquisiteces? La respuesta es que parecen más perjudiciales que otra cosa. En la práctica funcionan sin cesar, dada nuestra manera de alimentarnos, y así el metabolismo trabaja a tope, la grasa aumenta, enfermamos y nos ajamos.

¿Estamos preparados para un futuro genéticamente modificado? Hay quien desconfía de estos temas y teme las posibles repercusiones de esta explosión informativa acerca del genoma y de la posibilidad de intervenir en las personas para su propio bien.

Se remueven temores ancestrales y consignas ideológicas, y se confunde la investigación científica con la eugenética, la teoría sobre la mejora de la especie que recuerda los delirios raciales nazis. Sin duda, siempre es bueno reflexionar y estar alerta. Pero no puede pasarse por alto que la secuenciación del genoma humano marca un antes y un después, y que haber descubierto por qué se comporta tal o cual gen de determinada manera para la medicina supone ya una conquista irrenunciable.

«En la vida no hay que temer nada, sino entenderlo todo. Ahora es el momento de entender más para que podamos temer menos.» Son palabras de Marie Curie, la primera persona que recibió el Premio Nobel por partida doble, el de Física en 1903 y el de Química en 1911. Desde los tiempos en que la científica polaca contribuyó con sus descubrimientos al nacimiento de la radioterapia aplicada a los tumores, se han realizado avances enormes: nuevas curas, fármacos potentes y diagnósticos precoces.

El tercer milenio se inauguró con la lectura del genoma, una revolución de las que marcan época. Se abría así el manual de instrucciones que acompaña al ser humano desde el primer destello de vida para construir su cuerpo, y hacer que funcione y se reproduzca.

Paralelamente, han ido analizándose los alimentos en relación con las personas. Se ha descubierto la función de las vitaminas, las sales minerales o las fibras en los tejidos o en órganos concretos, hasta llegar a las últimas investigaciones sobre las relaciones entre el ADN y las moléculas de la longevidad.

Las novedades en genética pueden contribuir enormemente a los tratamientos médicos. Barack Obama reservó una partida presupuestaria de 215 millones de dólares para 2016 a fin de secuenciar el genoma de un millón de voluntarios estadounidenses y crear una inmensa base de datos que permitiera a los expertos comparar los historiales clínicos y los efectos de los fármacos: es la Precision Medicine Initiative, el proyecto sobre medicina de precisión, término acuñado para definir los tratamientos a medida y los fármacos inteligentes. Porque nos hemos dado cuenta de que una misma patología cambia de un individuo a otro y de que no siempre hay que curarla de igual manera.

Habrá quien no desee oponerse al curso de la naturaleza. Quien considere absurdo poblar mucho tiempo el planeta, acabar con las enfermedades incurables y lograr que el ADN nos ayude a envejecer menos y vivir más. Pero el instinto de supervivencia es más terco que las teorías sobre la historia de este mundo. Y ese instinto lo encarna la ciencia, que sigue adelante en su camino, sembrada de interrogantes pero siempre en marcha.

2

Los *longevity smartfoods*

Un grupo reducido de científicos lidera la búsqueda de las sustancias que imitan el ayuno, moléculas presentes en algunos alimentos cuyo efecto en los caminos genéticos de la longevidad es el mismo que el de la restricción calórica: más años por delante y menos probabilidades de sufrir patologías propias de la vejez, como el cáncer y la diabetes.

Ya se han estudiado compuestos muy diversos, que siempre están en los vegetales. En el IEO, Pier Giuseppe Pelicci y Lucilla Titta han reunido los 20 alimentos más comunes que los concentran en grandes cantidades: se trata de los *longevity smartfoods*.

Todavía no hay resultados de las investigaciones realizadas en los seres humanos que los relacionen con una mayor esperanza de vida, pero los estudios llevados a cabo con esos mismos alimentos en personas o animales han permitido demostrar que poseen excepcionales propiedades para la salud. ¿Podrían estar vinculadas a la presencia de las moléculas *smart*? La hipótesis con la que se trabaja es que sí, que es posible.

Según las investigaciones, las sustancias que imitan el ayuno desencadenan un proceso similar al que provoca el estrés biológico por escasez de comida: se activan los genes que pueden aumentar la supervivencia de las células, al mismo tiempo que enmudecen los del envejecimiento, que llevan a la hiperproducción energética, al recambio celular y a la acumulación de grasa. De este modo, a pesar de la edad, se conservan las actividades naturales de defensa y mantenimiento del organismo.

Al haberse demostrado que la restricción calórica alarga la existencia en todos los seres vivos en que se ha experimentado, incluidos los monos, se considera que las *smartmolecules*, probadas en laboratorio y con roedores, también podrían funcionar así en los seres humanos.

David Sinclair, codirector de los laboratorios de la Harvard Medical School dedicados al estudio de los mecanismos biológicos del envejecimiento, es uno de los que va a la caza de estas sustancias que imitan el ayuno.

La primera que ha aislado es el **resveratrol**, que ya se había significado por sus efectos en la protección del aparato cardiovascular. Sinclair y su equipo han demostrado que la molécula típica de la uva prolonga la vida en un 15 % en el gusano *C-elegans* y en un 29 % en la mosca de la fruta. Para ser exactos, activa el Sir2, el gen de la longevidad identificado en 1995 que codifica un determinado tipo de proteínas, las sirtuinas.

Cuando el resveratrol entra en el parque químico situado alrededor del ADN, el epigenoma, se une a las sirtuinas, activa las propiedades enzimáticas de estas y provoca una cascada de acontecimientos moleculares cuyas consecuencias son múltiples y todas positivas: hacen que la célula viva más y aumentan su sensibilidad a la insulina, es decir, que dejan que entre la glucosa, la cual, de este modo, ya no se queda en la sangre ni provoca una producción posterior de insulina (mecanismo que a la larga produce la diabetes). Todas estas acciones tienen su lógica, ya que los genes de la longevidad regulan el metabolismo. En respuesta a la limitación alimentaria, el Sir2 trata de que sobreviva el organismo buscando carburante a toda costa.

Si no se acumula la grasa, disminuye la producción por parte del tejido adiposo de hormonas y sustancias inflamatorias, principales sospechosas de la formación de los tumores.

Sir2 son las siglas de *Silent Information Regulator 2*, justamente porque entre sus acciones está la de silenciar caminos genéticos que son (qué casualidad) los del envejecimiento. Cuando habla, a través de sus enzimas, los gerontogenes se callan.

En los mamíferos, la versión del Sir2 se llama Sirt1. En sus estudios *in vitro*, Sinclair ha observado que gracias al resveratrol el 30 % de las células humanas sobrevive a las radiaciones gamma, mientras que en las no tratadas el porcentaje es solo del 10 %. El resveratrol, en resumidas cuentas, activa las sirtuinas humanas, que a su vez potencian las células y las reparan.

En los mamíferos se han identificado siete genes pertenecientes a la familia Sirt (Sirt1-7). Son los caminos de la longevidad que actualmente los científicos están examinando con lupa.

¿Cómo los estimula la molécula de un alimento? En cualquier célula, gran parte del ADN se organiza en estructuras que reciben el nombre de cromatinas, donde los ácidos nucleicos quedan encerrados en complejos de proteínas, las histonas.

Las histonas pueden ser modificadas por diversas moléculas, como por ejemplo los grupos acetílicos, que determinan en qué grado se compactan las histonas alrededor del ADN. Cuando se eliminan estos grupos acetílicos (desacetilación), los genes presentes en la zona correspondiente del genoma se aprietan todavía más alrededor de las histonas y quedan inactivos. Es como si se pegasen. Su lectura se bloquea.

Las sirtuinas, codificadas en los organismos inferiores por el gen Sir2, y en los mamíferos por su equivalente el Sirt1, pueden separar los grupos acetílicos de las histonas. Se activan cuando no hay nada de comer, pero también cuando alguna molécula de la comida se combina con la cromatina. Estas modificaciones epigenéticas hacen que enmudezcan los gerontogenes.

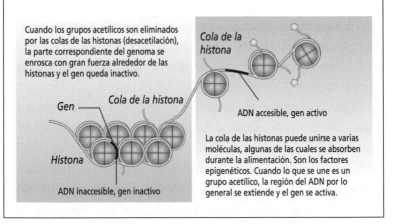

MECANISMOS EPIGENÉTICOS

Gran parte del ADN se organiza en estructuras llamadas cromatinas, enroscándose alrededor de complejos de proteínas que reciben el nombre de histonas.

Cuando los grupos acetílicos son eliminados por las colas de las histonas (desacetilación), la parte correspondiente del genoma se enrosca con gran fuerza alrededor de las histonas y el gen queda inactivo.

Cola de la histona

Gen — Cola de la histona

Histona

ADN inaccesible, gen inactivo

ADN accesible, gen activo

La cola de las histonas puede unirse a varias moléculas, algunas de las cuales se absorben durante la alimentación. Son los factores epigenéticos. Cuando lo que se une es un grupo acetílico, la región del ADN por lo general se extiende y el gen se activa.

Identificada asimismo por Sinclair, la **fisetina** se halla presente en el caqui, la fresa y la manzana, y al parecer también estimula la producción de sirtuinas.

Quien lleva la batuta es el Sir2, y entre los «malos» que acaban castigados está Tor. Tor es sensible a los aminoácidos: tras una buena comida, rica en proteínas, se aprovecha de la situación para poner en marcha el mecanismo que prepara a los seres vivos para reproducirse: hace crecer y proliferar las células. En ayunas, en cambio, se calla. También se calla el p66, que en otras circunstancias provocaría la apoptosis, la muerte programada de la célula.

Este mecanismo, en su conjunto, favorece la renovación del cuerpo. Ahora bien, en el transcurso de la vida de un organismo la pérdida de células es un factor importante de envejecimiento, sobre todo para los tejidos no regenerables, como el corazón y el cerebro; de ahí que ralentizar el proceso, mediante las moléculas que imitan el ayuno, pueda favorecer una vida larga, pero también una buena salud.

Por lo visto, así funcionan los caminos genéticos del envejecimiento y la longevidad. O habla uno, o habla el otro: producen proteínas cuyo efecto es inhibirse mutuamente. Si se expresa Tor, se bloquean las sirtuinas, y viceversa. Es lógico, porque regulan una misma función, el metabolismo. Cuando hay abundancia de alimentos se desencadenan la hiperproducción de energía, el recambio celular y la acumulación de grasa. Con pocos alimentos, o ninguno, lo prioritario es la protección del cuerpo, la reparación de las células y los tejidos.

Las moléculas que imitan el ayuno engañan al ADN: modifican la cromatina y, aunque sigamos devorando antílopes, como nuestros antepasados, aunque sigamos una dieta rica en grasas, hacen que enmudezca un gen como Tor y que sean los genes buenos los que trabajen. Al parecer, así actúan las **antocianinas**, que dan su color a las naranjas sanguinas, las fresas, los frutos del bosque, la col lombarda, las cerezas, las berenjenas, las manzanas rojas, las patatas violetas, las ciruelas negras y el *radicchio*. En un estudio realizado en 2010, por ejemplo, cuyo objetivo era averiguar qué función cumplían en la actividad antiproliferativa del tumor de colon, se observó que inhibían a Tor. Es probable que se deba a que provocan la expresión de la enzima AMPK, una proteína presente en muchas células que es como un sensor energético: cuando escasea la comida, silencia a Tor y fomenta los procesos de mantenimiento celular.

También silencia a Tor la **epigalocatequina galato** del té verde y el té negro, como se ha experimentado con modelos animales. En las investigaciones han dado el mismo resultado tres especies: el pimentón picante y la guindilla, gracias a la **capsaicina**, y la cúrcuma, por su pigmento, la **curcumina**.

Con las moléculas que imitan el ayuno se reduce la obesidad en los animales. Este fenómeno se observó en el IEO durante un experimento con ratones a los que se había administrado zumo de naranja sanguina, y en otra investigación que no ponía a prueba las antocianinas, sino la **quercetina**, conocida ya por sus efectos protectores cardiovasculares.

La quercetina caracteriza seis de los *longevity smartfoods*: el espárrago, la alcaparra, el chocolate negro, la cebolla, la lechuga y la manzana.

En un experimento se alimentó a un grupo de roedores con una dieta de alto contenido en grasas y a otro grupo con la misma dieta, pero también con quercetina. Según los resultados obtenidos, la molécula protegía a los ratones del aumento de peso, de la pérdida de sensibilidad a la insulina y de la disminución de la tolerancia a la glucosa. La dieta rica en grasas inhibe la enzima AMPK en las células del tejido adiposo, mientras que la quercetina mantiene activa esta proteína, evitando la adipogénesis, la formación de grasa, con todas las consecuencias que comporta.

Los protagonistas de este capítulo son los veinte alimentos definidos como *longevity*. ¿Se tiene la certeza de que alarguen la vida de los hombres? Es una posibilidad. En caso afirmativo, ¿se conoce su dosificación? No, no hay bases científicas para afirmar que un gramo de guindilla o el zumo de tres naranjas sanguinas al día protejan de los estragos de la vejez. Todavía no.

La ciencia de la longevidad, y la nutrigenómica, aún están en pañales. Es muy poco lo que hemos aprendido, tan poco como lo que podemos aplicar en las decisiones que tomamos a diario.

¿Vale la pena, aun así, comerlos? Por supuesto que sí. Suponiendo que sus moléculas imiten los efectos de la restricción calórica en nuestros procesos genéticos, consumirlos de modo regular es un experimento en el que no tenemos nada que perder. En todo caso, sus beneficios para la salud son tan numerosos y están tan bien documentados, que habremos hecho acopio de sustancias protectoras.

ALCAPARRA
Molécula smart: quercetina

La alcaparra contiene más quercetina con respecto a su peso que cualquier otra planta. Este flavonoide convierte al *longevity smartfood* al que nos referimos en un aromático ingrediente para todo tipo de platos y guarniciones.

No es un fruto, sino un brote de un pequeño arbusto cuyo nombre botánico es *Capperis spinosa*, una especie que crece espontáneamente en las costas del Mediterráneo. Busca el sol y se introduce por las piedras y los muros.

GUERRA CONTRA LOS VIRUS Y LOS TRIGLICÉRIDOS.

Sus brotes, del tamaño de un guisante, fueron alabados por dos célebres médicos griegos, Dioscórides y Galeno. Actualmente, los científicos se interesan de nuevo por las propiedades terapéuticas de la alcaparra. ¿Son antivirales, antimicrobianos y antiinflamatorios? Según una síntesis de todas las investigaciones sobre el tema que se hizo en 2011, todo apunta a que sí, al menos en lo que respecta a los datos de laboratorio.

Algo más tarde, en 2013, se realizó un experimento con seres humanos, consistente en que 60 pacientes diabéticos consumiesen a diario un extracto de alcaparra. Aún no se conocen bien los mecanismos, pero el caso es que gracias a la composición del alimento se registró una disminución considerable de la glucosa y los triglicéridos en la sangre. ¿Se debería a la quercetina?

Sería impensable atiborrarse de alcaparras con la esperanza de obtener efectos sobre la salud, pero no está de más saber que el ingrediente de una salsa o un aliño puede ser otro de nuestros aliados.

Sus efectos son más beneficiosos cuanto más frescos son los capullos, recogidos en la temporada de calor. El contenido en quercetina baja un poco con la conservación, al igual que la concentración del otro flavonoide, el kaempferol (que se estudia en el ámbito de la prevención oncológica).

Quien tenga algo de práctica en la cocina ya sabrá este

buen consejo para las alcaparras encurtidas: ponerlas en remojo previamente para eliminar cualquier rastro de sodio.

BERENJENA
Moléculas smart: antocianinas

La berenjena ya se cultivaba en la India en tiempos prehistóricos, pero a Europa llegó en 1400, gracias a los árabes. Hoy en día es uno de los símbolos de la gastronomía mediterránea.

Sus moléculas de la longevidad son las antocianinas, los pigmentos vegetales que le dan el color morado exterior. Por eso es conveniente no pelar las berenjenas cuando se preparan.

Pero bueno, la pulpa tampoco está mal: su punto fuerte es un alto contenido en potasio y fibra, pareja insuperable en sus efectos cardiovasculares, ya que el potasio mantiene la tensión arterial a raya, atenuando las secuelas del consumo de sodio, y las fibras modulan la absorción intestinal del colesterol, así como de la glucosa.

LA MEJORES MANERAS DE COCINARLA. ¿Cuáles son las recetas ideales? Como indican los manuales de cocina, es aconsejable cortarlas y dejarlas en un escurridor para eliminar los líquidos que le confieren un sabor amargo. Una vez escurridas, se procede a la elaboración. Dos estudios (de 2010 y 2015) analizaron lo que les ocurre a los fitocompuestos de este vegetal según varios métodos de cocción. Al freírlas es como más aumentan las grasas. Es mejor saltearlas solo en la sartén. Hervirlas, con un poco de aceite de oliva virgen extra, no solamente no es nocivo para la concentración total de fitocompuestos, sino que la incrementa, mientras que en las berenjenas a la plancha se reducen hasta en un 50 % las antocianinas que están en la piel.

Se deduce, pues, que una buena receta es cocer las berenjenas, que por su consistencia esponjosa absorben el aliño con facilidad, con un chorro de agua (aromatizada con ajo, por ejemplo). El aceite virgen extra solo se añade al final. Se puede dar un toque de color con tomate y perfumar con los aromas que se deseen.

Hay muchos platos cocinados con berenjena que son experiencias inolvidables para el paladar, cómo no, pero en la rutina cotidiana es mejor no cargar de grasas un vegetal que de por sí contiene poquísimas, y que por si fuera poco apenas aporta 18 calorías cada 100 gramos.

Hablando de dieta, desmontemos un mito. La berenjena es rica en ácido clorogénico, un compuesto que se ha publicitado como remedio para perder peso y que ha contribuido al éxito del café verde, otro vegetal que lo contiene. De momento, sin embargo, eso no se ha demostrado, y la EFSA, la Autoridad Europea para la Seguridad Alimentaria, ha señalado que faltan estudios clínicos sobre el efecto reductor del ácido clorogénico en el riesgo de obesidad.

CAQUI
Molécula smart: fisetina

El *Diospyros kaki* es uno de los frutales más antiguos cultivados por el hombre. Su nombre científico tiene etimología griega: *diós* y *pyrós*, «fruto de los dioses». Los chinos lo definieron como «árbol de las siete virtudes», entre ellas la longevidad. Hoy día nos gusta llamarlo «árbol de la paz», porque fue una de las pocas especies que sobrevivió al bombardeo atómico de Nagasaki, en agosto de 1945. Este afán por vivir se nos transmitiría a nosotros, metafóricamente hablando, cuando comemos sus frutos, los caquis.

Según los estudios sobre los mecanismos biológicos del envejecimiento, una de sus moléculas, la fisetina, desempeña un poderoso papel antiedad al unirse a los genes de la longevidad.

PREVENCIÓN DEL ICTUS. Antes de ser definida como *smart*, la fisetina ya atrajo el interés de los científicos por sus notables propiedades, empezando por las referidas a las neuronas. Una *review* (metaanálisis) de 2015 atribuye al caqui una función terapéutica potencial en la prevención y el tratamiento de la aterosclerosis cerebral, la diabetes y la hipertensión, protegiendo así de daños como los ictus y las isquemias. Los resultados proceden sobre todo de datos de laboratorio y requieren una mayor profundización. También necesitan nuevos estudios clínicos, en el ser humano, las hipótesis que atribuyen a esta fruta actividades antiinflamatorias, de protección del sistema inmunitario y contra el cáncer (por la muerte programada de células tumorales de colon y próstata). Beneficios que se deben a la fisetina, o quizá también a otros polifenoles, como las catequinas.

Para los orientales esto es una confirmación. El caqui tiene una larga historia en la medicina tradicional china, donde se receta para el tratamiento de las isquemias, la hipertensión, las anginas, la aterosclerosis y enfermedades inflamatorias.

Muy popular en China, al igual que en Japón y Corea, el árbol llegó a Europa hace unos dos siglos.

BUENO PARA LA VISTA. Entre las bazas del caqui se encuentra el retinol, una de las formas de la vitamina A, cuyo nombre procede de su acción específica en la retina y, por consiguiente, en la vista. También el betacaroteno, pigmento al que debe su color, es un precursor de la vitamina A, útil no solo para los ojos, sino para la síntesis proteínica y la formación de los huesos.

CEBOLLA
Molécula smart: quercetina

¿Por qué lloramos al picar una cebolla? ¿Por qué provoca mal aliento comerla cruda? Es la pequeña venganza que sufrimos al atacar el bulbo como lo haría un parásito. El órgano subterráneo, que es el artífice de la reproducción asexuada de la planta, se defiende liberando una serie de moléculas con átomos de azufre ante cualquier ataque por parte de insectos o animales (incluidos nosotros).

En el momento en que se daña a la cebolla, los sulfóxidos se combinan con una enzima, la alinasa, formando ácido sulfénico, que a su vez se transforma mediante otra enzima en sustancias volátiles. Al entrar en contacto con el humor acuoso del globo ocular, estas sustancias se convierten en ácido sulfúrico, que irrita el ojo y provoca las lágrimas. La solución es cortar la cebolla debajo del grifo, o mojar el cuchillo, ya que se trata de sustancias hidrosolubles.

Pero en cuanto las moléculas portadoras de azufre dejan de hacernos llorar a nosotros, empieza el llanto ajeno, porque después de la digestión regresan a nuestra boca y provocan mal aliento. ¿Habrá que desterrar la cebolla cruda? La halitosis puede paliarse cepillándose los dientes y la lengua, sobre todo la parte más cercana a la garganta, aunque a los enamorados les conviene siempre optar por la degustación en pareja...

UN ESCUDO CONTRA EL TUMOR DE ESTÓMAGO. Dejando de lado el malestar individual o social, es sabido que los compuestos sulfurados que defienden a la cebolla también son un arma para nosotros: según el Fondo Mundial para la Investigación del Cáncer podrían desempeñar un papel en la prevención del tumor de estómago. Este tipo de cáncer puede aparecer tras una infección de *Helicobacter pylori*, la bacteria culpable de las úlceras y las gastritis. Es posible que lo que ahuyente la pesadilla de la neoplasia de las vías digestivas sea la fuerza antibiótica de la alicina, el compuesto sulfuroso que caracteriza a la cebolla.

Aún hay más. El cóctel de sustancias sulfuradas y de polifenoles del bulbo podría proteger el corazón. Fue la conclusión de un amplio estudio realizado en 2008 por el Istituto Mario Negri de Milán sobre 760 personas que se habían recuperado de un ataque al corazón y 682 individuos sanos (que representaban el grupo de control). Según los resultados, publicados en el *European Journal of Nutrition*, comer una cebolla por semana reduce el riesgo de infarto hasta en un 20 %.

Hay dos moléculas beneficiosas para el aparato cardiovascular que riman entre sí: la alicina y la quercetina. La primera contiene azufre y está presente en otros miembros de la misma familia, como el ajo y el puerro; la segunda es un flavonoide que, entre las liliáceas, solo se encuentra en todos los tipos de cebolla (la blanca, la amarilla y la roja) y en el espárrago. La quercetina es también una de las moléculas de la longevidad que se hallan en observación.

La cebolla roja es la más rica en polifenoles y contiene una segunda combinación química capaz de vincularse a los caminos genéticos de la longevidad: la antocianina, el pigmento del rojo-violáceo.

¿CRUDA O COCIDA? La cebolla, en resumidas cuentas, es un *longevity smartfood*; no así los *fried onions*, esos aros de cebolla rebozados que tanto gustan en Estados Unidos y en los fast food, y tampoco el sofrito de los platos mediterráneos. Y no solo por las grasas de estas formas de prepararla. El problema es que los compuestos fenólicos o sulfurados, que son beneficiosos, no resisten al calor y van perdiéndose poco a poco cuando se cocina.

EN LA COCINA
Cómo hacer el sofrito

La tradición gastronómica se rebelaría ante la idea de renunciar al sofrito, aunque no sea lo más sano del mundo. Esta es la manera de que al menos sea más *smart*:

–Cortar la cebolla en láminas finas, a fin de que se ablande más deprisa;
–ponerla 2 minutos en la sartén, con un poco de aceite previamente calentado;
–añadir un chorrito de agua, para que baje la temperatura en la cazuela o la sartén (el agua hace que no se superen los 100 °C grados, mientras que el aceite, por sí solo, alcanza temperaturas más elevadas),
–y en cuanto se dore la cebolla, añadir enseguida los otros ingredientes, para evitar que se queme.

No es tarea fácil comerse cruda la cebolla. Quien se llevará una alegría será el que ya la coma en ensaladas de tomate o en los crustáceos *alla catalana* (con verdura en juliana). La química nos enseña que picarla y masticarla un buen rato hace que estén biodisponibles los compuestos sulfurados, que se forman cuando los sulfóxidos entran en contacto con la enzima alinasa, la cual, sin el corte, seguiría encerrada en su vacuola, la cavidad de la célula vegetal.

A pesar de todo, puede romperse una lanza en favor de la cebolla cocida, princesa de tantos platos. Es verdad que pierde compuestos sulfurados, pero mantiene intacta su preciosa fibra, la inulina; una fibra que no solo cumple la función de las demás fibras vegetales, es decir, ralentizar la absorción de grasas y azúcares, sino que nutre a las bacterias buenas del intestino, las que nos ayudan a digerir mejor. Quien no soporte ver una cebolla en el plato, ni siquiera hervida, puede recurrir al pasapurés, como en la salsa de tomate, donde acaba formando parte de la cremosa salsa.

CEREZA
Moléculas smart: antocianinas

Dicen que las cerezas, mejor de dos en dos. Bien está. Las cerezas son una delicia para el paladar y es posible que alarguen la vida. De pecado de gula, nada. En apenas un diámetro de entre uno y dos centímetros encierran bastantes antocianinas como para adquirir ese tono rojo oscuro. Nosotros las saboreamos y ellas a nosotros nos regalan un puñado de sustancias *smart* que posponen la vejez, o al menos eso esperamos.

Las antocianinas tienen un nombre tan bonito como las

cerezas: deriva de la unión de dos palabras griegas: *anthos* («flor») y *kyanos* («azul»). Flores azules que se abren en el núcleo de nuestras células y engañan a los genes de la duración de la vida, mediante una química fascinante que ralentiza el destino inscrito en nuestro ADN.

UN CONSEJO
Bocaditos idóneos para hacer régimen

Es una alegría pensar que las cerezas estén tan indicadas para adelgazar, porque satisfacen las ganas de dulce con muy pocas calorías, contienen apenas 38 por cada 100 gramos de cerezas deshuesadas (el equivalente a 130 frutos enteros) y un 86 % de agua. Las fibras solubles se impregnan de agua en el estómago, dando sensación de saciedad, y su riqueza en potasio fomenta la diuresis. De todos modos, no hay que exagerar, porque sería ir en contra del principio de la moderación y porque el sorbitol, que les da su sabor dulce, tiene efectos laxantes aunque no se tomen grandes dosis. (En caso de estreñimiento, esto último sería una ventaja.) La cantidad aconsejable es unas 20-25 cerezas, aunque mejor que cada cual se regule a su manera.

Pese a todo, el sorbitol tiene una virtud: es un azúcar reducido a poliol, es decir, una molécula de glucosa con electrones adicionales (alditol de la glucosa, es el término científico), que el organismo transforma en monosacáridos sin que intervenga la insulina, lo que le permite ingresar de pleno derecho en el menú de los diabéticos.

No todas las antocianinas son iguales. Se conocen como mínimo quinientas, que pigmentan frutos y flores. La diferencia se debe a la veintena de antocianidinas que las componen y a cómo se unen a uno o más azúcares. En la cereza se en-

cuentran sobre todo tres tipos de antocianidinas: la peonidi-
na, la pelargonidina (que también está en la frambuesa) y la
cianidina, la más común, presente asimismo en la col lombarda y la mora. Es, en resumidas cuentas, una orgía de pigmentos. Los beneficios de su difusión por el cuerpo se centran en
los vasos sanguíneos y el corazón, y es posible que se mani-
fiesten incluso a nivel genético.

En los frutos pequeños, recogidos entre finales de mayo y
julio, la acción de los antocianos se conjuga con la de los compuestos fenólicos, que son los que dan intensidad a los matices escarlata del color y su ligera acidez. A juzgar por las
pruebas hechas en laboratorio, los compuestos fenólicos (derivados en su mayor parte, en la cereza, de los ácidos hidroxi-
cinámicos) podrían ralentizar la proliferación de las células
tumorales.

UN ARMA CONTRA LA GOTA. La cereza sigue siendo estudiada y venerada. En Japón, la floración primaveral de los
árboles es una fiesta, el *hanami*, un rito de contemplación con
raíces milenarias. Los científicos, por su parte, hacen honor a
la sacralidad que a este fruto otorgan las mitologías y leyendas
al descubrir en él nuevas propiedades, debidas a los antocianos, los ácidos fenólicos, las sales minerales o la vitamina C.

Una investigación del Western Human Nutrition Research Centre de California ha probado capacidades antiinflamatorias útiles para calmar los ataques de gota, reduciendo
los valores de ácido úrico. En otro experimento, en este caso
escandinavo, se observó que el zumo de cereza protege a los
deportistas de los daños oxidativos. Habrá que analizar en
profundidad todos estos datos y verificarlos.

En última instancia, lo que gratifica es que podamos unir

al placer de saborear una fruta tan buena el saber que un árbol nos hace un regalo inestimable para la salud.

CHOCOLATE
Molécula smart: quercetina

¡Ay, el chocolate! A nueve de cada diez personas las vuelve locas y para más de la mitad es motivo de angustia, porque al ser tan bueno, tan consolador y afrodisíaco, pensamos que es un pecado para la línea, la salud y el acné. Pues no. ¡Que viva el chocolate! Adorado, elogiado. Y negro. ¿No es reconfortante saber que un alimento así vuelve más placentera la vida y tal vez la prolongue?

Fueron los mayas los primeros que, en 1000 a.C., empezaron a cultivar las plantas de cacao. Actualmente el chocolate es objeto de culto y ha llegado hasta los laboratorios científicos. Muchos investigadores se han dedicado a estudiar los beneficios de este alimento, que se distingue por su gran carga simbólica.

La última frontera la protagoniza una de sus moléculas, la quercetina, que posee la gran virtud de obligar a los genes del envejecimiento a retroceder. Todo un *longevity smartfood*, entre otras cosas por las numerosas pruebas que corroboran sus propiedades protectoras respecto al corazón.

ACCIÓN BALSÁMICA EN EL CORAZÓN. No podemos dejar de citar un metaanálisis reciente, de 2015, que entre otras cosas se pregunta por la razón de que un producto que contiene grasas y azúcares tenga efectos benéficos en el ser humano. En Reino Unido, en la Universidad de Leeds, compararon los estudios que se habían sucedido en los últimos años y llegaron a la conclusión de que un consumo regular de 30-40 gramos al día de chocolate negro, el equivalente a un par de porciones, puede bajar la tensión, regular los niveles de colesterol y mejorar la elasticidad de los vasos y la fluidez de la sangre. Increíble, pero aún se han constatado mayores ventajas en personas que ya habían sufrido daños cardiovasculares o aquejadas de diabetes.

LUGARES COMUNES. Los efectos del chocolate en nuestro cuerpo siguen siendo bastante misteriosos. Al parecer, los principales responsables de su acción balsámica en el corazón y las arterias son la quercetina, dos flavonoides (la catequina y la procianidina) y la teobromina, un alcaloide derivado de la cafeína. Por eso, para garantizar un contenido elevado de estas sustancias, presentes en el cacao, se aconseja el chocolate negro con un 70 % o más de cacao. Los estudios y el sentido común recomiendan tomar una o dos porciones al día.

Incluso los dietólogos más lúcidos han empezado a introducir dosis similares en las curas de adelgazamiento, como una ayuda para no estar demasiado tristes en los momentos de privación.

Lo que no es bueno ni para la báscula ni para la salud, aunque parezca una obviedad, son los atracones: 100 gramos de chocolate, por muy negro que sea, no dejan de contener 33 gramos de grasa y 500 calorías. Vale la pena echar un vistazo a la etiqueta: aparte de que el porcentaje de cacao no sea inferior al 70 %, conviene que entre los ingredientes solo aparezca la manteca de cacao, no otras grasas vegetales.

Dos puntualizaciones para echar por tierra otros tantos

tópicos. En cantidades aceptables, el chocolate negro no altera el nivel de colesterol de la sangre (todo lo contrario), ni provoca acné; al menos no hay pruebas que demuestren que esté vinculado a los granos.

PARA PROFUNDIZAR

Con leche y blanco pierde sus moléculas protectoras

Más vale que los incondicionales del chocolate con leche se hagan a la idea: obtendrán el consuelo del paladar, pero no el de la ciencia. Un estudio realizado en 2003 a instancias del Instituto Nacional de Investigación de los Alimentos y la Nutrición (el INRAN, actualmente CREA Alimentos y Nutrición) reveló que el chocolate negro aumenta en un 20 % las concentraciones de moléculas protectoras en la sangre, mientras que el chocolate con leche no tiene efecto alguno. ¿Por qué? Muy probablemente porque la tableta con leche posee un menor contenido en pasta de cacao, que en el negro es mayor y fuente de las sustancias protectoras, como los flavonoides. De hecho, parece que si el negro se acompaña de un vaso de leche, o si el cacao amargo acaba en la taza del desayuno, pierden toda eficacia.

En cuanto al blanco, técnicamente no debería llamarse chocolate, ya que no contiene cacao, sino solo manteca de cacao en un 20 %, azúcares y leche o derivados.

«¡Come chocolatinas, pequeña; come chocolatinas!», dice Fernando Pessoa en un poema. «Mira que en el mundo no hay otra metafísica que la chocolatina.» El aura mística del chocolate se remonta a la época de los mayas y los aztecas. El asombro aún persiste, y ahora se extiende a los científicos. Se han hecho experimentos para tratar de entender si las moléculas de cacao obtendrían algún resultado satisfactorio si se tomaran de manera aislada; así habrían podido aislarse y convertirse en suplementos. Pero no, ni los flavonoides ni la teobromina dan la misma protección por sí solos. Está claro que lo prodigioso es su mezcla, realizada por la naturaleza en la planta y que los hombres transforman en el chocolate.

CIRUELA NEGRA
Moléculas smart: antocianinas

Al decir «ciruelas» pensamos en su uso para combatir el estreñimiento. Es verdad que actúa como un laxante natural. Lo confirmó en 2014 una revisión de varios estudios, que estipuló también la dosis ideal: 100 gramos diarios de esta fruta son como un maná caído cielo para el estreñimiento crónico. ¿Por qué? Por la fibra, pero sobre todo por su azúcar, el sorbitol.

UN REGALO PARA EL INTESTINO. El mecanismo que se genera es la ósmosis, la voluntad de equilibrio del agua. Cuando un disolvente tiene solutos más concentrados que otro, es decir, que contiene más azúcares o sales, el líquido pobre tiende de manera espontánea a cruzar membranas semipermeables y unirse al líquido rico hasta que ambos tengan la misma cantidad de sustancias.

El sorbitol es un azúcar que apenas se digiere, por lo que acaba en el intestino. Una vez allí, a causa del principio osmótico, retiene y atrae agua, que reblandece las heces.

PARA PROFUNDIZAR
Las secas previenen la osteoporosis

En un curioso metaanálisis de 2009 se llegó a la conclusión de que la ciruela seca beneficia a los huesos y sirve para prevenir la osteoporosis. ¿Por qué? Todavía no se ha descubierto a qué componente de la fruta deshidratada debe atribuirse el mérito.

Como el sorbitol se transforma en monosacáridos sin que intervenga la insulina, se usa a menudo en los productos industriales (aptos para diabéticos) como edulcorante en vez de la sacarosa, con el nombre de E420. Por ejemplo, lo llevan algunos caramelos, en los que no es de extrañar que figure la siguiente advertencia: «Un consumo excesivo puede producir efectos laxantes».

En la ciruela seca la concentración de sorbitol es entre cinco y diez veces mayor que en la fresca, es decir, que su efecto purgante queda garantizado. Podemos, pues, tomarla todo el año, incluso después del verano, cuando ya se ha agotado la cosecha de ciruelas frescas.

Deshidratada, sigue teniendo efectos positivos, pero es más dulce y su concentración de polifenoles se reduce. Por eso en temporada vale la pena comerla fresca, sobre todo la ciruela negra, que añade a los demás flavonoides las antocianinas, los pigmentos que colorean su piel, identificadas como moléculas de la longevidad.

Hay variedades de ciruelas casi en todo el mundo, tanto en Europa como en Estados Unidos, donde crece la California Blue, y tanto en China como en Japón, donde la roja-violeta recibe el nombre de Sangre de Dragón.

La ciruela roja, *longevity smartfood*, también es portadora de sales minerales de buena calidad.

COL LOMBARDA
Moléculas smart: antocianinas

«Son innumerables las virtudes de la col, como innumerables son los autores que se han interesado por ella; es, pues, muy poco respetuoso lamentarse del mal olor que desprende al ser cocida.» Lo escribió Plinio el Viejo en el primer siglo de nuestra era, citando a Hipócrates y otros médicos griegos y romanos; médicos a quienes, transcurridos dos mil años, es de justicia dar la razón. Varios estudios médicos concuerdan en atribuir a los más de trescientos tipos de coles y brócolis de la familia de las brasicáceas el mérito de reducir el riesgo de contraer muchos tipos de cáncer.

LAS INVESTIGACIONES DE LOS ONCÓLOGOS. En una *review* de la Universidad de Wageningen, en Holanda, se analizaron varias investigaciones que demuestran que aumentar el consumo de coles, brócolis, coliflores o coles de Bruselas puede reducir la incidencia de los tumores de pulmón, páncreas, vejiga, próstata, tiroides, piel, estómago y mama. Todavía no tenemos lo que los científicos llaman una «prueba convincente», pero sí muchos indicios.

Las sustancias antitumorales de las crucíferas que interesan a los científicos son los glucosinolatos. Su estructura comprende una molécula de azufre que es la causante del «mal olor» al que se refería Plinio, una parte con azúcar y otra sin (aglicón).

EN LA COCINA
Cómo llevar a la mesa las sustancias antitumorales

Entre las sustancias antitumorales de las crucíferas figuran los glucosinolatos, aunque para que se comporten como asesinos de células cancerígenas no deben mantenerse íntegros. Es necesario que se transformen y se conviertan en isotiocianatos, tiocianatos y nitrilos, los cuales, a su vez, producen otros compuestos esenciales para la guerra contra los tumores.

Este tipo de sustancias se liberan por hidrólisis (es decir, por efecto del agua) gracias a la acción de una enzima llamada mirosinasa, presente en los mismos vegetales. Esta explicación es necesaria porque indica cuál es la mejor manera de consumir las brasicáceas.

Para verlo más claro, imaginemos que comemos col lombarda en ensalada. Mientras masticamos se fragmentan las células vegetales, y es como si además de abrir la puerta de las pequeñas cárceles donde estaban encerrados los glucosinolatos también abriéramos la de la enzima mirosinasa. Los presos, separados en la planta, se encuentran en nuestro aparato digestivo y la mirosinasa puede dividir el compuesto.

Masticar bien, un buen rato, permite que las sustancias no permanezcan en la cárcel, pero el mero hecho de cortar la col en rodajas y picarla ya ayuda, porque hace que se desprendan mirosinasas con un aumento de los compuestos bioactivos cuatro veces mayor que en el alimento intacto.

Picar la col lombarda y saborearla cruda en ensalada es la manera idónea de ingerir todo su contenido nutricional, que con la cocción queda reducido.

Los glucosinolatos tienen un rasgo curioso: son un arma de protección de las plantas, ya que confieren un sabor amargo que disuade a los insectos y otros animales herbívoros. También nos protegen a nosotros cuando los introducimos en nuestro cuerpo si comemos coles y brócolis, debido a que, según parece, actúan como una especie de pesticida que mata las células tumorales.

Para ser exactos, esta protección no nos la brinda el glucosinolato entero, sino algunos de sus compuestos, como los isotiocianatos, los tiocianatos y los nitrilos. Por lo visto los isotiocianatos son capaces de estimular enzimas hepáticas que favorecen la eliminación de sustancias tóxicas, e incluso de reactivar el gen p53, que en las células tumorales es defectuoso y cuya función es bloquear su proliferación.

Según parece, otra sustancia de las brasicáceas, el indol, reduce el riesgo de tumores hormonodependientes, como el de mama, alterando el metabolismo de los estrógenos. Los brócolis, por último, son los únicos que contienen grandes cantidades de sulforafano, a cuya acción anticáncer se suma la bactericida contra la *Helicobacter pylori*, la bacteria responsable de la gastritis crónica, la úlcera péptica y los tumores de estómago.

VITAMINA C A MANSALVA. Aunque muchos no lo sepan, las brasicáceas contienen tanta vitamina C como las naranjas y contribuyen, por ejemplo, a evitar las dolencias invernales, el resfriado y la gripe, ya que la vitamina C ayuda a las células a defenderse y tiene efectos indirectos en el sistema inmunitario. Es una pena que la mayoría de las veces el brócoli y compañía se coman hervidos, pues así se pierde la mitad de su contenido en vitamina C.

La col lombarda aventaja en algo a las demás crucíferas: a

diferencia del brócoli y de las coles de Bruselas, contiene antocianinas, los pigmentos que le confieren su color característico y que la hacen merecedora del título de *longevity smartfood*. Según los estudios del IEO, estas moléculas imitan los efectos de la restricción calórica en los caminos genéticos de la longevidad.

LA MEJOR FORMA DE PREPARARLA. ¿Cómo comerla? Cruda, en ensalada. Un estudio chino de 2014 analizó en detalle lo que le ocurre a la col lombarda en los fogones.

Las antocianinas no salían bien paradas. La pérdida más relevante se observó tras freírla (−62 %), pero tampoco es mucho mejor hervirla (−55 %), ni calentarla en el microondas con muy poca agua (−46,1 %). La cocción preferible es al vapor, ya que solo elimina el 17,5 % de las antocianinas.

Freír y hervir también supone destruir la vitamina C y acabar con los glucosinolatos (−76,7 % en el caso de freír la col y −76,3 % si se hierve), dado que su enzima es muy sensible al calor, y que al ser hidrosolubles acaban en el agua de la cocción. El vapor y el microondas, por el contrario, no causan demasiados estragos.

¿Conclusión de los científicos chinos? Pues que la col lombarda debería comerse cruda, pero habida cuenta de las costumbres asiáticas (y también occidentales), no puede prohibirse su paso por los fogones. Se aconseja reducir el tiempo de cocción y usar la menor cantidad posible de agua.

CÚRCUMA
Molécula smart: curcumina

En la isla japonesa de Okinawa se concentra el mayor número mundial de centenarios y ultracentenarios. Lo sorprendente es que llegan a esta venerable edad con una salud física y mental inusitada. Envejecen bien. Algunos siguen trabajando, otros practican las artes marciales... Y sonríen.

Allí la gente enferma mucho menos de diabetes, ictus, obesidad o alzhéimer. Hay un 80 % menos de enfermedades cardiovasculares y un 40 % menos de tumores que en Estados Unidos. Hasta la osteoporosis tiene una incidencia inferior, del mismo modo que son menores los niveles de colesterol en la sangre.

Una parte del misterio se explica por la alimentación, inspirada en la filosofía del *Ishoku-dogen*, en japonés «la comida es como una medicina».

La gente come poco (1.100 calorías al día) y se alimenta de verduras y de mucho pescado, arroz, soja y alga kombu. Un ingrediente que se consume en Okinawa tanto en sopas como en el té es la cúrcuma, el polvo que se obtiene al fragmentar el rizoma de una planta, la *Curcuma longa*. En la India se la considera una especia sagrada y figura entre los fármacos naturales de la medicina ayurvédica. Se encuentra sola o como ingrediente principal del curri.

ALTO A LOS ESTADOS INFLAMATORIOS. Desde hace un tiempo, los nutricionistas están interesados en el análisis de la cúrcuma, muy apreciada en Oriente desde hace más de cinco mil años. Los estudios se han concentrado en la curcumina, el pigmento que confiere su intenso amarillo a la cúrcuma molida. Es tal la cantidad de relaciones que parece establecer esta sustancia con nuestro cuerpo, que nos quedamos boquiabiertos. Una de ellas es que pone freno a los estados inflamatorios, origen de la obesidad, la diabetes, las enfermedades cardiovasculares y los tumores. Se ha demostrado (de momento, con modelos animales) que la cúrcuma sirve para prevenir la aparición de dichas patologías, no solo regulando las inflamaciones, sino actuando directamente en determinadas células del hígado y el páncreas.

En los experimentos con seres humanos se ha observado una mejora de la cantidad de azúcares en sangre de los diabéticos, así como un aumento del colesterol «bueno» HDL en detrimento del dañino (LDL). En pacientes con aterosclerosis, con la curcumina disminuyen los niveles de fibrinógeno, una proteína necesaria para el mecanismo de la coagulación de la sangre, y asimismo el riesgo de trombos.

Por lo que se refiere al cáncer, no cabe duda de su relación con el estado inflamatorio alterado y el estrés oxidativo, ambos combatidos por esta especia. Por si fuera poco, los experimentos *in vitro* han aportado pruebas que atribuyen a la cúrcuma una capacidad de ralentización del desarrollo tumoral, a través de diversos mecanismos.

RECETAS DE CENTENARIOS. A nadie ha de extrañar, por tanto, que la curcumina figure entre las *smartmolecules*. Su acción, al parecer, se explica porque inhibe a Tor, uno de los gerontogenes. En un estudio sobre células del rabdomiosarcoma (un tumor maligno de las partes blandas) tratadas con curcumina se observó con claridad una disminución de la actividad de Tor. El silenciamiento de este gen del envejecimiento también parece ser la causa de la propiedad antitumoral de la molécula, que bloquea la proliferación celular, según demuestra el mismo estudio.

Sería conveniente aprender a usar la cúrcuma en las recetas occidentales; no es imprescindible pasarse a las orientales. Basta espolvorear de vez en cuando la especia o un poco de curri en las verduras o el pescado durante la cocción. Con la ventaja adicional que tiene, en absoluto anecdótica, de que se reduce la sal.

Mezclada con la pimienta negra, la cúrcuma se convierte en una auténtica bomba, debido a que una de las moléculas de la pimienta, la piperina, amplifica la acción de la curcumina; lo mismo ocurre con el aceite de oliva virgen extra, una fuente de grasas que aumenta la biodisponibilidad de la molécula *smart*.

ESPÁRRAGO
Molécula smart: quercetina

Los espárragos encabezan la lista del reducido número de cultivos de una posible colonia en Marte, planeta al que está previsto enviar una misión tripulada en 2030. Les encanta el suelo rico en hierro, como el marciano, y en el interior de invernaderos presurizados alcanzarían una altura enorme, ya que en el planeta rojo la gravedad es un tercio de la nuestra. Serían un magnífico alimento.

Los turiones, nombre botánico de los tallos que comemos, contienen hierro, sí, pero también un poco de vitamina C y mucha vitamina K (con una ración de 200 gramos están cubiertas más de la mitad de las necesidades diarias), básica para la coagulación normal de la sangre y, por lo visto, capaz de evitar el exceso de pérdida ósea que pueden sufrir las personas mayores.

UNA CURIOSIDAD
El misterio del olor a azufre de la orina

Uno de los temas que, por buena educación, no conviene sacar en la mesa es el de por qué la orina adquiere un olor a azufre, parecido al de la col hervida, cuando comemos espárragos. Benjamin Franklin, uno de los padres fundadores de Estados Unidos, lo calificó de desagradable. Marcel Proust le dedicó palabras muy halagadoras: en su obra más admirada, *En busca del tiempo perdido*, recuerda cómo lo extasiaban los espárragos, que aún podía reconocer «cuando, después de haberlos tomado en la comida, durante toda la noche jugaba a hacer la broma, poética y zafia como una fantasmagoría de Shakespeare, de convertir mi orinal en un frasco de perfume».

El fenómeno siempre ha despertado la curiosidad de los científicos. El primer estudio se remonta a 1891, pero el misterio aún no se ha resuelto del todo. Bueno, en realidad se ha descubierto que el hedor, o aroma, como se prefiera, se debe a metabolitos volátiles producidos por nuestro cuerpo, moléculas que contienen azufre, pero al parecer su fabricación (o no) podría estar predeterminada por la genética. Un análisis de 2011 publicado en *Chemical Senses*, conocida revista dedicada a las interacciones entre la química y las percepciones sensoriales, determinó que el 8 % de la población estudiada no producía metabolitos después de ingerir una ración de espárragos (o al menos no en cantidades apreciables), mientras que el 6 %, a pesar a producirlos, no percibía su olor. Otras investigaciones anteriores habían arrojado resultados distintos. Aún pasará cierto tiempo para que se diga la última palabra sobre la cuestión.

Los espárragos también contienen dos sustancias tan tenaces y potentes que atraviesan las barreras del núcleo celular y llegan a donde están guardados los ladrillos de la vida. Una es el ácido fólico, o vitamina B9, indispensable para la síntesis, reparación y funcionamiento del ADN y el ARN. La otra es la quercetina, flavonoide *smart*.

Una vez atravesadas las paredes intestinales, la quercetina y sus metabolitos (derivados, fruto de modificaciones durante la digestión) forman un círculo y llegan a la doble hélice que rodea los filamentos que contienen los datos de qué somos y en qué podemos convertirnos. Los estudios más avanzados indican, para alegría nuestra, una relación entre la molécula y los caminos genéticos que determinan la duración de la existencia. Otras investigaciones afirman que una dieta rica en quercetina es una buena manera de preservar la salud del corazón.

PROPIEDADES DIURÉTICAS Y ANTITUMORALES. Resulta que nuestro *longevity smartfood* es también beneficioso para mantener la forma física. Hay que agradecérselo a la asparagina, un aminoácido que le confiere su penetrante olor, cuyo nombre se debe a que fue aislado por primera vez en extractos de espárrago, precisamente. Posee propiedades diuréticas, potenciadas por el alto contenido en agua de estas hortalizas (92 %). Otro aspecto positivo en la balanza es la presencia de fibra y la irrisoria cantidad de calorías: 24 por cada 100 gramos.

Según el Instituto Nacional del Cáncer, hay una razón muy especial para comer espárragos: contienen más glutatión que cualquier otro vegetal, un antioxidante que neutraliza los radicales libres y que se estudia mucho en la prevención de determinados tumores.

CÓMO COCINARLOS. La ciencia siempre tiene a punto más de un consejo culinario. Para empezar, los espárragos hay que conservarlos como mucho dos o tres días en la nevera (en ningún caso a temperatura ambiente), en recipientes de plástico o bolsas de papel, ya que dado su alto contenido en agua se estropean fácilmente. Se recogen en primavera, pero se pueden congelar en manojos y una vez sacados del congelador echarlos directamente en agua hirviendo.

Hay que quitar el elástico que llevan, pues su olor estropearía el plato. Para que se queden verticales en la olla, con las puntas fuera del agua, es mejor usar el hilo de cocina. El objetivo es reducir al mínimo la pérdida de nutrientes debida a la cocción: aconsejamos escaldarlos 3 o 4 minutos en poco líquido (los tiempos cambian en función del grosor de los espárragos).

¿Cómo se aliñan? Un estudio ha demostrado que la absorción de la quercetina, molécula de larga vida, mejora en presencia de grasas. También la vitamina K es liposoluble. Una grasa buena es el aceite de oliva virgen extra, que añade todas sus ventajas a las de la hortaliza.

FRESA
Moléculas smart: fisetina y antocianinas

Venus lloró y lloró sobre la tumba del hermoso Adonis, y sus lágrimas se convirtieron en pequeños frutos con color y forma de corazón. Las fresas, dulces, rojas y aromáticas, no podían nacer de ninguna otra diosa que de la del amor. Así presenta la mitología romana este «alimento de las hadas», como las llama William Shakespeare.

Aunque los científicos no pongan en forma de verso sus estudios, existe una poesía de la naturaleza que puede descubrirse hojeando los datos sobre las virtudes de este fruto que madura entre mayo y julio, y a veces hasta octubre. Su escasa pulpa encierra alquimias químicas cuyos beneficios se extienden por los recovecos de las células, los vasos sanguíneos y quizá hasta las neuronas que custodian la memoria.

La fresa contiene nada menos que dos moléculas de la longevidad, tan mágicas, como dirían los menos fieles al lenguaje de Galileo, que influyen en los caminos genéticos que alargan la vida. Son la fisetina, presente en la manzana y el caqui, y las antocianinas, que también pigmentan de rojo la grosella y la frambuesa.

Ambas pertenecen a la clase de los flavonoides, que en el mundo vegetal protegen a las plantas de las radiaciones ultravioletas, y que también despliegan funciones defensivas en el cuerpo humano.

A los antocianos se les atribuyen efectos antioxidantes y antiinflamatorios, que socavan los mecanismos en que se basa el desarrollo de enfermedades crónicas como la diabetes, la obesidad, el cáncer y las patologías cardiovasculares.

PROTECCIÓN CONTRA LA ATEROSCLEROSIS. Entre los estudios dedicados a las fresas, abundan los que se centran en su efecto en el perfil lipídico, es decir, en la cantidad y calidad de las grasas presentes en la sangre. Se ha observado en más de una ocasión que reduce el colesterol LDL, el más temible.

Concretamente, lo que aumenta el riesgo de aterosclerosis es la oxidación de las lipoproteínas LDL, con la consiguiente acumulación de placas en las arterias. Por eso son tan útiles los antioxidantes como las antocianinas. Los resultados de las investigaciones se han obtenido a partir de sujetos obesos o con predisposición a enfermedades cardiovasculares, y ya se han observado mejorías después de cuatro semanas de consumo de fresas u otros frutos rojos, con una media de dos raciones al día (300 gramos).

Los análisis que estudian su acción antiinflamatoria son menos frecuentes, aunque han generado éxitos considerables, como demostrar que el consumo habitual de fresas en temporada reduce la concentración en la sangre de los compuestos responsables de las inflamaciones. La inflamación es un mecanismo de defensa. El problema surge cuando se cronifica porque nuestro organismo no puede controlarla y pasa a ser el caldo de cultivo, por desgracia, del cáncer, la obesidad o las patologías cardiovasculares. Así pues, estos pequeños frutos rojos ayudan al cuerpo a luchar contra la inflamación. Pero no acaba aquí la cosa.

CONTRA LA PÉRDIDA DE MEMORIA. La fresa contiene una cantidad muy elevada de fisetina, otro flavonoide que está revelando propiedades maravillosas. Está estudiándose a fondo su capacidad de despertar al gen de la longevidad Sirt1, interviniendo en el ciclo perpetuo de fenómenos relacionados con el paso de la edad.

Tras analizar las principales investigaciones, en un metaanálisis firmado en 2013 por expertos norteamericanos de la Universidad de Wisconsin se llegó a la conclusión de que la fisetina, *in vitro*, tiene propiedades anticancerígenas, dada su capacidad de bloquear la proliferación e inducir la apoptosis (muerte programada) de las células malignas. Esta propiedad se ha observado, por ejemplo, en cultivos celulares de tumo

---

UNA CURIOSIDAD

Con una ración se cubren las necesidades de vitamina C

La fresa tiene un contenido elevadísimo de vitamina C. Nos limitaremos a indicar que las necesidades diarias oscilan entre 85 miligramos, en las mujeres, y 105, en los hombres, y que una ración de fresas (de 150 gramos) ya aporta 80 miligramos. La vitamina C estimula las defensas inmunitarias, facilita la absorción del hierro e interviene en la síntesis de una serie de hormonas y neurotransmisores. También combate los efectos de la edad en la piel, favoreciendo la producción de colágeno. Es posible, por otra parte, que los alimentos ricos en vitamina C estén relacionados con la prevención del tumor de esófago, según un informe científico internacional de 2007.

Es cierto que esta vitamina se halla en muchos vegetales, pero se pierde con facilidad en el agua y a temperaturas elevadas, problema que no existe con las fresas. La mejor manera de comerlas es en una copa, al natural. No hace falta añadir nada, aún menos azúcar. Las ganas de dulce quedan satisfechas por el propio sabor, y las calorías son mínimas (27 por cada 100 gramos).

---

res de colon, próstata y páncreas, así como en melanomas, los tumores de la piel. Gracias a las antocianinas, los frutos rojos protegen el intestino, el estómago, los ovarios y los riñones, según indica una serie de estudios realizados en Italia (con el apoyo de la AIRC, la Asociación Italiana para la Investigación del Cáncer). Por otra parte, algunas investigaciones pendientes de mayor análisis parecen indicar que la fisetina preserva a las neuronas de los estragos del paso de los años, como la pérdida de memoria, y de los de la isquemia y las demencias.

FRUTOS DEL BOSQUE
Moléculas smart: antocianinas

En el clima húmedo del sotobosque crecen arándanos, grosellas, frambuesas, moras, fresas silvestres... Los anglosajones
usan el término genérico de *berries*, «bayas». Nosotros los lla-
mamos frutos del bosque.

Sus colores, que van del rojo al negro, nos indican el pigmento que los caracteriza: las antocianinas, moléculas *smart*
que dialogan con los genes de la longevidad y nos alejan de la
vejez y los tumores. Cada baya los tiene de distinto tipo y cantidad. La frambuesa, por ejemplo, también contiene pelargonidina, mientras que la mora lleva más cianidina. Pero todas
son beneficiosas.

BARRENDERAS DE LAS ARTERIAS. Según los estudios,
las antocianinas protegen el corazón y el sistema que gobier-
na, el circulatorio. Son como pequeñas Cenicientas que circulan por los vasos, limpiando la grasa. Sus escobas se aplican
un poco a todo: fuera los radicales libres, fuente de decaden-
cia celular y de problemas; fuera las sustancias inflamatorias,
que a largo plazo pueden provocar cáncer. Por si fuera poco,
masajean las paredes de los vasos sanguíneos (endotelio), gracias a lo cual fortalecen las venas, las arterias y los capilares, y
mejoran la circulación. Eso explica que los frutos del bosque
estén aconsejados como remedio natural cuando se tienen las
piernas hinchadas y pesadas.

En todas estas operaciones reciben la ayuda de otras sustancias, porque aunque estos frutos sean pequeños, concentran una cantidad asombrosa de moléculas, entre ellas fenoles
como los taninos, además de vitamina C y calcio.

EN LA COCINA
Cómo no quedarse sin moras ni arándanos

Los frutos del bosque frescos se recogen durante pocos meses, pero se puede disponer de ellos todo el año. Lo explicamos.

ZUMOS. Los estudios demuestran que las antocianinas también son eficaces en las bebidas de arándano o de grosella; adelante, pues, con los zumos 100 % sin azúcares añadidos, a condición de que estén hechos a partir de zumo fresco, no de concentrado.

FRESCOS DEL EXTRANJERO. En los supermercados hay frambuesas y moras todo el año. ¿Es conveniente aprovecharse? Europa importa frutas de calidad, pero el hecho de que viajen no implica una gran pérdida de nutrientes. El sobresalto será más bien para la cartera y la conciencia ecológica. Para llegar de Sudamérica, los arándanos recorren miles de kilómetros y consumen petróleo y dióxido de carbono en cada trayecto. Hay que tener en cuenta la sostenibilidad de nuestra alimentación. No basta con pensar en uno mismo; también hay que cuidar la inmensa casa que nos da cobijo, el planeta.

BAJO CERO. Los frutos del bosque frescos pueden congelarse en casa. Está demostrado que el frío no altera sus propiedades nutritivas, salvo en una proporción ínfima. Algunos congelados contaminados envasados han provocado casos de hepatitis A en Europa. Para evitar problemas hay que recordar que el virus de la hepatitis A lo inactiva rápidamente el calor. Por tanto, las moras y arándanos envasados bajo cero se pueden usar para pasteles que vayan al horno, o hervir con poca agua durante 2 minutos, tiempo que no elimina los micronutrientes. Huelga decir que es más seguro no preparar macedonias ni sorbetes con frutos congelados.

DULCES Y MERMELADAS. Es verdad que con la cocción se pierden algunos polifenoles, pero con los que quedan, los frutos del bosque usados en cocina siguen aportando beneficios. Se ha demostrado en estudios con muffins y mermeladas, sobre todo si se limitan los azúcares en su preparación, y en el caso de los dulces, si se elabora la masa con harinas integrales.

Los arándanos negros, o azules, como se prefiera, tienen cautivados a los científicos, a los que garantizan casi siempre resultados sorprendentes. Dice mucho, en este sentido, una investigación publicada en 2010 por la Universidad Estatal de Oklahoma, para la que se reclutaron a sujetos de ambos sexos con síndrome metabólico, una patología que en realidad es un cúmulo de factores de riesgo, desde la obesidad abdominal hasta la hipercolesterolemia. Un grupo tenía que beber a diario durante dos meses un zumo de arándano (el equivalente a 350 gramos de fruta). Al otro grupo solo se le daba agua. En los miembros del primer grupo se constató una disminución de la tensión arterial, del colesterol LDL y de los derivados de la oxidación lipídica, la reacción que forma las placas ateroscleróticas.

El mérito, no hace falta decirlo, se debía a las antocianinas. Las del arándano son tan prodigiosas que incluso encerradas en el interior de un muffin, la magdalena de colores de los desayunos anglosajones, desenvainan sus armas para proteger los vasos sanguíneos. ¿A pesar de los azúcares? ¿A pesar de la cocción, que degrada los polifenoles? Pues sí, por increíble que parezca. Así lo demostró en 2014 un estudio europeo: el muffin contiene un 42 % menos de antocianinas que el zumo de arándano, pero en los voluntarios produjo las mismas mejoras que este último en el tono y la elasticidad del endotelio, es decir, el tejido de las venas y las arterias.

De un estudio de este tipo quizá podría prescindirse, pero da pie a una deducción interesante (aparte de que comer muffins tenga un lado saludable): la experimentación desmonta el mito de que «más es mejor». A veces basta una determinada cantidad para alcanzar el objetivo, y el resto sobra.

Siguiendo con lo dulce, se ha corroborado mediante otro estudio que en la mermelada de arándano llega a doblar su presencia respecto a la fruta una sustancia importante, el ácido elágico.

Este ácido, exclusivo de los frutos del bosque, la fresa y la berenjena, es un fenol de la familia de los taninos dotado de unas capacidades antitumorales extraordinarias. Se ha observado en laboratorio que ralentiza el crecimiento de células cancerosas en cultivo, y según estudios realizados en Canadá, país rico en frutos del bosque, el compuesto impide que las células enfermas creen vasos sanguíneos para alimentarse (mecanismo típico de muchos tumores, que recibe el nombre de angiogénesis).

ALIVIO DE LA GASTRITIS. Los elagitaninos también ponen en marcha un mecanismo cuyo efecto es aliviar la gastritis, como demostró en 2013 la Universidad de Milán con un experimento publicado en *PLOS One*: comer a diario frambuesas y moras reduce la inflamación del estómago.

Estas ventajas se extienden asimismo al intestino, donde viven microorganismos de todo tipo, nutriéndose de la comida que no hemos digerido y absorbido. A las bacterias buenas les encantan ciertos tipos de fibra. Se dan tales banquetes que, fortalecidas, salen victoriosas en la batalla cotidiana contra el ejército de los microorganismos malos, los que provocan las enfermedades. Pues bien, estas fibras, llamadas prebióticas, del griego *bios*, «vida», están en los frutos del bosque.

Un experimento llevado a cabo en 2011 por la Universidad de Milán en colaboración con la Universidad de Maine demostró que el consumo diario de una bebida a base de arándano (elaborada con extracto de arándano deshidratado en frío y agua) durante seis semanas hace proliferar los lactobacilos acidófilos y las bifidobacterias, amigos del ser humano. ¿Cómo se demostró? Analizando las heces de los participantes en el estudio.

GUINDILLA Y PIMENTÓN PICANTE
Molécula smart: capsaicina

La capsaicina es la sustancia química que nos arde en la boca si comemos platos condimentados con guindilla y pimentón picante. La sensación de fuego en la lengua no es del gusto de todos, pero sus admiradores tienen que saber que quizá estén absorbiendo una molécula de la longevidad.

Al parecer la capsaicina, por la que se han interesado los investigadores del IEO, hace que las agujas del tiempo vayan más lentas. Todavía se desconoce en qué dosis; se necesitarán experimentos, pruebas y comprobaciones. Por otra parte, sería absurdo ponerles picante a todos los platos; no tendría ningún sentido.

La capsaicina es un compuesto muy diestro en el engaño. Embauca a los termorreceptores uniéndose a ellos, porque lo hace de la mejor forma posible: parece que en el interior de la boca suba la temperatura, pero no es así. El truco inverso lo hace el mentol, con el frescor aparente de las mucosas.

Un inciso: de nada sirve beber para aliviar el ardor. La capsaicina es poco soluble en agua. Es mejor comer pan, que separa físicamente la molécula de los termorreceptores.

Por otro lado, parece que la sustancia del pimentón picante imita los efectos de la restricción calórica. De quien se burla, en este caso, es de los genes de la longevidad. Como se observó en un estudio de 2013, las células tumorales tratadas con capsaicina presentan un aumento de la actividad de la proteína AMPK, igual que cuando se ayuna, a la vez que disminuye la expresión de Tor, uno de los gerontogenes.

UN REDUCTOR DEL APETITO. A juzgar por uno de los últimos descubrimientos, no menos sorprendente que los anteriores, lo picante confunde de algún modo a una serie de neuronas, reduciendo el apetito. Se demostró en 2005 en un primer estudio publicado en el *International Journal of Obesity*. Se eligieron 12 hombres y 12 mujeres que accedieron a comer dos veces por semana las principales comidas en el bufé del centro de investigaciones, a lo largo de un mes. Media hora antes de la comida y la cena tomaban 0,9 gramos de guindilla en polvo mezclada con zumo de tomate, o bien zumo de tomate solo, o capsaicina en cápsulas, o cápsulas placebo. Antes y después de cada comida se anotaron las sensaciones de hambre y saciedad, así como la calidad, el peso y la aportación calórica de los platos elegidos. Resultó que tras el zumo de tomate con pimentón picante los voluntarios tenían menos hambre, elegían platos con menos grasas y la aportación calórica media de lo ingerido disminuía en un 10-16 % respecto al placebo y al zumo de tomate solo. Con la capsaicina en cápsulas también se observaba algún efecto, pero netamente inferior.

¿Sabores fuertes para adelgazar? La existencia de una relación entre el picante y el control del peso fue confirmada en 2014 en una revisión de la bibliografía científica.

Pero el pimentón picante y la guindilla también tienen efectos sobre el colesterol y los triglicéridos. Los datos de una investigación de 2006 publicada en el *British Journal of Nutrition* apuntan a que una *chili diet* previene la formación de las placas ateroscleróticas (que se crean por la oxidación de las lipoproteínas LDL). Eso se desprendió del análisis de sangre de los participantes en el experimento, que a lo largo de cuatro semanas sazonaron diariamente la comida con 30 gramos de guindilla fresca molida.

En 2015 (en el *Journal of Translational Medicine*), en un estudio piloto sobre 20 personas se llegó a la conclusión de que el consumo de especias, entre ellas el pimentón picante, reduce en un 31 % los triglicéridos en circulación tras una comida rica en grasas. Parece ser que las moléculas de las especias, vistas por el microscopio, bloquean dos enzimas segregadas por el páncreas, la lipasa pancreática y la fosfolipasa. Son ellas las que en el transcurso de la digestión dividen las grasas ingeridas en moléculas de menor tamaño, que pueden atravesar las paredes intestinales. Inhibir estas enzimas significa reducir la cantidad de lípidos que acaba en la sangre.

VITAMINA C PARA ABSORBER EL HIERRO. Un aplauso para los aztecas, que incorporaban el pimentón picante a sus comidas e incluso a las bebidas a base de cacao. Un aplauso también para el sur de Italia, especialmente para los calabreses, que han convertido el picante en bandera de su gastronomía regional. La vitamina C, además, muy abundante en la especia fresca, hace que se absorba mejor el hierro de las legumbres y las verduras.

La paprika húngara, una de las bases de la cocina del país, se obtiene moliendo las semillas de varios tipos de pimiento, entre ellas el *Capsicum annuum*, especie a la que pertenece la guindilla.

LECHUGA
Molécula smart: quercetina

Entre los *longevity* figura la lechuga en todas sus variedades, desde la romana hasta la iceberg, desde la roja hasta la trocadero. Vale la pena llevarla a nuestra mesa, ya que además de contener una molécula de larga vida, la quercetina, es rica en sales minerales.

Los favores que nos hace un plato de lechuga son encomiables, tanto en el aspecto dietético como en el de la salud.

UN TRUCO CONTRA EL HAMBRE. Para empezar diremos que a fin de no comer demasiado existe un truco, que es tomar la ensalada como entrante, no solo de guarnición.

El aporte calórico de la lechuga es irrisorio, entre 15 y 20 por cada 100 gramos, y también su contenido en grasas. En cambio, contiene mucha agua (el 94,3 %) y una cantidad de fibra que, al llenar la barriga, produce efectos saciantes, además de controlar la absorción intestinal de la glucosa, las grasas y el colesterol.

En resumidas cuentas, después de unas hojas de lechuga disminuye el apetito, y además la pasta, el arroz, el pan y el segundo plato se digieren de una manera que no trastoca demasiado el equilibrio de la glucemia y la insulina. Perfecto, pues, para quien desee no apartarse de su peso ideal, quitarse de encima algún que otro kilo y mantener a raya la diabetes y el colesterol.

Un equipo de investigadores japoneses demostró en un estudio con ratones que la quercetina, el fitocompuesto *smart* de la lechuga, previene el sobrepeso y los problemas que comporta. Para ser más exactos, los autores concluyeron que una alimentación rica en quercetina reducía la obesidad, la hiperglucemia y la hiperinsulinemia provocadas por una dieta con exceso de grasas, colesterol y azúcares. Parece ser, en concreto, que la molécula activa la proteína AMPK, ligada a los genes de la longevidad y dotada de la facultad de inhibir la acumulación de tejido adiposo.

UNA CURIOSIDAD
Aceite de lechuga contra el insomnio

Este dato curioso nos llega de Egipto, donde en la época de los faraones la lechuga crecía en cogollos de grandes dimensiones y estaba consagrada al dios Min, protector de la fecundidad. En 2011 se publicó en el *International Journal of General Medicine* un estudio piloto llevado a cabo en Alejandría sobre la eficacia del aceite de semillas de lechuga (elaborado y apreciado por los egipcios) para reducir los trastornos del sueño. En los 60 pacientes tratados con 1.000 miligramos diarios de este aceite se observó una mejoría.

La hipótesis de los científicos nipones es que la quercetina también es un compuesto alimentario capaz de prevenir patologías relacionadas con estilos de vida poco saludables.

La molécula está presente en todos los tipos de lechuga, en grado variable, eso sí, ya que los fitocompuestos difieren en función del tipo y la temporada. Abunda especialmente en la de hoja roja, cuya ventaja es que también contiene otras moléculas *longevity*, las antocianinas, los pigmentos que la diferencian por su color.

EL LAVADO EFICAZ. Siempre hay que prestar gran atención a la limpieza. Debido a sus modalidades de cultivo y cosecha, la lechuga puede estar infectada de *Escheridia coli*, una bacteria capaz de provocar tanto simples disenterías como patologías más serias. En 2014, una investigación realizada en Estados Unidos aclaró que el lavado eficaz debe durar entre 30 segundos y 5 minutos.

Por lo demás, basta con trocear las hojas para tener un plato listo. No poner sal y aliñar con un poco de aceite de oliva virgen extra son dos sugerencias fáciles de seguir. El vinagre da sabor; el limón, por su parte, aumenta la biodisponibilidad del hierro contenido en las células vegetales.

MANZANA
Moléculas smart: fisetina y quercetina
(y antocianinas cuando la piel es roja)

Según cuenta Voltaire, corría el año 1666 cuando a Isaac Newton, que estaba sentado al pie de un árbol, le cayó una manzana en la cabeza. Fue una iluminación. Empezó a pensar en las diferencias entre la fruta y la luna, que seguía en el cielo y no caía encima de nosotros, y a discurrir sobre la fuerza de la gravedad.

La manzana tiene una dimensión mítica que va desde Adán y Eva hasta la bruja de Blancanieves, pasando por la que ensartó Guillermo Tell, la de oro entregada por Paris a Afrodita, el símbolo de Nueva York y la de los ordenadores Apple. También ocupa un segmento nada desdeñable del mercado: se trata de una de las frutas más consumidas en España y la segunda en Estados Unidos. Es tan apreciada, que la sabiduría popular ha acuñado el dicho de que con una manzana al día no se necesitan médicos.

Está claro que es beneficiosa, como todos los vegetales, pero los científicos, siempre tan curiosos, pretenden usar el mismo método de Newton para entender en qué y por qué beneficia tanto. La última sorpresa nos la ha dado una de sus moléculas, la fisetina, que también encontramos en la fresa y el caqui. Se trata de un flavonoide que según parece reproduce los efectos del ayuno en los genes de la longevidad. Por lo visto interviene en el proceso de alargar la vida, en este caso con una ventaja: la manzana se encuentra casi todo el año y es buena compañera desde que se acaba el verano hasta que termina la primavera.

En espera de que los estudios sobre nutrigenómica emprendan el vuelo, de momento se sabe que la fisetina, según una *review* estadounidense de 2013 sobre estudios *in vitro*, tiene propiedades contra el cáncer, en la medida en que bloquea la proliferación de las células tumorales y fomenta la apoptosis, la muerte programada de dichas células.

LA PIEL TAMBIÉN SE COME. La manzana contiene otros dos compuestos de larga vida, en cantidades que dependen de las variedades (de las que existen cientos): la quercetina, como la cebolla y el espárrago, y las antocianinas (cuando la piel es roja). Un equipo de polifenoles, pues, que alcanza su mayor rendimiento en el envoltorio exterior. Por eso es una buena costumbre comerse también la piel, con algo de cuidado, eso sí, a fin de evitar los pesticidas y las infecciones bacterianas: hay que lavar bien con agua y secar, para eliminar otros residuos.

Varios estudios parecen indicar que la mezcla de compuestos fenólicos de la manzana la convierte en un pequeño escudo contra los factores de riesgo cardiovascular. Tiene interés entender cómo nos protege. Según un metaanálisis de 2015, por lo visto la manzana, convertida tras su paso por el estómago en una pasta química, procede a interactuar con la comunidad de microbios más extensa de todo nuestro cuerpo, la del intestino.

UN FERTILIZANTE DE LA FLORA INTESTINAL. De media, cada adulto lleva consigo 1,3 kilos de microbios, la mayoría de los cuales están bien calentitos allí donde se asimilan y pasan a la sangre las sustancias nutritivas, donde se expulsa cuanto no se digiere de los alimentos. En todas estas operaciones recibimos la ayuda de los aliens a los que damos cobijo, con consecuencias que se extienden del bajo vientre al resto del cuerpo.

La fibra de la manzana es una especie de fertilizante para la flora intestinal: suministra a los microbios sustancias nutritivas y favorece el desarrollo de las especies benéficas. Otro efecto de la fibra, aliada a los polifenoles de la manzana, es el de fomentar una especie de intercambio de información entre las células, lo que recibe el nombre técnico de «señalización celular». Gracias a la manzana se produce una comunicación más favorable en lo que respecta a importantes funciones fisiológicas: permeabilidad intestinal, absorción de las grasas, metabolismo de las sales biliares y de los lípidos y homeostasis de la glucosa. Todo ello se traduce en beneficios para el corazón y los vasos sanguíneos. La pectina, en concreto, un tipo de fibra en la que la manzana es rica, sobre todo la piel, es estupenda contra el colesterol.

PARA PROFUNDIZAR
Estudio: la manzana contra la obesidad

¿Perder peso con las manzanas? Efectivamente. Para picar, de postre, como alternativa a la comida... Tal vez la manzana sea la tentación de Adán, pero, parafraseando a Oscar Wilde, es una tentación a la que no hay que resistirse. Un estudio muy reciente sobre niños estadounidenses y obesidad demostró que los que consumían manzanas (la fruta entera, pero también zumos 100 % y compota) presentaban, en conjunto, mejores resultados que el resto.

La pectina también ayuda a resolver problemas de diarrea: las bacterias de la microbiota la convierten en una especie de membrana calmante para las paredes irritadas del intestino. A fin de combatir el estreñimiento, por el contrario, muchos médicos aconsejan comer a diario una manzana cocida.

NARANJA SANGUINA
Moléculas smart: antocianinas

En las laderas del Etna, el volcán que ruge y escupe ríos de lava, crece la naranja sanguina de Sicilia. Es más que una fruta. Es como un laboratorio químico en miniatura y casi todas sus sustancias lubrican los mecanismos de nuestro cuerpo. Sin embargo, lo que ha convertido a las variedades Moro, Tarocco y Sanguinello en las estrellas de investigaciones realizadas en medio mundo es su exorbitante cantidad de antocianinas, o antocianos, los pigmentos de los que derivan el rojo oscuro de sus gajos, su tono morado y sus matices violáceos.

Las antocianinas forman parte de las moléculas que imitan el ayuno. En la naranja sanguina son tan abundantes, que la convierten en uno de los *longevity smartfoods* por excelencia.

EL ZUMO ANTIGRASA. Varios indicios vinculan los cítricos con los caminos metabólicos que influyen en la longevidad. En los ratones, la administración de naranja sanguina estimula los genes ligados a la duración de la vida y protege de las enfermedades cardiovasculares. Otro intrigante filón experimental en el que está trabajando el IEO es la inhibición de la adipogénesis, es decir, la formación del tejido adiposo, estimulada especialmente por el p66, uno de los genes del envejecimiento.

El primer paso fue experimentar sobre modelos animales, con resultados sorprendentes: no solo el zumo de naranja no propicia el aumento del peso corporal, sino que evita la acumulación de grasa. Experimentos posteriores con cultivos de células y con la expresión génica en el tejido adiposo de los animales tratados confirmaron que el consumo de zumo de naranja sanguina modifica el propio metabolismo lipídico, en el sentido de que no se forma tejido adiposo ni siquiera ante una dieta rica en grasas.

Otra investigación, publicada en el *World Journal of Gastroenterology*, demostró que el consumo de naranja sanguina

en animales sometidos simultáneamente a una dieta hipercalórica reducía los triglicéridos, el colesterol plasmático y el
depósito de grasa en el hígado. Por su parte, el IEO se ha embarcado en un experimento con voluntarios: el proyecto
STAR (Smart Trial Arancia Rossa), que valorará los efectos
del zumo de naranja sanguina del Etna en mujeres operadas
de tumores mamarios y sometidas a una terapia entre cuyos
efectos secundarios, por desgracia, figuran la hipercolesterolemia y el aumento de peso.

Aún es pronto para especificar qué dosis tomar de este
zumo y convertirlo en un instrumento de prevención de la
obesidad. De momento puede aconsejarse sin reparos, como
estrategia dietética, comer gajos de naranja sanguina para matar el hambre. La aportación calórica de las naranjas es muy
baja (unas 40 kilocalorías por 100 gramos). No tiene grasa.
Vale la pena tomar también un poco de albedo, la parte blanca, fuente de fibra.

EN LA COCINA
El zumo se puede congelar

Un buen zumo de naranja recién exprimido es la panacea, a condición de beberlo de inmediato, ya que de lo contrario, como
suele decirse, se estropea: en contacto con el aire, los compuestos
se oxidan y pierden poco a poco su eficacia. La buena noticia es
que se puede hacer provisión de zumos durante el invierno y
guardarlos en el congelador, ya que las antocianinas resisten bastante bien la congelación.

Por otra parte, no hay que prescindir de las antocianinas,
moléculas *smart* que ya se habían ganado el paraíso por la

avalancha de efectos beneficiosos que proporcionan, como escudo contra los tumores, la aterosclerosis y la diabetes.

ESTUDIOS A NIVEL MUNDIAL. Es necesaria una alianza muy especial entre el cielo y la tierra para que las naranjas sanguinas sinteticen antocianos con tanta abundancia como en los campos que rodean los pueblos del Etna. En estas tierras, donde el cráter hace fértil el suelo, entre el día y la noche hay excursiones térmicas muy pronunciadas en octubre y diciembre, período en que maduran los frutos, todo ello en un clima seco. Calor, frío y sequedad. Justo para defenderse de un ambiente tan hostil, las naranjas producen las antocianinas a modo de escudo. Lo prodigioso es que estos pigmentos nos defiendan a los seres humanos, que a diferencia de las plantas no podemos generarlos.

También en algunas zonas de Brasil, California, Florida, España, Japón, Sudáfrica e Irán se cultivan naranjas sanguinas, que han sido estudiadas y analizadas. En Florida, por ejemplo, se han identificado antocianinas en una variedad local, la Budd Blood Orange.

Cuando no hay antocianinas, se intenta introducirlas: en Valencia está probándose la modificación de plantas autóctonas con la incorporación de un gen identificado en las sanguinas sicilianas y bautizado como Ruby. Por lo visto, los cítricos del Etna destacan justamente por la gran actividad del gen Ruby, descubierto en 2012 por investigadores del Proyecto Europeo ATHENA, lo cual provoca la tan elevada producción de antocianinas. El objetivo es obtener variedades que puedan cultivarse en mayores extensiones, a fin de ampliar la disponibilidad en el mercado de estos frutos tan útiles. La naturaleza sabe hacer su oficio. Nosotros tratamos de imitarla.

Si tuviéramos que hacer una lista de los beneficios que aportan las naranjas sanguinas, no sabríamos por dónde empezar. Gran parte de ellos se deben, sin duda, a las antocianinas, aunque no hay que olvidar los nutrientes presentes también en las otras naranjas, empezando por los carotenoides y siguiendo por los más de doscientos tipos de polifenoles (la familia de compuestos fitoquímicos de la que forman parte los flavonoides, incluidos los antocianos), desde el magnesio, el potasio y el selenio hasta los terpenos, que perfuman la corteza con su aroma característico. Y por último, la vitamina C: en eso la naranja sanguina es una bomba, ya que contiene unos 50 miligramos por cada 100 gramos.

EN LA COCINA
Un aprobado para el zumo de naranja del súper

No todo han de ser gajos y zumos caseros de naranja. Los zumos comerciales, según parece, tienen cantidades óptimas de micronutrientes, lo que hace que se usen en un número muy elevado de experimentos. Un estudio iraní de 2012, por ejemplo, llegó a la conclusión de que reducen considerablemente tanto la presión diastólica como la sistólica. Otras investigaciones parecen indicar que el consumo de zumo de naranja 100 % enriquecido con calcio y vitamina D, como ya lo fabrican muchas marcas, contribuye a la salud de los huesos y previene la osteoporosis, aunque hay que seguir analizando estos resultados. En todo caso, debemos decantarnos siempre por zumos sin conservantes ni azúcares añadidos y que estén compuestos al 100 % del jugo de este cítrico (ojo, no de zumo concentrado). Suelen encontrarse en la sección de refrigerados.

PROTECCIÓN DEL CORAZÓN. A las antocianinas hay que darles las gracias de todo corazón. Se ha demostrado que protegen el conjunto del sistema cardiovascular, disminuyendo los factores de riesgo: reducen la hipertensión, hacen bajar el colesterol malo (LDL, *Low Density Lipoprotein*), limitan los estados inflamatorios y aumentan la elasticidad de los vasos sanguíneos.

PATATA VIOLETA
Moléculas smart: antocianinas

Violeta la piel, violeta la pulpa. No es una patata que se encuentre en cualquier lugar. Popular en Sudamérica, empieza a cultivarse en Europa. El motivo por el que gana por diez a cero a la patata más común es la presencia de antocianinas, los pigmentos que le dan color, y que le confieren un aire sofisticado en los platos de los chefs más refinados.

A estos vegetales, los antocianos les garantizan la resistencia a las enfermedades y la sequía. Para los seres humanos son moléculas de un valor incalculable, ya que al parecer favorecen la longevidad, resultan disuasorias para el cáncer y hacen que disminuyan los riesgos cardiovasculares. En un estudio de 2010 sobre 15 personas observadas durante un período de entrenamiento deportivo, salió a relucir que el consumo de patatas violetas reducía los marcadores ligados a las inflamaciones y al daño oxidativo causado por las actividades físicas.

Por eso figura la patata violeta entre los *longevity smartfoods*, por su riqueza en fitocompuestos muy valiosos, no solo en la piel (como las berenjenas), sino también en la pulpa.

Hay que reconocer que su consumo constante es impensable allí donde no está muy extendida, pero una dieta de longevidad dista mucho de ser una cura a partir de un alimento en concreto, como si fuera un fármaco recetado por el médico; es una paleta de matices, un arcoíris de oportunidades.

PATATAS QUE NO LO SON. Una aclaración botánica. El violeta de las antocianinas presta su color tanto a las *purple potatoes*, dulces o americanas (*Ipomoea batatas*), de la familia de las *Convulvulaceae*, como a patatas tipo la vitelotte o la Highland Burgundy Red, cultivadas también en Europa y pertenecientes a las solanáceas, la misma familia de la patata propiamente dicha, la amarilla, junto con los tomates y los pimientos. Las más estudiadas son las raíces tuberosas norteamericanas, en las que se ha descubierto una presencia nada desdeñable de equivalentes de retinol (vitamina A) y carotenoides.

¿Cómo se cocinan? Un análisis de 2015 estudió los métodos de preparación y constató que tanto hervirlas como cocinadas en el microondas y al vapor, con la piel, no dispersa los antocianos. De lo que hay que olvidarse es de freírlas, que añade grasas y calorías a un ingrediente que de por sí ya contiene mucho almidón (87 calorías por cada 100 gramos).

No es la patata un alimento con el que convenga excederse, por su alto índice glucémico (véanse pp. 210-211). La manera más saludable de no prescindir de la patata violeta es la misma que aconsejamos para las demás patatas: hervirlas con la piel y esperar a que se enfríen.

RADICCHIO ROSSO
Moléculas smart: antocianinas

El *radicchio* es un poco amargo, porque contiene ácido achicórico. Muy pocos profanos en bioquímica saben que esta sustancia es un derivado de la cafeína. Está presente en todas las plantas catalogadas dentro de la familia de la achicoria, a la que pertenece el *radicchio*. No en vano existe el café de achicoria, un sucedáneo del café que tiene sus defensores y que se prepara en un cazo con agua en la que se vierte la raíz molida de la planta, que se vende en herboristerías y algunos supermercados.

MENOS DOLORES ARTRÍTICOS. En 2011, un estudio húngaro hecho sobre 27 individuos sanos brindó un punto de partida alentador para describir los efectos antitrombóticos y antiinflamatorios de los compuestos fenólicos, como el ácido achicórico, presentes en el café de achicoria. Un año antes, un experimento estadounidense con 40 pacientes aquejados de artritis y tratados con una dosis creciente de raíz de *radicchio* en cápsulas ya había constatado una mejora: menos dolor y rigidez.

El *radicchio rosso* añade a los beneficios nutricionales del ácido achicórico los de las antocianinas, los pigmentos que dan su color a las hojas. Son los polifenoles, que preservan la buena salud de los vasos sanguíneos y protegen el corazón. Son también las moléculas estudiadas por su capacidad de silenciar los genes del envejecimiento.

Como todos los *longevity smartfoods*, esta hortaliza de invierno no puede faltar en una dieta que quiere combatir el sobrepeso. Formada en un 94 % por agua y con solo 13 calorías, es rica en fibra y excelente para regular el equilibrio intestinal y dar una rápida sensación de saciedad. Un último elogio al *radicchio rosso*, en todas sus variedades: contiene una cantidad no desdeñable de sales minerales, sobre todo de calcio y potasio.

CÓMO CONSUMIRLO. Para no alterar la concentración de sus componentes, hay que comerlo durante los tres días posteriores a su compra y guardarlo en la nevera. Crudo garantiza todas sus sustancias; cocido, es mejor que no esté más de 7-8 minutos al fuego.

Los menos imaginativos seguirán tomándolo en ensalada. No hay que echarle sal. Basta un chorrito de aceite y vinagre o limón. Los tradicionalistas le harán un hueco entre los protagonistas del típico plato de verduras a la parrilla, y el paladar lo agradecerá, pero hay que saber que la cocción reduce su contenido en antocianinas. Los chefs avezados experimentarán con salsas y pestos de achicoria roja. ¿Un risotto al *radicchio*? Un auténtico placer, pero también los placeres alargan la vida.

TÉ VERDE Y TÉ NEGRO
Molécula smart: epigalocatequina galato

El té es la bebida más consumida en el mundo después del agua. Desde hace unos años se ha difundido la saludable moda del té verde, originario de China, Japón y la India, aunque los últimos estudios aconsejan también el té negro, el más bebido en términos absolutos.

LA DIFERENCIA ENTRE AMBOS TÉS. La planta es la misma, *Camellia sinensis*; lo que cambia es la manera de tratar las hojas, que en el té verde se someten a muy pocas transformaciones, mientras que en el negro se maceran, secan y trituran, lo cual comporta una reacción oxidativa. ¿Diferencias a nivel molecular? Varían la cantidad y la calidad de los polifenoles, así como las de la cafeína.

Son justamente los polifenoles los que poseen los atributos beneficiosos de la bebida, sobre todo la clase de los flavonoides. El té verde contiene mayor concentración de los flavonoides más simples, llamados catequinas, que junto con los demás polifenoles forman nada menos que una tercera parte del peso de las hojas. En el negro, las catequinas se convierten parcialmente durante la fermentación oxidativa en dos flavonoides más complejos, las teaflavinas y las tearrubiginas, exclusivas de este té, y que también han despertado el interés de los científicos.

Ambos tienen en común la epigalocatequina galato, que hace tiempo que interesa a los laboratorios, pero que ahora se investiga por el papel que desempeña en los segmentos de ADN relacionados con la longevidad. En este aspecto no hay duda: no es que en el té negro sea desdeñable, pero la concentración de la molécula es muy superior en el verde.

Quizá no haga falta aclararlo, pero las botellas y latas que se venden en las tiendas no son *longevity smartdrinks*, sino refrescos con sabor a té. Quien no se lo crea, que mire la etiqueta. El rito, las hojas y la taza son tan imprescindibles hoy como en tiempos de Confucio y en las costumbres inglesas actuales. Tiempo, paciencia y espera. A menudo esto lo exigen las mejores cosas de la vida. «La amistad y el amor no se piden como el agua, sino que se ofrecen como el té», reza un dicho zen.

EFECTOS SOBRE LA TENSIÓN ARTERIAL. Ofrecerse a sí mismo la infusión es un acto de amor y amistad, al menos para el cuerpo, más allá de los aspectos meditativos, que también tienen su razón de ser.

En una revisión crítica de 2014 que confirmó los resultados de otros metaanálisis anteriores, la atención se centró en once estudios que evaluaban si beber té verde y negro podía mejorar la salud de 821 personas, tanto sanas como diagnosticadas de alguna dolencia cardiovascular. Resultó que un consumo durante tres y seis meses obtenía efectos positivos en la presión diastólica y sistólica y en el colesterol total, con una reducción de las lipoproteínas malas, las LDL. Las investigaciones no se redujeron a la bebida, sino que incluyeron cápsulas de extractos, que al parecer no carecían de eficacia.

EN LA COCINA
Infusionar las hojas al menos 5 minutos

Para poder llegar al organismo, las sustancias beneficiosas de las hojas del té verde y el negro deben pasar al agua. Todos los flavonoides son solubles en agua, es decir, que se transfieren más a la bebida cuanto más larga es la infusión, la cual no debería ser inferior a 5 minutos.

Si están comprobados los efectos protectores en el sistema cardiovascular, no puede decirse lo mismo de la función anticancerígena, para la que habrá que esperar nuevos experimentos. Se llevarán a cabo, porque ya existen las premisas. Gracias a los estudios epidemiológicos se ha observado que en las poblaciones donde se bebe té verde de forma habitual hay menos riesgo de sufrir tumores, y a juzgar por los análisis en laboratorio, las catequinas ralentizan la proliferación de las células cancerosas.

NADA DE AZÚCAR. De lo que, por el contrario, no hay ninguna prueba, no obstante los numerosos informes, es del vínculo entre las catequinas, la cafeína y el control del peso, a pesar de las noticias que circulan por internet. Lo dejó claro en 2013 una *review* publicada en el *American Journal of Clinical Nutrition*.

Aun así, el té verde y el negro son perfectos para cualquier dieta, porque sus calorías son nulas. Obviamente, a condición de no añadirles azúcar. Si se le quiere echar zumo de limón al té verde, adelante. La idea de hacer lo propio con el té negro ya resulta más difícil de asimilar en el plano gustativo.

Para acabar, hablaremos de la cafeína. Este alcaloide está presente en ambos tipos de té, el verde y el negro. Es el pesticida natural que desarrolla la planta para protegerse. Durante décadas se consideró una fuente de hipertensión, pero lo cierto es que no parece que un consumo moderado tenga esas consecuencias. Los estudios sobre el té dan la impresión de indicar lo contrario, que baja la tensión arterial. De todos modos, la tolerancia a la cafeína es algo muy personal, así que es mejor que decida cada cual a partir de las molestias que pueda sentir.

UVA
Molécula smart: resveratrol
(también antocianinas en la uva negra)

La vid apareció en nuestro planeta hace muchos millones de años. Es una planta muy antigua, que siempre ha estado ligada a la historia del hombre. Los griegos consagraron a Dionisos, dios del vino, sus racimos, símbolo de la abundancia, por la gran cantidad de sus granos.

Dicen los científicos que la uva tiene las credenciales necesarias para figurar entre las bendiciones de la naturaleza. Todas sus variedades poseen un contenido muy alto de polifenoles, cóctel que en los estudios *in vivo* e *in vitro* ha demostrado intervenir en un amplio abanico de actividades biológicas. Por otra parte, muchas investigaciones epidemiológicas parecen confirmar el vínculo entre su consumo y un menor riesgo de sufrir enfermedades cardiovasculares.

Entre los polifenoles de la uva, el más famoso es el resveratrol (un no flavonoide de la clase de los estilbenos), presente sobre todo en la piel, aunque también merecen citarse los flavonoles y flavan-3-oles, que están tanto en la piel como en las semillas.

En lo alto del podio se encuentra la uva negra, que no solo llega a contener hasta seis veces más fitocompuestos que la blanca, sino también la clase de compuestos fenólicos que tiñe los granos de rojo, las antocianinas. Esto significa que posee asimismo dos de las sustancias de la longevidad: antocianinas y resveratrol, la primera molécula que imita el ayuno que se aisló y se sometió a pruebas en un alimento.

La diferencia con la uva de mesa blanca, que también contiene resveratrol, parece radicar en sus efectos sobre el ser humano. En una investigación publicada en 2015 se distribuyó a 69 voluntarios en tres grupos. El primero comió 500 gramos diarios de uva negra durante ocho semanas; el segundo, la misma cantidad de uva blanca, y el tercero, nada. Se observó que en cuantos habían consumido la fruta (siempre con piel y semillas) disminuía el colesterol, pero que solo en el grupo de la uva negra se reducía significativamente (tanto el LDL como el colesterol total). Aunque parezca mentira, la glucemia no aumentaba a pesar de los azúcares que aporta esa cantidad de uva, unos 75 gramos diarios.

¿Se podría prescindir de la uva, como de otras frutas, e ingerir resveratrol u otros polifenoles en pastillas? Para proteger el corazón no funciona. En un metaanálisis estadounidense de 2013, por ejemplo, se demuestra que el extracto de las semillas (la parte más rica en compuestos fenólicos) no influye en el colesterol ni en los triglicéridos, a diferencia de cuando se toma todo el grano. Quizá podría deducirse que lo maravilloso es la complicidad de decenas de sustancias, incluida la fibra de la pulpa, la que influye en los mecanismos que protegen de las enfermedades cardiovasculares.

TAMBIÉN HAY QUE COMERSE LAS PEPITAS. Un comentario para quienes excluyen el fruto de la vid de su alimentación por miedo a que las calorías desplacen la aguja en la balanza. Es verdad que contienen azúcares, pero también fibra, que atenúa su impacto. De hecho, existe la ampeloterapia, una cura a base de uva que tradicionalmente se ha considerado diurética y adelgazante. De todas formas, nunca es aconsejable atiborrarse de un solo alimento: significa prescindir, por pura teoría, de nutrientes indispensables. Lo que sí se puede hacer durante la vendimia, a finales del verano, es aprovechar los racimos para sustituir de vez cuando el almuerzo, o para dar variedad a las comidas, o para calmar un ataque de hambre por la tarde, o como postre. Siempre, como se deduce de las investigaciones, sin quitar la piel y comiéndose las semillas. No es la fruta lo que engorda, al contrario.

3

Los *protective smartfoods*

También los *protective smartfoods* alargan la vida. Quizá sus moléculas no entablen un diálogo directo con los caminos genéticos de la longevidad, pero hablan con las células o con el sistema inmunitario, con el estómago o con la colonia de microbios que se alojan en nuestro intestino.

Y le dicen palabras buenas al cuerpo, palabras que protegen de las enfermedades y los kilos de más.

El mundo vegetal es un aliado de la calidad de vida y de la línea, como lo demuestran miles de investigaciones de miles de científicos.

Un importante estudio a nivel europeo, EPIC (European Prospective Investigation into Cancer and Nutrition), que abarcó de 1992 a 2000, investigó, entre otras cosas, la relación de la diabetes y el consumo de frutas, verduras y legumbres. Después de hacer el seguimiento de 10.000 pacientes diabéticos, se dedujo que los que consumían estos alimentos estaban menos expuestos a la mortalidad por problemas cardiovasculares o de otro tipo. No solo eso, sino que un aumento de 80 gramos del consumo diario de frutas, legumbres y verduras estaba asociado a una reducción del 6 % del riesgo de muerte.

Se ha demostrado una y otra vez, en multitud de estudios,

que una alimentación a base de cereales, legumbres, hortalizas y frutas protege de determinados tumores, de las enfermedades del aparato respiratorio y cardiovasculares, de la obesidad, de la diabetes, del síndrome metabólico, de la diverticulosis y del estreñimiento.

Estos efectos maravillosos se deben a las vitaminas y las grasas insaturadas, así como a la fibra y a compuestos que solo se encuentran en las plantas, razón por la cual se llaman fitocompuestos (del griego *phytón*, «planta»).

La lista de *protective smartfoods* es fácil de recordar: verdura, fruta, frutos secos, legumbres, cereales y derivados integrales y semillas. Para aliñar, aceite, hierbas aromáticas y ajo. Parece una obviedad, pero hay demasiadas personas que comen y cenan solo pasta, queso y carne, olvidándose de los pimientos, las peras y las lentejas.

Veamos lo que se pierden, siendo algo que nunca deberían descuidar en aras de su salud y su peso ideal.

ÁCIDOS GRASOS INSATURADOS. Partiremos de la idea de que los lípidos son fundamentales para la supervivencia, aunque el mero hecho de nombrarlos evoque las pesadillas de las dietas y los problemas cardiovasculares. Algunas vitaminas son liposolubles, es decir, solo pueden asimilarse si van acompañadas de grasas en la sangre. Se trata de vitaminas tan importantes como la A, la D, la E, la K, la F y la Q. Por si fuera poco, las paredes de las células, que regulan la entrada y salida de todas las sustancias, están formadas por el llamado doble estrato lipídico. En consecuencia, carece de sentido imaginarse un régimen en que todo se coma sin condimentar, solo verdura a secas, sin un chorrito de aceite. En lo tocante al equilibrio del cuerpo, esto no funciona.

En los alimentos, la mayor parte de los lípidos está presente en forma de triglicéridos, es decir, moléculas compuestas por una unidad de glicerol y tres ácidos grasos, pero los ácidos grasos de los triglicéridos tienen estructuras químicas distintas. Ahí radica la esencia de la cuestión. Existen dos categorías principales.

–Los **ácidos grasos saturados** tienen una conformación lineal y rígida que les permite compactarse y ser sólidos a temperatura ambiente. Están presentes en mayor cantidad sobre todo en alimentos de origen animal, como la mantequilla, la manteca, las margarinas de baja calidad, la nata, las carnes grasas, los embutidos y productos cárnicos y los quesos curados; también en algunos condimentos vegetales muy usados en los productos industriales, como el aceite de palma, el aceite de coco y la manteca de cacao.

–Los **ácidos grasos insaturados** poseen una estructura que podríamos calificar de fragmentada, lo que los vuelve líquidos a temperatura ambiente. Se dividen a su vez en monoinsaturados y poliinsaturados (a los que pertenecen las series omega-3 y omega-6). Están presentes en *smartfoods* como el aceite de oliva virgen extra, las semillas y los frutos secos.

El efecto de unos y otros en nuestra persona es antagónico. Mientras que un consumo excesivo de grasas saturadas aumenta los niveles de colesterol y de triglicéridos en la sangre, el consumo de grasas insaturadas en dosis correctas hace que disminuyan. Así lo demuestra con creces la bibliografía científica. Otros efectos atañen a la acumulación de peso y el sistema inmunitario: las insaturadas refuerzan la membrana celular, reduciendo su exposición a los ataques de las bacterias y los virus, mientras que las saturadas contribuyen a aumentar el estado inflamatorio del organismo.

Es absurdo, por tanto, demonizar un alimento según la cantidad de lípidos que contenga. No es lo mismo un snack con aceite de palma que un puñado de almendras.

Según los LARN (Niveles de Ingestión de Referencia de Nutrientes y Energía para la población italiana), publicados por la Sociedad Italiana de Nutrición Humana (SINU), las grasas deberían representar en torno al 30-35 % de la aportación calórica diaria. Las saturadas no deberían superar el techo del 10 %, aunque las últimas pautas estadounidenses aconsejan no pasar del 7 %. La parte que queda (la mayor) debe corresponder a las monoinsaturadas y poliinsaturadas.

La comunidad científica está de acuerdo en que reducir las grasas saturadas en la dieta y sustituirlas parcialmente por fuentes de poliinsaturadas es la mejor arma para proteger el corazón y los vasos sanguíneos. Ya son muchos los estudios epidemiológicos que lo demuestran (empezando por el Framingham Heart Study y el Seven Countries Study). Según un metaanálisis reciente que calculó la media estadística de los resultados de ocho experimentos, las personas que ingieren omega-3 y omega-6 (presentes en el pescado) en un porcentaje de entre el 8 y el 20 % de su aportación calórica diaria reducen en un 19 % el riesgo de infarto, ictus y otros problemas cardiovasculares.

Los omega-3 y omega-6, principales ácidos grasos poliinsaturados, han pasado a formar parte del lenguaje de la calle por las alabanzas que les dedican, y con razón, la prensa y la publicidad. Calificados de ácidos grasos esenciales, se obtienen forzosamente a través de la alimentación, ya que nuestro organismo no tiene la capacidad de producirlos a partir de otras grasas. Los menos frecuentes son los omega-3 que, aparte de en el pescado, se encuentran en *smartfoods* como las nueces, las semillas de lino, el aceite de soja y el aceite de lino de extracción en frío.

HIDRATOS DE CARBONO COMPLEJOS. La moda de las dietas hiperproteicas tiende a hacer desaparecer de las mesas los entrantes, que se ven como los demonios culpables de esos kilos de más, pero el arroz, el pan o la pasta siempre han sido básicos en la alimentación de los europeos.

¿Cuál es la verdad? Las raciones excesivas engordan, pero las que cumplen las directrices elaboradas por las autoridades en salud y nutrición son imprescindibles. Las fuentes *smart* son los cereales integrales. Digámoslo de otra manera: un entrante de un promedio de 70-80 gramos de pasta para comer o cenar satisface al paladar y aporta la energía necesaria. Una mujer sedentaria que se tome al mediodía 120 gramos de macarrones, y encima algo de pan, es muy probable que suba unos kilos de más, cosa que no le ocurrirá a un obseso del deporte.

Lo primero que hay que hacer es entender las cosas. Los hidratos de carbono complejos son nuestra principal fuente de energía, que necesitamos para caminar, levantar un brazo o pensar. No en vano se definen como macronutrientes energéticos.

El análisis del nombre ya nos da una idea de su composición: poseen una estructura compleja (polimérica) surgida de la unión de varios hidratos de carbono simples, formados a su vez por monosacáridos. Las principales cadenas de estas moléculas de azúcares son los almidones y las fibras. Digerimos los primeros, pero no las segundas. Y de la digestión de los almidones, que empieza en la boca, gracias a la amilasa salival, obtenemos la glucosa, que acaba en el torrente sanguíneo. En cuanto sube la glucemia, acude la insulina a reequilibrar la situación: empuja la glucosa hacia el interior de las células para que se transforme en energía mediante una serie de reacciones químicas.

También para las plantas el almidón constituye la principal reserva de energía. Se concentra en las semillas, como el arroz o el trigo, o bien en la parte del tronco que son los tubérculos, como la patata y la tapioca. Por eso las patatas no se incluyen entre las verduras, por su estructura amidácea, que las asemeja a los cereales.

Necesitamos cierta cantidad de azúcares, pero su exceso provoca la acumulación de tejido adiposo. Son *smartfood* los cereales integrales, cuya fibra interfiere con la absorción de los nutrientes, ralentizando la entrada de la glucosa en la sangre.

FIBRA. La fibra no conseguimos digerirla. ¿A qué viene, entonces, tanto insistir en que hay que aprovechar la fibra de la verdura, las legumbres o los hidratos de carbono integrales? Pues a que en su trayecto hasta el váter, donde acaba en forma de residuo, las ventajas que aporta son innumerables.

Primero, el volumen contenido en el estómago. Las fibras hidrosolubles, presentes en casi todos los vegetales, se hinchan en contacto con el agua y se convierten en una masa gelatinosa. Hacen bulto.

Es el efecto de comerse un plato de verdura, o de lentejas y cebada: llena. Así queda resuelto el primer problema de la dieta: lo difícil que es seguir un régimen hipocalórico con un hambre canina.

Hay que imaginarse las fibras como un incordio para la digestión y un regalo para la línea. Ninguna enzima es capaz de dividirlas. Permanecen inmunes a cualquier intento de destruirlas. Al estómago le cuesta más cumplir su cometido. Dedica más tiempo a formar el quimo y, por tanto, se queda lleno mucho tiempo. Así se tiene menos hambre.

Cuando la fibra llega al intestino delgado, vuelve a convertirse en un estorbo. Su presencia interfiere en la absorción de los nutrientes, lo cual, sin embargo, hace que la glucosa y los lípidos entren más despacio en el flujo sanguíneo, dando a los diversos mecanismos la posibilidad de funcionar con calma, sin picos de insulina, por ejemplo. Otro efecto es que las fibras funcionan como una especie de cojinete entre las sustancias inflamatorias y las paredes intestinales, reduciendo el riesgo de diverticulosis y tumores locales: acidifican el medio intestinal, como si lo desinfectasen, y generan pequeñas moléculas que al parecer activan mecanismos de protección contra los daños celulares.

En honor a la verdad, algunos tipos de fibra soluble también desempeñan funciones de alimento al fermentar, pero no para nosotros, sino para la flora intestinal, la colonia de microorganismos que albergamos y que nos ayuda a digerir (la que intenta repoblarse después de un tratamiento con antibióticos). La inulina, por ejemplo, típica de la alcachofa, es el alimento de las mejores bacterias, las más útiles, que de este modo adquieren ventaja sobre las cepas peligrosas.

En el último tramo, las fibras insolubles, las que proporcionan la textura crujiente característica a los cereales integrales, absorben mucha agua, arrastran consigo sustancias tóxicas y aumentan el volumen y la blandura de las heces. Son ideales para el estreñimiento, vaya.

El Fondo Mundial para la Investigación del Cáncer considera demostrado que el consumo de 25-30 gramos de fibra al día protege contra el tumor de colon, el más frecuente entre las poblaciones industrializadas. También existen pruebas elocuentes relacionadas con la prevención de las enfermedades cardiovasculares.

Para llegar a esta cuota, que también es bienvenida para mantener la línea, resulta útil consumir a diario muchas verduras, aunque no baste, pues habría que comer aproximadamente un kilo.

A este respecto, las fuentes *smart* son varias:

–Verdura y fruta, que deben constituir la mitad de las comidas.
–Cereales integrales, al menos una vez al día.
–Una ración diaria de frutos secos, para picar o en el desayuno (el equivalente a 30 gramos diarios de nueces, avellanas o almendras).
–Legumbres, al menos tres veces por semana.

FITOCOMPUESTOS. Existe una gran diversidad de sustancias de origen vegetal cuyos efectos protectores son extraordinarios: se trata de los fitocompuestos, en inglés *phytochemicals*. Estas moléculas no pueden calificarse de nutrientes, pero son capaces de modular numerosas actividades biológicas del organismo. Algunas, como invitan a pensar los últimos estudios del IEO, interceptan los caminos genéticos de la longevidad y constituyen lo más granado de los *longevity smartfoods*. También los demás fitocompuestos de los *protective smartfoods*, sin embargo, merecen ser objeto de investigación, debido a que, del mismo modo que defienden a las plantas de las agresiones de insectos y parásitos, nos protegen a nosotros de las patologías. Podemos subdividir los *phytochemicals* en tres familias: los carotenoides, los polifenoles y los glucosinolatos.

–Los **carotenoides** son una clase de más de seiscientos compuestos orgánicos, como el betacaroteno de las zanahorias, el licopeno de los tomates o la luteína de las espinacas.

–Entre los **polifenoles** se han identificado las *smartmolecules*, como las antocianinas, la quercetina o el resveratrol, capaces, según parece, de influir en los genes del envejecimiento y la longevidad. También los otros compuestos de esta familia muestran propiedades importantes y nos protegen de enfermedades crónicas. En los dos grupos en que se dividen los polifenoles, flavonoides y no flavonoides, se leen nombres recurrentes en las investigaciones científicas: lignanos, ácidos fenólicos, flavononas o isoflavonas. Los lignanos, muy presentes en cereales, frutas y verduras, y las isoflavonas, sumamente abundantes en la soja, reciben el nombre de fitoestrógenos por su capacidad de unirse a los receptores de las hormonas sexuales, reduciendo el riesgo de los tumores hormonodependientes, como los de mama, los de la superficie interna del útero o los de próstata.

–Los **glucosinolatos** reúnen todas las características para que se les dé la bienvenida en el campo de la prevención oncológica, ya que al parecer ahuyentan los tumores. Se ingieren con las brasicáceas o crucíferas, clasificación botánica que aglutina los múltiples tipos de coles y brócolis. Su estructura comprende una molécula de azufre, responsable del olor que tanto odian algunos en la coliflor hervida.

FITOESTEROLES. Los fitoesteroles son un arma natural contra la hipercolesterolemia. Solo se encuentran en los alimentos de origen vegetal, especialmente en semillas (como las de sésamo o de girasol), frutos secos, cereales integrales, aceites de semillas y aceite de oliva.

Pertenecen a la clase de los lípidos, y su estructura química se parece a la del colesterol animal. Debido a esta similitud entre ambos tipos de esteroles, el vegetal y el que procede de la carne o los mariscos, se establece una lucha durante la digestión.

Es como una competición por ocupar los asientos de una especie de tranvía que transporta las grasas por el intestino, a fin de que sean asimiladas. El verdadero nombre de este tranvía es micela, una gotita formada por los diversos tipos de lípidos ingeridos. Estas gotitas, emulsionadas por la bilis, como si dijéramos, son las que pueden ser atacadas por las enzimas de la lipólisis, antes de acabar en la sangre. En presencia de los fitoesteroles, tan afines al colesterol, los receptores intestinales se confunden y les dan acomodo en el tranvía digestivo. Ocupan el sitio del auténtico colesterol, que fuera de las micelas es eliminado junto con las heces. Los fitoesteroles del tranvía serán absorbidos en un porcentaje muy bajo (entre el 2 y el 5 %).

Resultado: cuanto más alto es el porcentaje de fitoesteroles en una comida, menor es la cantidad de colesterol asimilada.

Aparte de este mecanismo, los estudios más recientes atribuyen a los compuestos vegetales la capacidad de paralizar la producción de colesterol endógeno, por parte del hígado, que por cierto constituye el 80 % del total que circula por la sangre.

En última instancia, estos efectos se traducen en una reducción global del colesterol en el flujo sanguíneo y en la disminución de los niveles hemáticos de LDL, el llamado colesterol malo.

En un estudio de la Washington University School of Medicine se creó una combinación de menús con semillas, cereales integrales y frutos secos que llegaba a 450 miligramos de fitoesteroles diarios. Los análisis realizados en voluntarios, tras un mes de administración de esta cantidad, demostraron que se reducía la absorción del colesterol.

MINERALES. Los minerales solo se alojan en nuestro cuerpo en pequeñas cantidades, por no decir en trazas mínimas, pero desempeñan importantes funciones biológicas. Aunque las leyendas urbanas aseguren lo contrario, podemos obtenerlos de los vegetales, no solo del mundo animal.

El hierro necesario para la hemoglobina y el hígado se absorbe con las legumbres, las hortalizas de hoja, especialmente el *radicchio* verde, brasicáceas como la coliflor y frutos secos como los pistachos, sin olvidar las semillas oleaginosas, el chocolate y las hierbas aromáticas. Sobre todo si se tiene el acierto de comer al mismo tiempo algo con vitamina C.

No hace falta empacharse de pescado para conseguir más fósforo, ya que se encuentra aún más presente en las legumbres y los frutos secos. ¿Y el calcio para los huesos? ¿Solo está en la leche y los lácteos? En absoluto. Estas son algunas de sus fuentes: legumbres, verduras de hoja verde como la rúcula o las espinacas, semillas oleaginosas como las de sésamo, naranjas, hierbas aromáticas y frutos secos. También el agua: la que es baja en sodio aporta tanto calcio como la leche.

PROTEÍNAS. Las proteínas del mundo vegetal se encuentran en primer lugar en las legumbres. Asociadas al complejo proteínico de los cereales, suministran los aminoácidos esenciales necesarios. También son fuentes de proteína los frutos secos, sobre todo los pistachos, las nueces, las nueces del Brasil y las semillas oleaginosas.

VITAMINAS. Los *protective smartfoods* constituyen una fuente inmejorable de vitaminas. Algunas las tomamos ya hechas, mientras que otras las absorbemos como precursoras (o provitaminas), a las que unas enzimas específicas dan una forma utilizable biológicamente.

Se dividen en dos grandes categorías: liposolubles, transportadas por las grasas y acumuladas en el tejido adiposo, e hidrosolubles (las importantísimas vitaminas C y del grupo B), que no se almacenan y que se eliminan rápidamente, motivo por el que deben tomarse cada cierto tiempo en la mesa. Es un ejemplo de los micronutrientes que ingerimos en abundancia con los *protective*.

–La **vitamina A** (o retinol), de incalculable valor para la vista, la piel, los huesos y el sistema inmunitario, se introduce con los vegetales a través de su precursor, el betacaroteno, muy presente en frutas y hortalizas de un tono amarillo anaranjado, como las zanahorias, la calabaza y el melón, y en las verduras de hoja verde, como las acelgas o las hojas de remolacha.

–El **grupo B** abarca ocho vitaminas, muy extendidas en el

reino vegetal y con propiedades esenciales para el ser humano. Concretamente, los **folatos** (folato, folacina y ácido fólico, también llamados vitamina B9) deben ser absorbidos mediante la alimentación. Se encuentran en abundancia en las verduras de hoja verde, los guisantes, alubias y lentejas, los copos de maíz, el arroz inflado o las semillas de girasol. Su papel es crucial para la síntesis del material genético y la producción de los glóbulos rojos. Por si fuera poco, el ácido fólico, que contribuye a la producción de moléculas importantísimas como el ADN y el ARN, es fundamental durante el embarazo, para la prevención de las malformaciones neonatales que pueden originarse en las primeras fases del desarrollo del embrión, en especial la espina bífida. Varios estudios recientes atribuyen a los folatos una acción protectora contra el cáncer de mama. Las otras vitaminas del grupo B son igualmente significativas. La **B1** (tiamina), por ejemplo, abundante en los cereales integrales, sirve para la producción de energía y el tono muscular. También la **B1** (riboflavina) interviene en los procesos metabólicos; se encuentra en los cereales integrales, así como en las verduras de hoja verde.

–La **vitamina C** (o ácido ascórbico) es la estrella del catálogo vitamínico en términos de popularidad. Su acción más famosa es la prevención del resfriado y otras dolencias invernales, ya que es cierto que echa una mano al sistema inmunitario. Otra función menos conocida es su intervención en la síntesis de los colágenos, la principal proteína del tejido conectivo, la que refuerza la piel, los capilares, los músculos, las encías y los huesos. También es un antioxidante, siempre dispuesto a intervenir en las células para neutralizar los radicales libres. ¿Dónde se encuentra? En los cítricos (zumo y corteza), la fresa, los frutos del bosque, el kiwi y las verduras, especialmente la lechuga, el pimiento y la guindilla fresca. Otra aportación no desdeñable del ácido ascórbico es que contribuye a absorber el hierro de los alimentos. Su defecto es que se pierde con la cocción y durante las conservaciones demasiado prolongadas.

–La **vitamina E**, o tocoferol, es un antioxidante; ayuda, pues, a combatir los radicales libres, enemigos de las células, y al parecer al funcionamiento del sistema nervioso central. Lo contienen las semillas y su aceite, el aceite de oliva virgen extra, los frutos secos y en menor cantidad algunos pescados. Las avellanas, por ejemplo, constituyen una fuente magnífica: con 15 ya se cubren las necesidades diarias.

–La **vitamina K**, o filoquinona, regula la síntesis de algunos elementos de la coagulación de la sangre. Son ricos en ella las hortalizas de hoja verde, la fruta y los cereales, y también están presentes en las legumbres.

ACEITE DE OLIVA VIRGEN EXTRA

Homero lo llama «oro líquido». En la *Odisea*, la diosa Atenea regala una botella a Ulises para que le infunda vigor y belleza. También valía su peso en oro para Hipócrates, que en 400 a.C. ensalzó sus virtudes terapéuticas. Los médicos actuales corroboran la opinión de su padre putativo.

Merece ser citado nuevamente el amplísimo estudio Prevención con la Dieta Mediterránea, que no deja de aportar resultados halagüeños para el aceite. El último, en orden cronológico, se dio a conocer en septiembre de 2015 (publicándolo en *JAMA International Medicine*), tras someter a examen durante cinco años a 4.000 mujeres. Las que habían seguido una dieta mediterránea rica en aceite virgen extra presentaban una incidencia claramente más baja de tumores de mama. Son resultados preliminares que aún deben ser verificados.

Hace unos años quedó demostrado que la misma fórmula alimentaria reducía en un 30 % el riesgo de problemas cardiovasculares, disminuyendo la incidencia del infarto y el ictus, como se lee en *The New England Journal of Medicine*. Para este estudio, realizado por investigadores españoles en el mismo marco del PREDIMED, se hizo el seguimiento de 7.747 pacientes de alto riesgo vascular entre 2003 y 2011.

La protección del corazón y las arterias fue confirmada en otro estudio celebérrimo, publicado en 2014 en el *British Medical Journal*, que asociaba el consumo de este aceite a un menor riesgo de mortalidad.

Solo son las puntas del iceberg de la investigación, porque sobre este tema se han hecho innumerables trials que han demostrado invariablemente beneficios en la fibrilación auricular o en la dislipidemia, es decir, la alteración de las cantidades de lípidos que circulan por la sangre, o en la aterosclerosis o en la hipertensión.

CONTROL DEL SOBREPESO. También se ha demostrado el papel del aceite virgen extra en el control de la glucemia en los diabéticos y en la prevención del sobrepeso. Sí, del sobrepeso: podría decirse que las grasas buenas del aceite ahuyentan a las malas, acumuladas en forma de tejido adiposo. Se

UN CONSEJO
Qué botellas elegir

Para que un aceite pueda recibir la denominación de virgen extra no puede haber sido sometido a ningún procedimiento de extracción más que el mecánico, ni a disolventes, altas temperaturas, procesos de refinamiento ni mezclas con aceites de ningún otro tipo. No solo eso, sino que en el examen organoléptico —es decir, al ser probado, olido y observado— no se le debe apreciar ningún defecto y ha de cumplir los parámetros químicos y físicos que corroboran la composición real de los lípidos y el porcentaje de ácido oleico, la grasa monoinsaturada buena. Este es el producto cuyas características nutricionales lo hacen saludable.

–Solo el aceite virgen extra mantiene intacta la riqueza en vitamina E, polifenoles, ácido oleico y ácidos grasos poliinsaturados (omega-3 y omega-6).

–Cuanto más tiempo pasa, más polifenoles y vitaminas pierde el aceite, por lo que conviene comprarlo fresco en noviembre, acudiendo directamente al productor, por ejemplo. Para verificar la edad de una botella (por decirlo de algún modo) en el supermercado, puede buscarse la fecha de recolección/prensado o bien la de caducidad, que suele ser dos años posterior a la de embotellado.

–No es un defecto que sea amargo o picante. Al contrario, indica la presencia de polifenoles y de las otras moléculas aromáticas.

–El color es variable. Los buenos aceites van del verde intenso al amarillo paja.

–El aceite ha de conservarse en botellas de vidrio u otros recipientes oscuros y perfectamente cerrados, en lugares frescos y oscuros, pues se debe evitar que entre en contacto con la luz y el aire porque pierde polifenoles y vitamina E.

–Si en casa se usa una aceitera, hay que tenerla bien cerrada, para evitar que el aceite se oxide.

En el mercado también hay aceites de oliva y de orujo de oliva. Ambos han sido sometidos a procesos de refinado que estropean muchos compuestos bioactivos, como la vitamina E. El primero se obtiene de una mezcla de aceites de oliva vírgenes y refinados; el de orujo, por su parte, procede de la extracción de la pulpa y los huesos mediante disolventes.

aconsejan cuatro cucharadas soperas de aceite virgen extra al día para los hombres y tres para las mujeres, aunque una serie de pruebas apuntan a que la dosis podría ser más alta: de cinco a seis cucharadas para los hombres y de cuatro a cinco para las mujeres, a las que habría que sumar otras grasas de los frutos secos y de las semillas oleaginosas.

En la dieta Smartfood, ninguna de estas grasas engorda. El estudio PREDIMED realizado en España demuestra que los menús con aceite son más saludables que un régimen sin grasas y no provocan aumento de peso alguno. La dieta que imita el ayuno, experimentada por Valter Longo con seres humanos en 2015, para alargar la vida influyendo en el metabolismo reserva a las grasas el 46 %, muy por encima del 30 % propuesto por las pautas nacionales.

Los prejuicios respecto al aceite son difíciles de combatir. Todavía pervive la memoria de un período, el de los años ochenta, en el que todo se basaba en el cómputo calórico de los alimentos y en el que se demonizaba a las grasas, con sus 9 calorías por gramo.

¿Serán los 24 gramos equivalentes a tres cucharadas de

aceite diarias lo que ponga en riesgo el adelgazamiento? No. De todos es sabido que estar en forma no es una simple cuestión de matemáticas. Por otra parte, las grasas insaturadas, aparte de ser indispensables para una serie de funciones, como el transporte de las vitaminas liposolubles, estimulan los sensores del estómago, desde donde parten las señales que bloquean el apetito.

LOS BENEFICIOS DE LOS POLIFENOLES. La composición química del aceite virgen extra es un homenaje al equilibrio y la armonía, un regalo de Isis al pueblo del antiguo Egipto. Su valor nutritivo se debe a la abundancia de ácido oleico, una grasa monoinsaturada, y a cierta cantidad de ácidos grasos poliinsaturados (omega-3 y omega-6), frente a una aportación reducida de los saturados. Sus beneficios para el corazón y los vasos sanguíneos también pueden atribuirse a los polifenoles y la vitamina E, que forman parte de su repertorio de compuestos, junto con otras 150 sustancias aromáticas.

La dieta Smartfood aconseja aceite de oliva virgen extra, así como otros aceites vegetales, para enriquecer los platos y para cocinar. El objetivo es doble: almacenar moléculas protectoras y limitar los condimentos a base de grasas de origen animal, como la mantequilla y la manteca, que aumentan los niveles de triglicéridos y colesterol en la sangre.

Después de analizar varios estudios científicos, la Autoridad Europea para la Seguridad Alimentaria ha autorizado imprimir en las botellas de aceite de oliva virgen extra que es beneficioso para la salud gracias a su contenido en polifenoles, los cuales contribuyen «a la protección de los lípidos hemáticos contra el estrés oxidativo». Son concretamente el hidroxitirosol y otros derivados los que ralentizan la oxidación

EN LA COCINA
Por qué es mejor usarlo en crudo

Es lícito preguntarse por qué se aconseja tomar en crudo el aceite de oliva virgen extra. Olvidémonos de freír, que desencadena un proceso de degradación del aceite y llega incluso a transformar sustancias buenas en nocivas. En cuanto a calentar un poco el aceite en la sartén antes de incorporar los ingredientes, tampoco es que estropee tanto el ácido oleico ni los polifenoles. Ni siquiera es que aumenten sus calorías, que siguen siendo 900 por cada 100 gramos. El problema es que con el calor se oxida y la vitamina E se degrada fácilmente.

—En las cazuelas y sartenes antiadherentes se puede sustituir el aceite por agua, enriqueciéndola con especias, y también, si se quiere, con un poco de vino (cuyo etanol se evapora con el calor). Esto es válido para salsas, legumbres, sopas y cremas de verdura, verduras, carnes, pescados o huevos.

—Las carnes, pescados y verduras pueden hacerse al vapor.

—Las tortillas, tartas saladas o ingredientes rebozados pueden prepararse al horno, tapando el molde con el papel adecuado.

—Cuando se usa aceite para un sofrito de cebolla, o para recalentar algo en la sartén, o para un estofado, hay que evitar que se caliente demasiado. Es mejor incorporar los ingredientes cuando aún está frío.

—Cuidado también con el uso del aceite en crudo: que sea beneficioso no significa que puedan empaparse de él verduras, ensaladas y demás. No deja de ser un alimento calórico.

del producto y, en nuestro cuerpo, la del colesterol LDL, reacción que lleva a la formación de las placas ateroscleróticas. Esta labor la llevan a cabo junto con la vitamina E.

Por eso no hay que perderse el aceite nuevo en noviembre: cuanto más fresco sea, mayor riqueza de polifenoles y vitaminas.

ACEITES DE SEMILLAS DE EXTRACCIÓN EN FRÍO

Los aceites de semillas de extracción en frío pueden constituir una alternativa al de oliva virgen extra, sobre todo en platos en que es necesaria una fuente de grasa de sabor no muy intenso, como las masas para pasteles y galletas, o las salsas de aliño, como la mayonesa.

El aceite de oliva virgen extra es el mejor para cocinar y también el más versátil, pero la incorporación de otros aceites puede tener su razón de ser: también protegen el corazón.

Los aceites de semillas más comercializados son los de girasol, maíz, cacahuete, arroz y soja. Los de lino y sésamo son más especializados, pero vale la pena descubrirlos.

No todas las botellas de estos aceites son *smart*. La mayoría de los aceites de semillas se obtienen mediante extracción con disolventes, que permite obtener grandes cantidades de líquido de la materia prima y, por consiguiente, que el producto tenga un coste muy bajo. Sin embargo, este proceso altera el líquido y lo priva de micronutrientes y fitocompuestos, entre otras razones porque antes de la extracción suelen calentarse las semillas a alta temperatura y se refina el producto acabado.

Hay otra técnica, que es la extracción mecánica o en frío: se efectúa más o menos entre 25 y 37 °C, y el aceite resultante posee una calidad nutricional notablemente superior: mayor número de vitaminas, de fitocompuestos y de grasas buenas. Es verdad que el precio aumenta, porque con este método de extracción el rendimiento es inferior. Por otra parte, no siempre es fácil de diferenciar. Hay que buscar botellas donde ponga «extracción en frío» u «obtenido mediante presión en frío» en los hipermercados bien surtidos, las tiendas pequeñas y las biológicas.

La búsqueda se justifica por los beneficios. El **aceite de soja**, que procede de las habas de soja (semillas, al igual que las otras legumbres que comemos), tiene un alto contenido en omega-3.

En un estudio piloto sobre 20 niños y adolescentes de entre 6 y 18 años aquejados de hipercolesterolemia familiar, el **aceite de girasol** provocó una reducción del colesterol. También es beneficioso para la salud cardiovascular el **aceite de cacahuete**, rico en ácido oleico, según concluye una revisión de 2014.

El **aceite de maíz** aporta bastante vitamina E, aunque no tanto como el **aceite de arroz**, en el que esta vitamina de poder antioxidante alcanza cotas altas.

Si por casualidad nos encontramos con **aceite de semillas de calabaza**, no hay que hacerle ascos; dada la composición de las semillas, el aceite derivado de ellas posee un considerable valor nutricional, debido a su contenido en fenoles, carotenoides y ácidos grasos insaturados.

Capítulo aparte merece el **aceite de semillas de lino**: contiene nada menos que 57 gramos de omega-3 por cada 100 de producto. Una dosis asombrosa, teniendo en cuenta que el de soja se queda en 7,6 gramos y en el de oliva virgen extra no hay ni el menor rastro de omega-3. Una o dos cucharaditas al día pueden ser interesantes para un menú *smart*. Que no se nos ocurra usarlo para cocinar, ya que se pone rancio al calentarse, justo debido a la presencia de tantos ácidos grasos poliinsaturados. Solo hay que usarlo en crudo, por ejemplo en ensaladas o verduras. Suele venderse en botellas pequeñas; por otra parte debe consumirse durante el mes siguiente a su apertura, además de guardarse bien tapado en la nevera.

Empieza a difundirse el **aceite de sésamo**, utilizado en la cocina asiática. En China, por ejemplo, se usa para los entrantes, las verduras o el pescado. De sabor agradable y muy característico, va bien en las ensaladas, los arroces a la oriental o los platos al vapor. Desde el punto de vista de la nutrición aporta ácido oleico, omega-6, vitamina E y cantidades notables de calcio, fósforo y hierro.

AJO

A los vampiros los ahuyenta el ajo, según las leyendas europeas. Aunque vampiros, hoy en día, solo hay en las películas o las metáforas, el hecho de que se aconsejase el ajo como remedio contra seres que chupaban la sangre, parásitos, dice mucho de las propiedades terapéuticas atribuidas a este bulbo desde la Antigüedad.

Al parecer se hallaba entre los alimentos que les daban a los esclavos que construían las pirámides, a fin de que se mantuvieran fuertes. Los médicos medievales llevaban mascarillas impregnadas en jugo de ajo para protegerse de las infecciones.

Las investigaciones actuales no impugnan al folclore: por lo visto, el ajo tiene propiedades actibacterianas. El Fondo Mundial para la Investigación del Cáncer considera probable que ralentice la proliferación de *Helicobacter pylori*, el microorganismo que anida en el estómago y que provoca mil y un males.

Fueron necesarios los estudios de dos australianos para

demostrar que la gastritis y la úlcera péptica podían tener origen bacteriano. Barry Marshall llegó a ingerir el *Helicobacter* para demostrar su teoría. Es famosa su frase: «Estaban todos contra mí, pero yo sabía que tenía razón». Al final, en 2005, él y su colega Robin Warren recibieron el Premio Nobel. Desde entonces, solo hay que hacer una prueba de aliento y un tratamiento antibiótico para eliminar la bacteria y curar la úlcera.

La comunidad científica tiende a considerar que el ajo previene la aparición de tumores en el estómago, justamente porque mantiene a raya al *Helicobacter pylori* y, por tanto, el avance de un estado inflamatorio que es uno de los orígenes de la neoplasia. Parece que los dientes del ajo también ayudan a prevenir el cáncer de colon.

Estos beneficios se deben a unos compuestos sulfurados que se encuentran asimismo en la cebolla, el puerro, la escalonia, el brócoli y la col.

La molécula más activa de este bulbo, entre las que contienen azufre, es la aliína. Las cosas, como siempre, son más complejas de lo que imaginamos. De por sí, la aliína no sirve de nada; carece de actividad biológica. Solo se vuelve importante para el ser humano a partir de su encuentro con una enzima, la alinasa, encerrada en las vacuolas, las pequeñas bolsas de las células. Únicamente esta enzima puede transformarla en alicina, que libera el característico y penetrante efluvio y cumple su deber en nuestro cuerpo.

El matrimonio entre la aliína y la alinasa se consuma en las cocinas. Cortar, picar... Cuanto más se daña el tejido celular, más alicina se produce. Hay que guiarse por el olfato: el bulbo machacado tiene un olor mucho más intenso que el diente cortado por la mitad.

El ajo entero, o en dientes sin pelar, es fantástico por sus aromas e inofensivo para el aliento, pero de lo único que protege es de la insipidez del plato. Para ingerir alicina hay que picarlo. La mejor manera es en crudo, por ejemplo en un aliño, o frotando los dientes cortados en el pan.

UNA CURIOSIDAD

Remedios contra el mal aliento

La alicina es una sustancia volátil: una vez absorbida y ya metida en el flujo sanguíneo, pasa a los pulmones y se expulsa con la espiración, pero también con la transpiración de la piel. ¿Cómo suavizar el aliento? Hay quien aconseja masticar un par de granos de café, semillas de anís o de hinojo, para disimular la alicina con un aroma más fuerte. A fin de volverla inodora puede ser útil comerse una manzana, aunque lo cierto es que hay que esperar a que se diluyan los efectos del compuesto sulfuroso.

También para las manos impregnadas en ajo se han propuesto soluciones: zumo de limón, vinagre de vino blanco o acero; y es que frotar los dedos en el fregadero, o con una cuchara debajo del grifo, es decir, en ausencia de oxígeno, hace que la alicina pase de la piel al metal. Por lo visto funciona.

Como la alicina se degrada fácilmente, es mejor preparar los ajos poco antes de cocinar. También se degrada con el calor: las cocciones del ajo picado deben ser breves, no superiores a los 10 minutos.

¿Y la propiedad más conocida del ajo, la antihipertensiva? Pues no es nada del otro mundo. La mayoría de los estudios recoge una reducción leve de la tensión arterial.

CEREALES INTEGRALES Y SUS DERIVADOS

No hay mejor fuente que los cereales integrales para ingerir hidratos de carbono complejos, es decir, los macronutrientes de los que extraemos la glucosa, la base de nuestra energía.

¿Por qué integrales? Fijémonos en un grano de trigo. Al refinarlo se le priva de su envoltorio y de una serie de sustancias que este contiene. En el proceso de molienda, lo primero que se elimina es la cáscara exterior, el salvado, con lo que se pierden vitaminas del grupo B, minerales, proteínas, fitocompuestos y la fibra insoluble.

También se elimina el estrato siguiente, el germen o embrión, el corazón que da origen a una nueva planta después de la siembra: adiós a otras vitaminas (como la E, un poderoso antioxidante), a minerales como el calcio, el fósforo y el magnesio, a muchas proteínas, y a las grasas buenas, los ácidos alfa-linoleicos que nuestro cuerpo transforma en los famosos omega-3.

Lo que queda en el endosperma, la parte más interna y, por tanto, en la sémola o la harina blanca, son el almidón, la fibra soluble y las dos proteínas que componen el gluten (la gliadina y la glutenina).

¿Queda claro? Cuando comemos los típicos espaguetis, o el típico panecillo, ingerimos almidón (64-74 %), las proteínas del gluten (9-15 %) y algo de fibra soluble. Nada más. En cambio el arroz o el pan integrales nos aseguran una serie de micronutrientes, lípidos de gran valor y fibras insolubles. Este tipo de fibras, que dan esa textura crujiente tan característica, absorben mucha agua, pero también las sustancias tóxicas que se acumulan en el intestino, que queda más limpio. Además incrementan el volumen y la blandura de las heces.

Por eso se aconsejan cereales integrales a las personas con problemas de estreñimiento.

La fibra, soluble o insoluble, entorpece la absorción de los nutrientes en el tracto intestinal superior, ralentizando la llegada a la sangre de los azúcares de los hidratos de carbono y de las grasas de otros alimentos. Por eso los cereales integrales tienen un índice glucémico más bajo que los granos refinados, porque los niveles de glucosa aumentan a menor velocidad y no se sufren picos de insulina, es decir, que no hace falta segregar tanta insulina de golpe para reequilibrar la glucemia.

Una vez en el colon, la fibra es fermentada por los microorganismos, fertilizando la flora bacteriana que nos ayuda en una serie de cosas: acidifica el medio intestinal, haciendo que sea más seguro, y fabrica pequeñas moléculas que al parecer activan mecanismos de protección frente a los daños celulares.

Se comprende, pues, que el Fondo Mundial para la Investigación del Cáncer considere probado que consumir 25-30 gramos de fibra al día protege del tumor de colon, el más frecuente en Occidente. Esta dosis óptima puede alcanzarse tomando frutas, verduras, legumbres y cereales integrales. Concretamente, las investigaciones han relacionado el consumo diario de 170 gramos de cereales integrales y derivados con una reducción del 21 % del riesgo de padecer cáncer colorrectal. Es mucho.

Un tipo de fibra soluble contenida en el salvado y la avena, los betaglucanos, tiene efectos protectores sobre la salud cardiovascular: existe una relación directa y comprobada con la disminución del colesterol LDL, el principal factor en la aparición de la aterosclerosis.

Los beneficios de los cereales integrales también se deben

a las sustancias contenidas en el envoltorio del grano: los fenoles y lignanos, las vitaminas y las sales minerales.

Pero claro, por algo son tan populares las harinas refinadas: resultan más apetitosas y los productos horneados que las contienen son de textura más suave y se conservan más tiempo.

Pasarse a lo integral comporta reacostumbrarse a un gusto que, en cualquier caso, no es nuevo para el ser humano. En épocas preindustriales, los cereales se consumían sin refinar. Fueron los progresos de la molienda los que permitieron eliminar a gran escala el salvado y el germen.

Otro aspecto que cambia es la masticación: cuando se comen productos ricos en fibras insolubles, las muelas trabajan más, pues su textura así lo exige. Y para bien: varios experimentos nos llevan a pensar que masticar despacio ayuda a comer menos. Algunos recogen una reducción del 10-20 % en los gramos de comida ingeridos si en vez de engullir el bocado se mantiene entre los dientes y se tritura hasta unas veinte veces.

EN LA COCINA

Cocinar con olla a presión

El defecto de la cebada, el farro, el arroz y el trigo en grano integrales es que tardan mucho en cocinarse. Casi siempre se aconseja ponerlos en remojo, y la cocción en sí requiere entre 40 y 60 minutos. Con la olla a presión se evita remojar los cereales y los tiempos de cocción se reducen a un cuarto de hora.

¿El pan integral adelgaza? Los estudios epidemiológicos parecen indicar que el consumo de cereales integrales, dentro, obviamente, de una dieta no hipercalórica, se asocia a una mejora de la línea. En los experimentos no se ha demostrado de manera unívoca que se pierdan kilos, pero está probado que se ajustan las medidas, en el sentido de que se reduce la circunferencia de la cintura y se eliminan grasas en las vísceras. Fuera esa barriguita, por decirlo de otro modo.

Se ha observado también que las personas con normopeso que consumen cereales integrales de manera habitual tienden a acumular menos kilos con la edad.

De lo que no cabe duda es de que el exceso de arroz blanco, pasta, pan y productos horneados hace que aumente el tejido adiposo. También el apetito. Esto último se debe a que los granos refinados elevan a gran velocidad el nivel de azúcar en la sangre e impulsan la producción de insulina: la hormona abre las puertas de las células a la glucosa, la glucemia se reduce y se vuelve a tener hambre. En cambio, los parientes que que no han perdido trozos de sí mismos en el camino a la molienda dan una sensación de saciedad más duradera.

Por todos los motivos expuestos hasta aquí, los cereales integrales y sus derivados deberían constituir, en una dieta Smartfood, en torno a una cuarta parte de las comidas (véase el capítulo 5). Lo más *smart* son los granos, porque ni siquiera pasan por la elaboración que los reduce a harina.

Los primeros clasificados (en orden alfabético) son los siguientes:

–arroz integral
–avena descascarillada
–cebada descascarillada o desnuda
–centeno descascarillado
–farro descascarillado
–maíz integral

–quinua
–trigo (duro o tierno) descascarillado
–trigo sarraceno descascarillado

Medalla de plata para el pan, la pasta y la harina integrales y los granos en su versión semiintegral.

LOS REYES DE LA PROTEÍNA. También los cereales contienen proteína, como no podría ser de otra manera, ya que los granos son la semilla de que nace la planta. Custodian los aminoácidos con los que se construirá el ADN dentro de cada célula vegetal. El genoma, obviamente, es distinto al nuestro, y el ser humano necesita más ladrillos que un arbusto, así como otros aminoácidos esenciales para su material genético.

Se considera un superalimento la **quinua**, cultivada sobre todo en los Andes y foco de atención en todo el planeta desde hace algunos años. En 2013, la ONU la eligió como un ingrediente emblemático para la lucha contra el hambre en el mundo, gracias a su complejo proteínico y su gran cantidad de minerales, fibra y vitaminas. También la NASA la ha incorporado a la dieta ideal de los astronautas.

Su contenido en proteínas es francamente elevado (14 gramos por cada 100 de producto) y es una planta de alta calidad biológica, en el sentido de que es rica en aminoácidos esenciales y contiene el doble de lisina que los demás cereales. Un inciso: la lisina es un aminoácido esencial que, entre otras cosas, forma parte de la composición del colágeno y del pelo, e interviene en la fijación del calcio en los huesos y en la formación de anticuerpos, enzimas y hormonas, como la del crecimiento.

Las recetas con granos de quinua, venerados antaño por los incas y hoy en día por los vegetarianos, se parecen a las del cuscús o el arroz. También su harina tiene múltiples utilidades.

Hay quien llama seudocereales a la quinua y el trigo sarraceno, debido a que a pesar del nombre de este último no pertenecen a la misma familia que el trigo, las gramíneas, sino a las poligonáceas.

También el **trigo sarraceno** contiene proteínas interesantes por su valor biológico, entre ellas la lisina. No menos proteínico, pero sí mucho menos difundido, es el **amaranto**, un seudocereal cuyos orígenes se sitúan en Centroamérica. Tampoco sale malparada la **avena descascarillada**, con una cuota notable de proteínas.

LOS GRANOS ANTICOLESTEROL. La **avena descascarillada** y la **cebada desnuda** nos regalan un tipo de fibra soluble, los betaglucanos, de efecto reductor demostrado sobre el colesterol total y el colesterol LDL, principal causante de la aterosclerosis.

Aparte de proteger el aparato cardiovascular, la avena es uno de los cereales con menor índice glucémico, ideal para los diabéticos. Pueden cocinarse los granos, usar la harina o comerse los copos para el desayuno, con el yogur, por ejemplo. La receta más típica del desayuno anglosajón es el *oat porridge*, con base de leche y agua, y fruta y frutos secos al gusto.

La cebada, originaria de Oriente Próximo, es muy versátil para cocinar, puede prepararse con ella desde una ensalada fría en verano a una sopa en invierno. Hay que armarse de paciencia para buscar la descascarillada, porque en el mercado casi siempre se encuentra la pelada, que al haber sido refinada contiene menos fibra.

EL MÁS ANTIGUO. Parece que el **farro** es el tipo de trigo más antiguo que se cultiva. Ya lo comían nuestros antepasados de la Edad de Piedra, durante el Neolítico. Su producción fue reduciéndose, hasta que hace poco fue redescubierto y ha vuelto a hacerse un hueco entre los agricultores. Pobre en grasas, tiene más proteínas que las otras variedades de trigo, y en su versión descascarillada es un concentrado de vitaminas y sales minerales.

SIN GLUTEN. ¿Qué cereales integrales pueden comer las personas celíacas? Todos los que no contengan gluten, el complejo proteínico al que son intolerantes. Se trata del **maíz** y sus derivados (como la **polenta**), el **arroz**, la **quinua**, el **amaranto** y el **trigo sarraceno**, disponibles todos (se encuentran con mayor o menor facilidad) en su versión descascarillada. Entre los productos elaborados, como la pasta sin gluten, pueden buscarse los que están enriquecidos con fibra, como la inulina.

Cereales integrales ricos en fibra* y sin gluten	
Polenta integral	5,7 g
Quinua	5,6 g
Trigo sarraceno	4,8 g
Arroz integral	3 g
Polenta *taragna*	2 g

* Valores correspondientes a una ración de 80 gramos.

FRUTA

«Una mesa, una silla, un cesto de fruta y un violín. ¿Qué más necesita un hombre para ser feliz?», reza un aforismo de Albert Einstein.

Pues amor, en un sentido amplio, podríamos decir. Pero ciñéndonos a la alimentación, mucho nos tememos que al genio de la relatividad le entristecerían ciertas respuestas actuales: la felicidad se encuentra en las bolsas de patatas chips, la bollería y las galletas. Adiós a los melones y los melocotones.

En cuestión de décadas, desde la época de Einstein hasta nuestros días, la Revolución industrial de la alimentación ha dado al traste con las costumbres milenarias, sustituyéndolas por satisfacciones instantáneas, grasas y calóricas. En vez de hincar el diente a una manzana, se abre una bolsa de algo para picar. En vez de saborear una pera, se toma una bebida con sabor a pera, sin preocuparse de los azúcares añadidos.

Nuestra vida no será más triste por frenar las ansias de bollería industrial y recuperar la armonía de tiempos antiguos. Digámoslo de otra manera: la fruta es el postre que la naturaleza le ha dado al hombre. Es dulce y aporta energía gracias a la fructosa. Y aunque no la haya creado ningún ejército de estrategas publicitarios, apetece.

La objeción que ponen los que siempre están a régimen es que es calórica. Ni caso. La fruta no engorda. Todo lo contrario. Su contenido en azúcares no es alto: un promedio del 10 % (entre el 5 % de la sandía y el 15 % del plátano o el higo). De ella deberíamos sacar una parte de nuestros hidratos de carbono diarios, mejor que de pastas industriales y refrescos con gas. Por lo demás, la fruta se compone de agua (80-90 %) y fibras hidrosolubles, que modulan la glucemia y, al ser saciantes, ayudan a mantener la línea. Todo ello mezclado con fitocompuestos, minerales y vitaminas. Mano de santo para el organismo.

El estudio europeo EPIC, que duró ocho años, demuestra que el consumo de fruta es beneficioso incluso para los diabéticos. Una *review* alemana de 2012 publicada en el *European Journal of Nutrition* llegó a conclusiones similares: incrementar el consumo de frutas y verduras previene el aumento de peso y reduce de manera indirecta la incidencia de la diabetes de tipo 2. El mismo metaanálisis ensalza los vegetales porque hay pruebas concluyentes de que disminuyen el riesgo de patologías cardiovasculares y porque tal vez podrían reducir el de la demencia y el de la osteoporosis.

También se están estudiando sus efectos en la prevención del cáncer. El Fondo Mundial para la Investigación del Cáncer ha confirmado la existencia de una relación entre el consumo de fibra y una probabilidad menor de sufrir tumor de colon. Algunas investigaciones apuntan a que la fruta podría reducir la incidencia de los cánceres de boca, laringe, faringe, esófago, estómago y pulmón.

La Organización Mundial de la Salud recomienda comer tres raciones de fruta al día. Es una estrategia comunicativa que invita a sumergirse en el mundo de las sandías y los cítricos, no un reparto que se apoye en resultados científicos concretos. La dieta Smartfood asume otro método práctico en que basarse, el del departamento de nutrición de la Universidad de Harvard: la mitad de las comidas de un adulto deberían componerse de frutas y verduras, más de lo segundo que de lo primero (véase el capítulo 5).

Otra táctica para asegurarse un amplio abanico de nutrientes es fijarse en el color. A menudo los fitocompuestos son pigmentos, a los que se debe el tinte de la piel y la pulpa.

En este principio se basó el «5 A Day The Color Way», la mayor iniciativa de educación alimentaria puesta en marcha en Estados Unidos: elegir diariamente cinco vegetales de distinto color a fin de ingerir una gama variada de moléculas protectoras.

PARA PROFUNDIZAR

Plátanos para los deportistas

La fruta le va al *fitness* como anillo al dedo. Las sales minerales, las vitaminas y el agua ayudan a quienes practican deporte a prepararse de la mejor forma posible y a recuperar lo que se pierde durante la actividad física. El plátano es perfecto para esfuerzos intensos y competiciones. Un estudio científico de 2012 comparó la aportación de energía y de micronutrientes de un plátano con la de una bebida energética en dos grupos de ciclistas, durante y después del entrenamiento. Los resultados indicaron que el rendimiento de todos los deportistas era el mismo.

El plátano contiene fibra, vitaminas y mucho potasio, fundamental para regular el aparato cardiovascular. Tanto es así, que hace años que la Administración de Alimentos y Medicamentos promueve el consumo de plátanos en Estados Unidos para prevenir la hipertensión.

AZUL-VIOLETA. Lo que confiere su color entre rojo oscuro, azul y violeta al **arándano**, la **naranja sanguina**, la **grosella negra** o la **mora** son las antocianinas, que pertenecen al grupo de moléculas que imitando el ayuno pueden silenciar, según parece, a los genes del envejecimiento; no en vano las frutas que las contienen forman parte de los *longevity smartfoods*. En el IEO se estudian estos polifenoles en el ámbito del metabolismo, demostrando, por ejemplo, que en modelos animales el zumo de naranja sanguina inhibe la acumulación de grasa dentro de las células adiposas. Otras investigaciones han mostrado que 300 gramos diarios de frutas azules-violetas y rosas en la dieta de los sujetos obesos disminuyen el colesterol LDL. En resumidas cuentas, las antocianinas son aliadas del corazón y los vasos sanguíneos.

VERDE. El color verde de la fruta se debe sobre todo a la clorofila, un pigmento vital para la fotosíntesis, la cual permite a las plantas obtener energía de la luz. Se ha estudiado por su efecto antiedad y aprovechado en muchos suplementos. Lo cierto es que con los vegetales ya se obtiene la cantidad idónea de clorofila para poder disfrutar de sus beneficios, por lo que no se necesita recurrir a suplementos.

Con permiso de la clorofila, lo más interesante del verde es que indica que estamos en presencia de folatos, esenciales para la síntesis del ADN y de las proteínas. Hay que reconocer, por otro lado, que son muy pocas las frutas verdes: manzana verde, kiwi y aguacate.

Italia se ha convertido en el segundo productor mundial de **kiwis**, por detrás de China. Pese a su aspecto peludo y más bien feo, son una magnífica fuente de vitamina C: dos kiwis aportan 125 miligramos, por encima de las necesidades diarias. Contienen asimismo vitamina K, que interviene en la coagulación de la sangre. Para absorberla es necesario que viaje con las grasas, ya que es liposoluble: si no se come al final de las comidas, también se puede desayunar o merendar un yogur natural con trocitos de kiwi, o una macedonia, con nueces u otros frutos secos.

El **aguacate** es la niña de los ojos de las dietas de moda, elevado al altar en los artículos acerca de la salud por unas cuantas investigaciones que ensalzan sus beneficios en lo tocante a la cintura, pese a que su contenido en folatos es muy inferior al del kiwi. Esta baya de una sola semilla es originaria de Centroamérica y ya se conocía en época precolombina. Hoy día su exotismo es relativo, ya que también se cultiva en la cuenca mediterránea, en Israel, España y Sicilia. Con sus 238 calorías y sus 23 gramos de grasas (por cada 100 gramos), a algunos les da miedo, pero se trata de grasas del tipo más noble, las monoinsaturadas, que no tienen nada que ver con un panecillo con mantequilla. Según algunas investigaciones, el aguacate reduce los niveles de colesterol LDL y es muy saciante. Vale la pena probarlo, bien hecho una pasta en el típico guacamole mexicano, bien en rodajas en una ensalada. Gracias a sus grasas asegura una notable absorción de la vitamina K y de las vitaminas liposolubles de otros vegetales.

Los amantes de la tradición pueden quedarse con la **manzana verde**, que se debe comer con la piel, después de lavarla y secarla.

AMARILLO Y NARANJA. Las frutas amarillas y naranjas son ricas en carotenoides, que tanto juego dan en el laboratorio. Entre los seiscientos fitocompuestos de esta familia, el más famoso es el betacaroteno, básico para la formación en nuestro organismo de la vitamina A, beneficiosa para la vista, la piel, los huesos y el sistema inmunitario. Nos referimos al **albaricoque**, la **naranja**, la **mandarina** o el **melón**.

¿Hasta qué punto es importante ingerir carotenoides? Las respuestas que pueden deducirse de los estudios son heterogéneas, debido a que no es fácil, cuando se investiga, aislar las ventajas de una molécula de otros factores ambientales y alimentarios. A pesar de todo, algunos análisis de precisión han demostrado efectos reales que pueden atribuirse a estos compuestos, empezando por el de contrarrestar el envejecimiento celular. Dicha facultad es uno de los pilares para la prevención de los factores de riesgo de enfermedades del aparato circulatorio y probablemente de los tumores.

Un estudio reciente siguió durante doce años a un grupo de mujeres menopáusicas, controlando los niveles de carotenoides en su sangre y monitorizando el desarrollo del tumor de colon. Pues bien, todo indica que el betacaroteno podría tener efectos protectores. Otros efectos positivos aún más estudiados y demostrados en los alimentos que lo contienen son los relativos a las patologías cardiovasculares, a las que podrían añadirse con bastante probabilidad la prevención de los tumores de pulmón, boca, laringe, faringe y esófago.

La biodisponibilidad del betacaroteno, es decir, el hecho de que pase a nuestro organismo desde los alimentos, se ve facilitada por la presencia de sustancias grasas. Por eso, si la fruta amarilla y naranja no se toma al final de la comida, lo mejor es acompañarla con un puñado de frutos secos, como avellanas y almendras.

ROJO. El color rojo se debe al licopeno, un pigmento de la familia de los carotenoides. ¿Quién no ha oído hablar de él a propósito de los tomates? Pero también se encuentra en el **pomelo rosa** y la **sandía**. El licopeno, que el organismo no sintetiza, es fundamental para la salud cardiovascular.

La sandía se ha estudiado también por su contenido en L-citrulina, un aminoácido que al parecer reduce la tensión arterial; así se desprende de una investigación de los científicos de la Universidad de Florida publicada en el *American Journal of Hypertension*.

En verano, la sandía es toda una fiesta: no hay ninguna otra fruta que contenga tanta agua, el 95,3 % del total. Quita la sed, es poco calórica y tiene mucha fibra. ¿Y el tópico de que se digiere mal? Depende de la cantidad. Basta con no pasarse.

Roja es la **granada**, antiquísimo símbolo de riqueza y fertilidad. «Tus mejillas, como cortes de granada», leemos en el *Cantar de los cantares*. Entre sus miles de propiedades hay una ligada a sus polifenoles, los elagitaninos. Una vez captados por los microbios del intestino, son convertidos en urolitinas, que vuelven locas a las bifidobacterias, la parte buena de nuestra microbiota (lo que se llamaba comúnmente flora intestinal), con repercusiones por lo visto positivas en las mucosas de las vías urinarias.

BLANCO. El blanco puede distinguir a las frutas ricas en quercetina, una de las moléculas de los *longevity smartfoods*. Varios análisis recientes han confirmado que este flavonol previene estados inflamatorios y enfermedades oncológicas.

Se hizo muy famoso un estudio que analizaba el consumo de frutas blancas, como la **manzana** (¡cuya pulpa es blanca!), la **pera** y la **uva** y la incidencia del ictus. Los investigadores de la Universidad de Wageningen, en Holanda, y del Instituto Nacional de los Países Bajos para la Sanidad Pública y el Medio Ambiente examinaron a 20.000 adultos de una edad media de 41 años, ninguno de los cuales padecía enfermedades cardiovasculares al principio del estudio.

El riesgo de problemas cerebrovasculares se reducía a la mitad en las personas que comían cantidades elevadas de fruta y verdura blanca. Según el equipo de investigación, cada aumento de 25 gramos al día, el equivalente de un gajo de manzana, estaba relacionado con un descenso del 9 % del riesgo de ictus. ¿Un plato saludable? Una macedonia de manzana, pera y **plátano** aderezada con zumo de limón, para aumentar el aporte de vitamina C.

Cada fruta tiene sus virtudes. La pera, por ejemplo, es muy rica en potasio y fibra, sobre todo si se come la piel. Sacia bastante y es perfecta para matar el hambre entre horas o tomar una comida ligera a base de una ensalada de peras, valeriana y nueces. Se venden durante gran parte del año, porque se conservan mucho tiempo desde que se cosechan, desde finales de julio a noviembre.

LOS CÍTRICOS. Capítulo aparte merecen los cítricos. Sean rojos, como las naranjas sanguinas; rosados, como los pomelos; naranjas, como las mandarinas, o amarillos, como los limones, todos son riquísimos en polifenoles y vitamina C.

Las **naranjas** son las reinas absolutas de un invierno saludable. Según una revisión científica realizada en Australia, todas las variedades pueden llegar a reducir a la mitad el riesgo de tumores de boca, esófago y estómago. Lo que hacen, en líneas generales, es una limpieza a fondo del organismo. De hecho, *in vitro* parecen inhibir el crecimiento de las células malignas. Esto es tan cierto para la fruta entera como para el zumo. Las sanguinas, con sus antocianinas, forman parte de los *longevity smartfoods*, y una sola al día, bien grande, cubre las necesidades diarias de vitamina C. En cuanto a las de color naranja, contienen carotenos, precursores de la vitamina A, y la piel lo agradece: junto a la vitamina C, la A interviene en la restitución del colágeno, una de las bases del tejido conectivo.

Los **pomelos** y las **mandarinas** llevan potasio, mineral útil contra la retención hídrica. Por otra parte, el limonero regala sus frutos casi todo el año.

El primer micronutriente asociado al **limón** es la sacrosanta vitamina C, que ayuda a absorber el hierro de los alimentos. Es buena idea rociar con un poco de zumo las lentejas en remojo y usarlo en las ensaladas, en emulsiones con aceite de oliva virgen extra y hierbas aromáticas (que a su vez contienen hierro). La piel aún tiene más vitamina C, rica asimismo en calcio, fibra y limoneno, una molécula de la familia

---

PARA PROFUNDIZAR

Vitamina C: los zumos ganan a los suplementos

Ha quedado demostrado en muchos estudios que varios alimentos ricos en vitamina C pueden proteger a las células del daño oxidativo. Al investigarlo más a fondo, sin embargo, se ha visto que no es la vitamina C la única que produce tal efecto. En su lucha contra los radicales libres la acompañan los múltiples fitocompuestos de la fruta.

Una investigación de 2007 comparó la protección contra los daños en el ADN que daba el zumo de naranja con la de una serie de suplementos a base de vitamina C. Se reclutó a siete mujeres, de un promedio de edad de 26 años y peso normal, que durante tres mañanas bebieron en ayunas un zumo fresco, vitamina C disuelta en agua o una solución de agua y azúcar.

Después de una comida completa se analizaron las muestras de sangre. La protección del daño oxidativo se apreciaba tras el consumo del zumo de naranja, pero no después del suplemento de vitamina C.

de los terpenos a la que se debe el característico aroma del limón y que es el principal componente del aceite esencial de limón, obtenido justamente de la destilación de la corteza.

El papel del limoneno ha sido objeto de varios estudios recientes en laboratorio, cuyos resultados iniciales muestran que interviene en la prevención del crecimiento tumoral, probablemente por su actividad antiinflamatoria. En la cocina, es aconsejable añadir un poco de ralladura de piel de limón a los entrantes y a los platos principales a base de carne blanca y pescado. Mejor que sea al final de la cocción, ya que con el calor es fácil perder la vitamina C.

FRUTOS SECOS

Aunque parezca mentira, los frutos secos ayudan a adelgazar. ¿Con tantas calorías como contienen? ¿Con tantas grasas? Pues sí. Es una buena prueba de lo insensato que es hacer régimen a partir de cálculos energéticos que no toman en consideración la calidad de lo que se come, tanto más cuanto que las almendras, las nueces, los cacahuetes, los piñones y las avellanas protegen el aparato cardiovascular, es probable que mitiguen el riesgo de cáncer y, según ciertos estudios, constituyen una excelente prevención contra la diabetes. Por su alto contenido en vitaminas, minerales y polifenoles pueden considerarse suplementos naturales.

No es casualidad que en todas las recomendaciones internacionales para una alimentación saludable se disponga recurrir diariamente a los frutos secos. Con moderación, por descontado, a fin de que el simple tentempié no se convierta en una bomba calórica. La ración máxima es de 30 gramos, que equivale a 8 nueces, 25 almendras, 32 avellanas o 54 pistachos.

Que no es un consejo que haya que tomar a la ligera lo confirma uno de los estudios más amplios que se hayan hecho acerca de la dieta mediterránea, el PREDIMED (Prevención con la Dieta Mediterránea), un trial multicéntrico sobre más de 7.000 españoles que tenían en común factores de riesgo cardiovascular, como la hipercolesterolemia, la hipertensión o el sobrepeso/obesidad.

Los participantes se distribuyeron en tres grupos: al primero se le invitó a seguir una dieta mediterránea aliñada con aceite de oliva virgen extra; al segundo, a tomar menús similares pero ricos en frutos secos, y al tercero (de control) a seguir un régimen con bajo contenido en grasas.

Cinco años después desde que empezara el estudio, los dos grupos que habían seguido la dieta mediterránea habían tenido un 30 % menos de problemas cardiovasculares que el grupo de control.

EL PODER DE LAS NUECES. Empezaremos diciendo que 8 nueces contienen 2 gramos de omega-3, lo suficiente para cubrir las necesidades medias diarias de estos ácidos grasos poliinsaturados que se han convertido en la panacea para el corazón y las arterias. Si a alguien no le gusta el pescado, puede sustituirlo por el consumo habitual de estos frutos secos, aunque el consejo de que no falten vale para todos. Entre dos y tres nueces aportan la cantidad ideal de varios micronutrientes. Son como un suplemento natural.

En un eminente estudio, publicado por la Harvard Medical School de Boston en 2013, se analizaron los hábitos alimentarios y el estilo de vida de unas 76.000 mujeres y 42.000

hombres a lo largo de unos treinta años. Los resultados fueron sorprendentes: ¡los que consumían nueces una vez por semana tenían un riesgo de mortalidad un 11 % más bajo y los que lo hacían a diario, un 20 %!

Obviamente, los datos derivados de análisis epidemiológicos deben interpretarse en un marco más amplio. En líneas generales, por ejemplo, los partidarios de los frutos secos siguen una alimentación saludable y son físicamente más activos, pero no deja de ser cierto que el consumo habitual de frutos secos, sin abusos ni sedentarismo, puede contribuir a la disminución del riesgo de muerte, en concreto, debido al cáncer y enfermedades cardíacas y respiratorias.

Las conclusiones de este largo estudio también han permitido sacar a relucir una relación con la hiperglucemia: con dos o más raciones por semana, la incidencia de la diabetes se reduce en un 24 %. Algunos experimentos recientes señalan a los ácidos grasos omega-3 en la mejora de la sensibilidad a la insulina, mientras que una revisión de 2009, basada en el cotejo de trece estudios, mostró un descenso del colesterol LDL.

No se acaban aquí las maravillas protectoras de las nueces. Una investigación publicada por científicos neoyorquinos de la Universidad de Columbia las presenta como protagonistas en la batalla contra el alzhéimer. Los autores examinaron la asociación entre determinados nutrientes y los niveles plasmáticos de la proteína beta-amiloide, cuya acumulación en el cerebro es el marcador más importante de esta enfermedad neurodegenerativa. Se partía de una investigación anterior según la cual seguir una dieta mediterránea, rica en pescado y, por tanto, en omega-3, reducía el riesgo de demencia en un 20-30 %.

Se reclutó a 1.219 ancianos que no sufrían trastornos cognitivos y se compararon sus datos de consumo alimentario con otros análisis sobre el envejecimiento cognitivo. Excluyendo el factor hereditario, debido al polimorfismo de un gen, resultó que el grupo de personas que más omega-3 absorbían a través de los alimentos, incluidas las nueces, presentaba los niveles más bajos de la proteína beta-amiloide. En algunos trials, en cambio, se han revelado ineficaces los suplementos de ácidos grasos.

PARA LA DIETA. Picar unos cuantos frutos secos a media mañana o a la hora de merendar llena, pero no engorda. La saciedad se debe a un mecanismo bioquímico: cuando el estómago ve que llegan sobre todo grasas, pero también hidratos de carbono, proteínas y fibra, manda al cerebro la señal de que va todo bien, de que no hay alarma de ayuno y de que puede dejar de alimentarse. Todas estas sustancias están contenidas en los frutos secos o, mejor dicho, en las semillas, pues no otra cosa son los cacahuetes o los piñones que comemos.

Tomemos como ejemplo las **almendras**: una ración al día reduce la concentración de glucosa en la sangre después de la comida. De las almendras se ocupó un estudio estadounidense (publicado en 2015 por el *Journal of the American Heart Association*) sobre 48 voluntarios que estaban a régimen. Durante seis semanas, un grupo mató el hambre entre horas con una magdalena, mientras que la otra mitad lo hizo con un puñado de almendras. Todos perdieron peso, por estar a riguroso régimen, pero a quienes habían comido frutos secos también se les redujo el perímetro de la cintura, así como el tejido adiposo localizado en el abdomen, y disminuyó el colesterol malo.

La magdalena y los 30 gramos de almendras tenían más o

menos las mismas calorías, pero la primera era un concentrado de harina refinada, azúcares simples y grasas no muy sanas, mientras que las almendras eran más ricas en fibra, grasas buenas, fitocompuestos y proteínas.

A las personas obesas que estén haciendo un régimen de adelgazamiento también pueden ayudarlas los **pistachos**, según se deduce de una revisión española de varios estudios clínicos publicada en 2015 por el *British Journal of Nutrition*.

Queda refutado, pues, que las grasas buenas (en dosis aceptables) engorden. En ningún estudio sobre los efectos beneficiosos de los frutos secos se ha observado un aumento de peso en los participantes.

ABAJO EL COLESTEROL. Los frutos secos limpian las grasas de la sangre. Si la pieza de bollería repleta de ácidos grasos saturados obstruye las arterias, las grasas insaturadas de las nueces y las almendras tienen el efecto contrario: reducen el colesterol malo.

Pero cuidado, que las grasas insaturadas no están solas en su empeño. Otro tipo de lípidos, los fitoesteroles, sirve de escudo natural contra la hipercolesterolemia. Al parecerse al colesterol animal, los fitoesteroles ocupan su asiento al final de la digestión, y no son dañinos. Los frutos secos más ricos en estos compuestos son los **pistachos**, pero no les van muy a la zaga las **almendras** ni las **avellanas**. Se trata, además, de moléculas que resisten muy bien cuando se hierven o tuestan y no se pierden en los recorridos gastronómicos a los que deberán hacer frente los frutos secos.

Las semillas contenidas en la cáscara encierran otras sustancias que colaboran en equilibrar los lípidos en circulación. Una de las funciones más importantes de la vitamina E, muy presente en los frutos secos, es su capacidad antioxidante, es decir, de contrarrestar la oxidación del colesterol LDL, una de las principales causas de la aterosclerosis.

Dentro de la amplia gama de estudios existen varios sobre las **nueces**. En 2009 se publicó un metaanálisis que cotejaba los resultados de trece investigaciones: el consumo habitual de estos frutos secos no solo puede disminuir el colesterol total, sino el LDL, el peligroso. Lo hacen también las avellanas, cuya capacidad de incrementar el colesterol bueno, el HDL, está demostrada.

UN CONSEJO
Bolsitas para llevar al trabajo

No cuesta mucho preparar bolsitas con unos cuantos frutos secos para llevárselos a la oficina y tomarlos durante las pausas.

Sin embargo, también pueden añadirse al yogur junto con fruta, para el desayuno o la merienda: la presencia de grasas favorece la absorción de todas las vitaminas liposolubles, como la K, contenida en el kiwi.

Los pistachos picados dan un toque refinado a los entrantes y los platos principales, mientras que la harina de avellana puede usarse para rebozar pescados o verduras.

También la crema pura de avellanas es un sustitutivo de la mantequilla en pasteles y galletas. Atención, debe ser pura. Con las cremas para untar más difundidas, aun siendo muy apetecibles al paladar, hay que ir con cuidado y leer la etiqueta a fin de averiguar su contenido en azúcares y grasas saturadas.

¿Y la leche de almendras? Si no lleva azúcar, es una buena alternativa a la de vaca.

ABAJO LA TENSIÓN. Como se lee en el *American Journal of Clinical Nutrition* (2015), comer frutos secos es bueno para la hipertensión. Así lo corroboró una investigación hecha en Estados Unidos (*Hypertension*, 2015) que puso a prueba tres tipos de dieta en un grupo de personas con factores de riesgo cardiovascular: la tensión sanguínea disminuía más en las que habían comido una ración diaria de **pistachos** durante tres semanas, como se constató igualmente en la prueba de esfuerzo en laboratorio. Con otros frutos secos, como los **cacahuetes**, se obtienen resultados análogos.

FUERA EL CÁNCER. Un metaanálisis reciente sugiere una posible relación entre los frutos secos y una reducción de la incidencia del cáncer. Aún no están claros los mecanismos bioquímicos que explican tal correlación, pero parece que el consumo de unas cinco raciones semanales pueda disminuir el riesgo de ciertos tumores, en particular del colon-recto, del endometrio y del páncreas.

PROTECCIÓN CONTRA LA GRIPE. La vitamina E, que abunda por debajo de la cáscara, es uno de los nutrientes aconsejados por el Ministerio de Salud italiano durante la temporada de frío, porque refuerza las defensas inmunitarias. En otros términos, ayuda a protegerse del resfriado y la gripe. En los frutos resulta de fácil absorción, debido a que es un micronutriente liposoluble, y grasas no le faltan. Una ración de almendras o avellanas aporta más de la mitad de las necesidades diarias de vitamina E.

En lo alto del podio, sin embargo, se hallan las **nueces del Brasil:** con cinco o seis se satisfacen las necesidades de la vitamina E, al mismo tiempo que se ingiere calcio, fósforo y hierro. De hecho, una sola ya proporciona la dosis cotidiana aconsejada de selenio, un mineral que forma parte de la constitución de varias enzimas implicadas en la defensa contra los radicales libres.

HUESOS REFORZADOS. El mineral que va bien para los huesos y dientes no se encuentra tan solo en los lácteos. De hecho, las raciones diarias de leche y queso compatibles con la buena salud no permiten cubrir las necesidades diarias de calcio. A alcanzar los niveles óptimos contribuyen las fuentes vegetales, perfectas para un organismo en crecimiento, o que podría sufrir la amenaza de la osteoporosis. Entre los frutos secos, las reinas del calcio son las **almendras** y las **avellanas**.

COMIDA PARA LAS BACTERIAS BUENAS. El consumo habitual de almendras, y de frutos secos en general, contribuye a satisfacer las necesidades de fibra, que además de reducir la absorción de los azúcares y las grasas es una especie de fertilizante para la flora intestinal, para las bacterias buenas que hay en el colon.

UN CONSEJO
Conservación en la nevera

Con independencia de cuándo haya sido recogido el fruto, la cáscara asegura una protección larga, de cinco meses. Las almendras sin cáscara es mejor comprarlas en bolsas cerradas, ya que si los ácidos grasos mono y poliinsaturados se exponen al aire, la luz o el calor es fácil que se pongan rancios. Por esta misma razón hay que guardar las nueces sin cáscara en una caja: en lugar fresco y seco duran meses, y en la nevera hasta seis.

HIERBAS AROMÁTICAS

Sería una buena costumbre sacar a la mesa, en lugar del salero, un bote de orégano, romero o tomillo seco. La primera función de las hierbas aromáticas es protectora en este sentido: la de eliminar la tentación de salar demasiado los platos.

Vía libre, pues, al perejil y la salvia. La cultura mediterránea ha incorporado sus inconfundibles aromas a la cocina, y la nariz desempeña un papel a la hora de sentarnos a la mesa: el 80 % de la percepción del sabor no procede del gusto, sino del olfato.

En esto la gastronomía va de la mano de la ciencia, porque los aromas anuncian un auténtico tesoro de macronutrientes. Los minerales, por ejemplo, como el hierro y el calcio, tienen una presencia muy notable en las hierbas y su concentración aumenta una vez secas, evaporada el agua.

Recurriendo a una comparación bastante inmediata, una cucharada de **albahaca** o **mejorana** secas (10 gramos) contiene la misma cantidad de calcio que un vaso de leche de 200 mililitros y contribuye a satisfacer las necesidades diarias (un promedio de 1.000 miligramos). Una cucharada de **orégano** y **salvia** secos aportan 80 miligramos, o algo más, y la **menta** 70.

Otra cucharada, en este caso de **tomillo** seco, contiene una dosis de hierro (6 miligramos) casi idéntica a la de 100 gramos de hígado de ternera: cubre la mitad de las necesidades diarias de los hombres y un tercio de las de las mujeres. En los vegetales es inferior la biodisponibilidad, pero el zumo y la piel del limón, y los pimientos, es decir, los alimentos con vitamina C, ayudan a absorber el hierro.

La albahaca fresca huele a verano. Contiene dos carotenoides, la luteína y el betacaroteno, precursores ambos de la vitamina A, que hay que tener muy en cuenta para la piel (y para un bronceado uniforme). Uno de los alimentos más ricos en betacaroteno es el **perejil**. Estamos hablando de un carotenoide beneficioso para el corazón, los vasos sanguíneos y los pulmones. Es conveniente disponer siempre de él en forma fresca, seca o congelada. Por otra parte, la expresión «eres el perejil de todas las salsas» ya indica que esta hierba aromática ha sido siempre la más usada en la cocina, prácticamente en cualquier parte.

El **orégano**, sabroso y de alto contenido en vitamina C, posee propiedades antimicrobianas demostradas. Por si fuera poco, su contenido en fenoles supera al de la quercetina, una de las moléculas *smart* de la longevidad.

LEGUMBRES

En la dieta, no se tiene muy en cuenta a las legumbres. Nuestras generaciones, que ya no recuerdan las costumbres de sus abuelos, casi las han retirado de la comida y la cena. A partir del boom económico de los años cincuenta, los símbolos de estatus han hecho que triunfasen en la mesa los filetes de carne y el jamón, comida de ricos, de gente que puede permitirse un bistec, boicoteando así a las humildes sopas.

Un error recurrente en quien desea perder peso es tomar decisiones drásticas, parecidas a las purgas empresariales de los directivos perezosos o tontos, como eliminar definitivamente los guisantes y las alubias porque tienen una parte de hidratos de carbono. Es verdad, contienen una proporción modesta de almidones, los mismos que los cereales, pero en cambio su porcentaje de grasa es casi inexistente y son muy ricos en fibra, lo que los convierte en integrantes de pleno derecho de una cura de adelgazamiento.

LA CARNE DE LOS LISTOS. No tiene sentido renunciar a las legumbres. En otros tiempos las llamaban «la carne de los pobres»; hoy día podría rebautizárselas como «la carne de los listos». Cuestan poquísimo y los estudios las proclaman por mayoría absoluta santas protectoras de un montón de desgracias. En la dieta Smartfood son la fuente proteínica por excelencia. Encima, hay donde escoger: guisantes, garbanzos, almortas, habas, altramuces, los muchos tipos de alubias, soja y lentejas.

Mucha gente se pregunta qué lugar ocupan las legumbres en el orden de los platos. ¿Son una guarnición, por ser vegetales? ¿Un entrante, por los hidratos de carbono? ¿Un plato principal, si se tienen en cuenta las proteínas?

Respuesta: no son una guarnición; están a medio camino entre los entrantes y los platos principales. Como mejor resultado dan es como plato único junto a los cereales. Para entenderlo hay que analizar sus proteínas. Las cantidades son variables: algo menos en los guisantes, bastantes en las lentejas y muchas en la soja. Una ración de legumbres secas de unos 30-40 gramos, por poner un ejemplo, nos permite ingerir entre 9 y 15 gramos de proteínas.

Por supuesto, hay diferencias con la carne: 100 gramos de solomillo de vacuno tienen un contenido proteínico de unos 22 gramos; no solo eso, sino que las proteínas de origen animal poseen todos los aminoácidos esenciales, esto es, las unidades estructurales de las proteínas que el organismo es incapaz de producir y que debe obtener de los alimentos, mientras que las legumbres solo contienen una parte. Sin embargo, los aminoácidos esenciales que faltan en las proteínas vegetales están en la parte proteínica de los cereales, y por eso las legumbres son perfectas como plato único. Uniendo cereales y legumbres la comida posee un aporte de proteínas que puede compararse, tanto en calidad como en cantidad, al de un bistec. Además, ¿quién ha dicho que cuantas más proteínas haya, mejor?

En los garbanzos y compañía hallamos todo tipo de ventajas, empezando por lo que concierne a las grasas. Todas las legumbres las contienen en cantidades muy reducidas (de 2 a 5 gramos por cada 100 gramos), salvo la soja (18 gramos), pero se trata de grasas insaturadas, buenas, justo lo contrario de las saturadas de ciertas carnes. Un tipo de molécula en concreto, los fitoesteroles, puede reducir los niveles de colesterol, según ha confirmado la Autoridad para la Seguridad Alimentaria Europea.

En 2011 se publicó un metaanálisis que agrupaba los resultados de varios experimentos de menor alcance: los resultados parecen despejar cualquier duda acerca del papel de las legumbres, no solo en la disminución del colesterol total, sino en la del LDL, el que aumenta el riesgo de sufrir enfermedades cardiovasculares.

El Fondo Mundial para la Investigación del Cáncer aconseja consumir 25-30 gramos de fibra al día como forma de prevención contra el tumor de colon, cantidad a la que no se llega consumiendo solo frutas y verduras. También son esenciales las legumbres, como mínimo tres o cuatro veces por semana.

EN LA COCINA
Cómo se comen

La ración de legumbres de la dieta Smartfood es de hasta 150 gramos (si son frescas o congeladas), 30-50 gramos (si son secas), tres o cuatro veces por semana como mínimo. Lo ideal es combinarlas con cereales, que mejoran el valor biológico de las proteínas vegetales. Un poco de cebada o de pan. Entre sopas, menestras, tofu o arroz y lentejas, hay donde elegir.

Desde un punto de vista nutricional es una insensatez servirlas como guarnición de carnes o pescados: el estofado con guisantes complace a los gastrónomos, pero brinda una doble carga proteínica, de la que puede prescindirse. En cambio las legumbres con cereales son un plato único completo.

Para aumentar la absorción de hierro basta añadir un poco de vitamina C. Se puede, por ejemplo, condimentar el plato de legumbres al final con un poco de corteza rallada de limón o aderezarlo con guindilla fresca, o bien elegir como postre una fruta rica en esta vitamina, como la naranja, la fresa, el kiwi o los frutos del bosque.

El paso por la cazuela no acostumbra a plantear ningún problema: todos los componentes de las legumbres ligados a un efecto benéfico en la salud son poco sensibles al calor. De hecho, la disponibilidad de hierro aumenta con una cocción prolongada.

PODER SACIANTE. La otra ventaja de la fibra es que sacia. La que tienen las legumbres es soluble: el agua la dilata dentro del estómago, convirtiéndola en una especie de mucílago. Ocupa espacio y así el cerebro recibe señales de que el apetito está aplacado.

Un estudio experimental publicado en 2013 corroboró los efectos del consumo de alubias en la sensación de saciedad, que al parecer dura varias horas. Se pidió a los participantes del experimento que consumieran de manera alterna una cena a base de pan blanco y otra a base de alubias. Al día siguiente se les daba de desayunar cada vez lo mismo; luego pasaban a las pruebas. Resultó que los que habían cenado alubias comían menos y habían segregado un mayor número de hormonas reguladoras de la saciedad.

UN CONSEJO

¿Hinchan? Unos cuantos trucos

Alguien protesta: «¡A mí las legumbres me hinchan!». Es una queja legítima. Puede pasar. Se trata de una reacción individual debida a que algunos de sus compuestos, los oligosacáridos de la fibra, fermentan en el intestino y crean gases; de ahí que puedan ocasionar digestiones difíciles, hinchazón abdominal y flatulencia. Pero hay un antídoto.

—Se dice que a las legumbres hay que acostumbrarse. Por tanto, pueden incorporarse a los menús de manera gradual, empezando por las de piel menos dura, como los guisantes.
—Para quien sufre colon irritable es buena idea elegir legumbres peladas, como las lentejas rojas o los guisantes secos, porque la que causa los problemas digestivos es principalmente la fibra de la piel.
—Por la misma razón, pueden prepararse purés de legumbres al final de la cocción. No con la túrmix, sino con el pasapurés, a fin de eliminar la fibra de la piel.
—El último truco para evitar la hinchazón es hervir las legumbres con hierbas aromáticas, como el laurel o la salvia.

MUCHO CALCIO Y HIERRO. En lo que respecta a los minerales, es importante citar el calcio y el hierro. La buena noticia para los vegetarianos es que tomando legumbres día sí, día no, se contribuye de modo sustancial a satisfacer las necesidades diarias de estos dos oligoelementos.

SOJA: HAY QUE PROBARLA. En Europa deberíamos dejar de lado tantos reparos respecto a la soja, imprescindible en las mesas de los países orientales, pero poco difundida en Occidente.

Empecemos por las consideraciones estadísticas. Se ha observado que en Estados Unidos el índice de mortandad por trastornos cardiovasculares en personas de ambos sexos era dos veces mayor que en la población japonesa. ¿Depende de la alimentación? ¿De qué alimento? Para descubrirlo, los investigadores realizaron un estudio comparado sobre las costumbres alimentarias de unos y otros, y enseguida salió a relucir una diferencia básica: en Japón y otros países asiáticos, la principal fuente de proteínas es la soja, un tipo de legumbre que apenas se consume en Estados Unidos. Por otra parte, contiene unos 36 gramos de proteínas por cada 100 gramos de producto, valor nutricional parecido al de la carne, con la ventaja de que no tiene ni un ápice de colesterol.

Acto seguido se analizaron los efectos de consumir esta legumbre en los niveles lipídicos de la sangre, con resultados francamente inauditos. Consumir 47 gramos de proteína de soja al día reduce los triglicéridos en un 10,5 %, el colesterol total en un 9,3 % y el LDL en un 12,9 %, a la vez que aumenta el colesterol bueno, el HDL, en un 2,4 %. La razón no está clara. Se ha formulado la hipótesis de que las proteínas de la soja incrementan la secreción de los ácidos biliares que limpian la sangre de grasas nocivas y estimulan la eliminación del colesterol LDL por parte del hígado.

En cualquier caso, en vista de las pruebas puede aconsejarse a quien tenga problemas de hipercolesterolemia que sustituya más a menudo las proteínas animales con esta legumbre oriental.

Tras analizar los resultados de más de cincuenta estudios, la Administración de Alimentos y Medicamentos de Estados Unidos dio permiso a los productores de alimentos con un mínimo de 6,25 gramos de proteína de soja por ración para que pusieran esta frase en el envoltorio: «25 gramos de proteína de soja al día, en una dieta con bajo contenido en grasas saturadas y colesterol, pueden reducir el riesgo de infarto».

EN LA COCINA
Para los que tienen prisa

¿Falta de tiempo, o de ganas, para desgranar las habas y los guisantes? Está claro que las mejores legumbres son las frescas, pero los nutricionistas dan la medalla de plata a las secas y las congeladas. Todas las sustancias beneficiosas resisten a la conservación, incluso bajo cero. Un truco para las legumbres en lata, que por lo general no llevan aditivos: es mejor pasarlas por agua para eliminar el exceso de sal y no añadirle más, obviamente.

Para quien tiene prisa están las harinas de legumbres (como la de garbanzo), en cuyo caso la ración aconsejada es de 50 gramos, y los productos a base de soja, como el tofu y el tempeh (la ración es de 100 gramos). En el caso de las hamburguesas u otros preparados es mejor leer la etiqueta y comprobar que no lleven demasiado sodio o grasas.

Para acabar, veamos las otras sustancias: las vitaminas (grupos A, B y E), los minerales (magnesio, potasio, fósforo y calcio) y las isoflavonas. Por lo visto estas últimas, precisamente, protegen de la mayoría de los tumores hormonodependientes, como el cáncer de mama o de próstata, sobre todo si empiezan a consumirse a edad temprana. La razón es que se parecen tanto a los estrógenos, las hormonas femeninas, que reciben el nombre de fitoestrógenos. Las isoflavonas se unen a los receptores de los estrógenos y, ocupando su lugar, impiden que las auténticas hormonas interactúen con las células.

Las semillas de la soja están dentro de una vaina y se parecen a las alubias. Pueden ser de distintos colores, en función de la especie a que pertenezcan. Los tipos más extendidos son la soja amarilla (de la que se obtienen múltiples derivados), la roja (son las judías azuki) y la verde, cuyas semillas, llamadas judías mung o *green gram*, se pelan y abren; sin piel son amarillas y se usan por sus brotes y para la producción de los fideos de soja.

Como en el caso de las otras legumbres, hay que dar preferencia al consumo de las habas de soja frescas, secas o congeladas. El tempeh, una especie de bistec muy popular en Indonesia, que se obtiene de la fermentación de las semillas, mantiene los mismos valores nutricionales. En cambio los derivados, como la leche, el yogur o el tofu (llamado «queso de soja», porque se obtiene cuajando el jugo de las semillas), contienen cantidades inferiores respecto a la planta original, pero pueden ser una alternativa muy buena para los intolerantes a la leche de vaca o para las personas que quieran diversificar su consumo.

Durante un estudio se investigaron dos tipos de desayuno

con la misma cantidad de grasa, uno a base de leche, queso y mantequilla, y el otro con derivados de la soja (leche y aceite de soja y tofu): el aumento de los triglicéridos en la sangre era el mismo, pero con la soja mejoraba el metabolismo lipídico, es decir, cómo digiere, transforma y utiliza las grasas el organismo.

El porcentaje de legumbre es solo del 19 % en la salsa de soja, estupenda para el sushi y el sashimi, aunque su contenido en sal sea notable. Uno de los platos más típicos de los restaurantes japoneses es la sopa de miso, preparada a partir de una pasta de semillas amarillas fermentadas y caldo de algas y pescado.

Salvo si se es vegano, no hay razones para eliminar los quesos y la leche de vaca y sustituirlo todo por productos a base de soja; en algunos casos, de hecho, los escalopes y las hamburguesas preparadas con esta legumbre son ricas en grasas añadidas y sal, por lo que antes de comprarlas es mejor fijarse en la etiqueta. Los últimos descubrimientos apuntan en la misma dirección, la de elegir productos preparados con pocos ingredientes.

Entre los aceites de semilla, vale la pena probar el de soja, a condición de que esté extraído en frío. Es una fuente de grasas poliinsaturadas omega-3, que son siempre buscadas, ya que el organismo no puede producirlas por sí solo.

SEMILLAS OLEAGINOSAS

Las semillas encierran la vida de los seres que pueblan este planeta. En pocos milímetros contemplan el mundo. Es como si comerlas significara apropiarse de la energía más poderosa que atraviesa la Tierra. Las legumbres son semillas. En las fresas las hay a centenares y en los racimos de uvas son imprescindibles.

No es de extrañar que las semillas oleaginosas se consideren suplementos naturales. Son una manera de matar el hambre entre horas y robar a la naturaleza grasas buenas, vitaminas y minerales, como si cada puñado equivaliera a renacer un poco y como si nosotros también pudiéramos florecer como un arbusto.

Las **semillas de lino** poseen una cantidad exorbitante de omega-3, al punto de que constituyen una de las principales fuentes de estos ácidos grasos para los vegetarianos y veganos, que no comen pescado. Una cucharada contiene 1,7 gramos, lo cual, a efectos prácticos, es lo que se precisa para cubrir las necesidades diarias. También aporta 3,5 gramos de fibra, 2,5 gramos de proteínas, fenoles y fitoestrógenos (lignanos).

Los granos de **sésamo** son los reyes del calcio: 100 miligramos en una cucharada (más 1,5 miligramos de hierro). Los de **cáñamo** contienen proteínas excelentes y nada menos que diez tipos de aminoácidos.

La **semilla de girasol** nos regala ácido fólico, esencial para la construcción del material genético, e indispensable para las embarazadas. Las **semillas de calabaza**, con omega-3 y omega-4, alivian, por lo visto, los síntomas de la hiperplasia prostática benigna (lo que se llama próstata agrandada).

Todas tienen proteínas, vitaminas, minerales y fibra. También grasas de calidad, una aportación calórica no excesiva y un obsequio para quien desee perder peso: sacian. No es casualidad que los dietistas más avezados las incorporen a los regímenes de adelgazamiento, como pequeñas píldoras que masticar al primer ataque de hambre, o como aliño de ensaladas, tortillas, tartas saladas, pastas y arroces.

Hoy en día ya se encuentran en los supermercados mejor surtidos, solas o en mezclas. Hay quien las prefiere entre horas y quien nunca deja de añadirlas al muesli del desayuno o la ensalada. El sésamo molido es bueno para rebozar, y puede probarse como sustituto de la sal en varios platos, en este caso en su versión asiática: el gomasio, mezcla de semillas de sésamo tostadas y sal marina.

Son tantos los beneficios de estas pequeñas joyas, que la dieta Smartfood las convierte en uno de sus pilares: la ración diaria es de 30 gramos.

PROTECCIÓN DEL CORAZÓN. Las semillas de cáñamo, sésamo y girasol son como soldados que hay que desplegar en la batalla contra la hipercolesterolemia. Sus armas son los fitoesteroles, lípidos que por su similitud con el colesterol animal ocupan su puesto durante la digestión. No solo evitan que se asimile una parte de las grasas de origen animal, sino que al parecer también interrumpen la producción de colesterol en el hígado. En otras palabras: menos LDL, las lipoproteínas que pueden formar las placas ateroscleróticas.

Entre otras investigaciones, en la que realizó en 2009 la Washington University School of Medicine de St. Louis (Missouri) se probó con una dieta de 450 miligramos de fitoesteroles al día, con semillas, cereales integrales y frutos secos; al cabo de un mes ya se observó una reducción de los niveles hemáticos de colesterol.

Los fitoesteroles no luchan solos. Las semillas contienen otras moléculas útiles, empezando por la fibra, que bloquea la absorción de las grasas. El sésamo y el lino aportan lignanos, que contribuyen a bajar el colesterol, así como la tensión arterial.

Los lignanos son fitoestrógenos, llamados así por su capacidad para unirse a los receptores de los estrógenos, las hormonas sexuales femeninas por excelencia. En las semillas de lino van acompañados por gran cantidad de omega-3, y el efecto es una bomba. En una revisión de once estudios publicada en 2015 se valoró su eficacia en un total de 1.000 participantes, casi todos con algún factor de riesgo cardiovascular, y se vio que cumplía un claro papel en la disminución de la presión sistólica y diastólica. Los resultados más significativos se obtienen con las semillas de lino enteras, sobre todo si se consumen de manera habitual al menos doce semanas. En cambio los suplementos, cápsulas de aceite de semillas de lino o de lignanos, surten un efecto menor.

Dado que estas moléculas entorpecen los vínculos que forman los estrógenos con las células mamarias, se está investigando su posible acción preventiva contra la aparición de tumores hormonodependientes.

LOS LADRILLOS DEL ADN. Las semillas de girasol no solo tienen un valor incalculable por su contenido en fibra, vitamina E, cobre, selenio y carotenoides, sino que aportan folatos, sustancias de las que tenemos una necesidad absoluta para fabricar el material genético y los glóbulos rojos. En el caso de las mujeres que se preparan para el embarazo, o que ya están encintas, su valor es doble, ya que previenen las malformaciones neonatales.

UNA TERAPIA CONTRA LA DIABETES. Las semillas de lino, ricas en lignanos, es decir, en fitoestrógenos, ¿son terapéuticas en caso de diabetes? Una *review* china de 2015 se propuso averiguarlo reuniendo los estudios de mayor confianza; la respuesta fue que sí: que los alimentos con fitoestrógenos, es decir, las semillas de lino y de soja (que contiene isoflavonas), pueden ayudar a prevenir y gestionar la diabetes.

Lo que se deduce de este análisis es que un consumo habitual durante tres meses mejora la sensibilidad a la insulina y, al parecer, reduce los niveles de glucemia en la sangre. Es prematura, en cambio, la idea de una cura con suplementos a base de extractos de fitoestrógenos.

UN ESCUDO PARA LA PRÓSTATA. Las semillas de calabaza, y el aceite que se elabora con ellas, se usan desde hace tiempo en la fitoterapia (curas a base de plantas) como remedio para la hiperplasia prostática benigna, lo que suele llamarse próstata agrandada. Un estudio de 2015 sobre 1.431 pacientes planteó el uso de semillas de calabaza como suplementos naturales para aliviar los síntomas de dicha patología, que aparte del aumento anómalo del volumen de la próstata comporta trastornos en la micción.

VERDURAS

Que levante una mano quien sepa que, en las mismas cantidades, el *radicchio* verde contiene el triple de hierro que la carne de buey. Y que levante la otra quien relacione la vitamina C con los pimientos. Las verduras son una fuente de nutrientes y sorpresas.

Un aviso para los que las rechazan, o se encomiendan a

dietas donde no están previstas: comer verduras es la mejor manera de adelgazar, porque tienen muy pocas calorías, mucha agua y mucha fibra. Empezar con ellas las comidas mitiga los aumentos de glucemia y modera el apetito. Un plato de acelgas, como entrante, llena, prolonga la sensación de saciedad y distrae la atención de otros platos más consistentes. Por su parte, los pepinillos, el hinojo y las zanahorias, tan crujientes, son ideales como tentempié. Si se sirven en la mesa, a modo de entremés, uno se puede dar aires llamándolos crudités.

¿Y qué decir de su exuberante contenido en fitocompuestos, vitaminas y sales minerales? Los estudios, los experimentos y los metaanálisis proclaman al unísono que una alimentación rica en vegetales, es decir, en frutas, verduras y legumbres, protege de las enfermedades cardiovasculares, la obesidad y la diabetes. Parece que las verduras, en concreto, reducen el riesgo de cáncer de boca, laringe, faringe, esófago y estómago. De lo que no hay duda es de que, gracias a la fibra, mantienen a raya el tumor de colon.

Del huerto, en suma, recibe el organismo una auténtica avalancha de efectos protectores. Por eso la dieta Smartfood incorpora tantas verduras, la categoría alimentaria a la que más hay que acudir a lo largo del día (véase el capítulo 5). Sopas, menestras, guarniciones, salsas para la pasta... Cualquier receta es buena si los vegetales constituyen la base del menú.

Para los españoles y los italianos se trata de un regreso a los orígenes, a los principios de la dieta mediterránea, reconocida por la Unesco en 2010 como patrimonio cultural de la humanidad. Fue un investigador estadounidense, Ancel Keys, quien a principios de los años cincuenta intuyó sus efectos protectores contra las enfermedades cardiovasculares. A partir de

1962 estableció el cuartel general de sus estudios en Pioppi, una aldea de Pollica, en el Cilento. Los resultados fueron publicados en un libro muy famoso, *Comer bien, sentirse bien*, en el que se explica que para estar bien hay que comer verdura, fruta, legumbres, pan, pasta, pescado, aceite de oliva virgen extra y poca carne. Keys murió a los 100 años. Su legado, la *Mediterranean Diet*, sirvió de trampolín para la cocina italiana y para una larga serie de investigaciones.

UNA CURIOSIDAD
Récord en vitaminas

Las verduras, como es bien sabido, son riquísimas en vitaminas, pero por si hace falta recalcarlo, aquí hay cuatro récords:

—100 gramos de **zanahorias** cubren el 100 % de las necesidades diarias de vitamina A.
—100 gramos de **verduras de hoja verde** pueden satisfacer más de una tercera parte de la cantidad diaria aconsejada de vitamina B9 (los folatos).
—1 **pimiento crudo** cubre las necesidades diarias de vitamina C.
—100 gramos de **espinacas congeladas** cubren las necesidades diarias de vitamina K.

Pongamos un ejemplo. Las investigaciones de un equipo griego sobre 15.000 mujeres, publicadas en 2010 en el *American Journal of Clinical Nutrition*, en el marco del estudio EPIC, demuestran que la dieta mediterránea reduce de forma significativa la aparición de tumores de mama tras la menopausia, período en el que de por sí es más elevado el riesgo de sufrir la enfermedad. Estos resultados han sido confirmados por otro estudio más reciente, que apareció en 2013 en el *International Journal of Cancer*, y en el que participaron más de 330 mujeres de diez países europeos, a las que se les hizo un seguimiento medio de once años.

¿Qué verduras hay que descartar? Ninguna. Barrillas o judías verdes en primavera, calabacines u hojas de remolacha en verano, brócoli o nabos en otoño, calabaza o alcachofas en invierno... Tampoco hay que renegar de los parientes amiláceos, es decir, las patatas, aunque sus efectos se asemejen más a los de los hidratos de carbono que a los de las zanahorias.

LOS FOLATOS DE LAS HOJAS VERDES. En la dieta femenina no debería faltar en especial un mínimo de 200 gramos al día de verduras de hojas verdes. Cocidas y crudas: **espinacas**, **achicoria**, **acelgas**, **lechuga** y todas las hortalizas de este tipo. Comerlas en abundancia y diariamente es una de las maneras de prevenir el cáncer de mama, como demuestran estudios muy recientes. Lo confirmó una investigación enmarcada en el estudio EPIC sobre 31.000 chicas de entre 36 y 64 años a lo largo de once años. Llamó la atención que al aumentar el consumo de todas las verduras, disminuyera el riesgo de tumor de mama y que la protección mayor se debiera justo a las verduras de hoja verde, a causa de sus propiedades específicas.

Del mágico mundo pigmentado por el verde de la clorofila forman parte los folatos, que deben su nombre a la palabra latina *folium*, «hoja», porque fue en las hojas de la espinaca donde se identificaron por primera vez. Son beneficiosos para las embarazadas, en la medida en que reducen el riesgo de hipertensión en la madre y previenen malformaciones en el feto, como la espina bífida, el retraso en el crecimiento fetal y el parto prematuro. Una ración de 100 gramos de endivias o escarola satisface más de una tercera parte de las necesidades diarias de folatos (400 microgramos).

La verdad es que los folatos (o vitamina B9) son beneficiosos para todo el mundo, aunque solo sea por su imprescindible papel que cumple en la síntesis de las proteínas y el ADN, al que hay que añadir otro dato: según el Fondo Mundial para la Investigación del Cáncer, su ingesta cotidiana reduce el riesgo de tumores de páncreas. Por si fuera poco, las espinacas y demás previenen la diabetes de tipo 2, según se desprende de un reciente metaanálisis basado en los datos del estudio EPIC.

Lo ideal para que la vitamina B9 se mantenga intacta es consumir las verduras en crudo, ya que tanto el calor como la congelación provocan su deterioro. La cocción tiene que ser muy rápida y con poca agua. Un último truco: partirlas con las manos. La rotura casual de las fibras vegetales pone en marcha mecanismos enzimáticos que modifican los folatos, facilitando su absorción por nuestro organismo.

EL LICOPENO DE LOS TOMATES. Si las verduras de hoja verde protegen a las mujeres del tumor de mama, el tomate, en temporada, es el ingrediente imprescindible en la mesa de los hombres. Los estudios epidemiológicos indican que en los países en que se consume mucho tomate, como Italia, España y México, se registra un índice de cáncer de próstata mucho más bajo que en otros sitios.

Los varones deben agradecérselo al licopeno: lo que los protege es este pigmento, responsable de su magnífico rojo. Es probable, por las pruebas de que se dispone, que prevenga el cáncer de próstata. No es que a las mujeres no les beneficie, sino todo lo contrario. Un estudio de la Harvard Medical School of Boston sobre 27.000 voluntarias de 45 o más años demuestra que el tomate reduce el colesterol total y mejora la relación entre el colesterol total y el bueno, como explican los investigadores en las páginas del *Journal of Nutrition*.

Corazón de buey, cherry, pera... En ensaladas, salsas, purés; tomates pelados, concentrados de tomate... Todo es beneficioso. De hecho, la cocción multiplica hasta por cinco la cantidad de licopenos biodisponibles, debido a que el calor rompe las paredes de las células vegetales y libera el carotenoide. Añadir aceite de oliva virgen extra favorece su absorción, ya que se trata de una molécula lipófila, es decir, que se deshace bien en las grasas.

Los espaguetis con salsa de tomate son excepcionales, y aún más *smart* si la pasta es integral.

¿Consejos para su conservación? Los tomates maduros deben guardarse en la nevera, en el cajón de la fruta y la verdura, a lo sumo un par de días. Para disfrutar de todo su sabor hay que acordarse de sacarlos al menos media hora antes de consumirlos. No hay que meterlos en el congelador, ya que en la fase de descongelación pierden sabor, a menos que antes se escalden durante 30-60 segundos para desactivar las enzimas que los deterioran y se escurran rápidamente antes de pelarlos. En cambio, para la salsa no dan ningún problema las temperaturas bajo cero.

Los tomates que aún están verdes maduran a temperatura ambiente y, envueltos con un trapo, aún más deprisa. Lo importante es no exponerlos a la luz solar directa y las fuentes de calor intenso, para no desperdiciar su patrimonio de fitocompuestos y vitaminas.

LOS MATICES DE LOS CAROTENOIDES. Los carotenoides se encuentran en las zanahorias, como intuiría cualquier niño italiano (*carote* significa «zanahorias»). También están presentes en las hortalizas de color naranja, como la calabaza, aunque pueden virar al amarillo o al rojo. Un estudio propuso una clasificación: el color naranja procede del betacaroteno y sus derivados (zeaxantina y beta-criptoxantina); el amarillo anaranjado, del betacaroteno, pero también del alfacaroteno y derivados, especialmente de la luteína. Los alimentos ricos en epóxidos son amarillos. El rojo del tomate se debe al licopeno, pero el de los pimientos deriva de la capsantina y la capsorrubina.

Para incrementar la confusión, los carotenoides están presentes en una larga serie de verduras, como las espinacas, las hierbas aromáticas o la escalonia, que adquieren colores distintos debido a la presencia simultánea de otros pigmentos.

¿Para qué sirven? No cabe duda de que protegen el aparato vascular, en la medida en que previenen la obstrucción de las arterias producida por la oxidación de las lipoproteínas. Según el análisis de la bibliografía científica realizado por el Fondo Mundial para la Investigación del Cáncer, es muy probable que reduzcan el riesgo de tumores en el tracto digestivo y el respiratorio.

Atención: estamos hablando de fitocompuestos contenidos en los alimentos, no de suplementos. Hace años se realizaron estudios con resultados sorprendentes. Se administraron suplementos de betacaroteno a fumadores, con efectos desconcertantes que llevaron a concluir que el betacaroteno administrado de esta forma no solo no era útil para la prevención del riesgo de tumores, sino que parecía aumentarlo.

Desde entonces, gran número de estudios ha corroborado que el consumo habitual de alimentos ricos en carotenoides es beneficioso para la salud y no comporta ningún peligro, mientras que con las cápsulas y polvos hay que andarse con pies de plomo y tomarlos solo con receta médica.

Un hurra por los purés de **calabaza**, hortaliza cuyo contenido en carotenoides solo supera el de las zanahorias. Un hurra por el **pimiento**, que comido crudo (basta uno solo) cubre las necesidades diarias de vitamina C.

De las investigaciones en la esfera alimentaria se aprenden artes de chef de la salud.

Los carotenoides son muy resistentes a las temperaturas elevadas. De hecho, aumenta su biodisponibilidad, o sea, la capacidad de ser absorbidos y llegar al torrente sanguíneo. Así que adelante con las **zanahorias** al vapor, aunque con un chorrito de aceite, eso sí, ya que los carotenoides son liposolubles y necesitan moléculas de grasa para embarcarse en el viaje por nuestro cuerpo; de lo contrario, se calcula que solo se absorbe el 5 %. La vitamina E del aceite de oliva virgen extra, por su parte, hace aumentar de modo exponencial el efecto antiaterosclerosis de los carotenoides.

Buenas noticias desde el congelador: la pérdida de pigmentos es ínfima, tanto en los productos de la sección de congelados del supermercado como en los que se congelan en casa.

EL AZUFRE DEL BRÓCOLI. Las coles y los brócolis pertenecen a una gran familia de más de trescientos ejemplares: la clase de las brasicáceas, también llamadas crucíferas, por la forma de cruz de su flor. Aunque su olor no sea precisamente agradable, el azufre al que se debe su aura fétida es la molécula de un compuesto que pone a los oncólogos en alerta y traba la lengua del profano: el glucosinolato. Varios estudios clínicos coinciden en adjudicarle el mérito de reducir el riesgo de sufrir muchos tipos de cáncer. No hay todavía pruebas concluyentes, pero sí gran número de indicios.

En una *review* de la Universidad de Wageningen, en Holanda, fueron examinadas una serie de investigaciones que parecen demostrar que el aumento del consumo de **coles**, **brócolis**, **coliflores** o **coles de Bruselas** reduce la incidencia de los tumores de pulmón, páncreas, vejiga, próstata, piel, estómago y mama. No es poco.

Una curiosidad sobre los glucosinolatos: son un arma de protección de las plantas, porque confieren un sabor amargo que disuade a los insectos y los animales herbívoros. También nos defienden a nosotros cuando los introducimos en nuestro cuerpo al comer coles y brócolis, ya que al parecer actúan como una especie de pesticida que mata las células tumorales.

Para ser exactos, esta protección no nos la brinda el glucosinolato entero, sino algunos de sus compuestos, como los isotiocianatos, los tiocianatos y los nitrilos. Por lo visto los isotiocianatos son capaces de estimular enzimas hepáticas que favorecen la eliminación de sustancias tóxicas, e incluso de reactivar el gen p53, que en las células tumorales es defectuoso, y cuya función es bloquear su proliferación.

Estas sustancias, sin embargo, se liberan por hidrólisis (es decir, por efecto del agua) gracias a la acción de una enzima llamada mirosinasa, presente en los mismos vegetales. Esta explicación es necesaria porque da una indicación sobre cuál es la mejor manera de consumir las brasicáceas.

Para verlo más claro, imaginemos que comemos col lombarda en ensalada. Mientras masticamos se fragmentan las células vegetales, y es como si además de abrir la puerta de las pequeñas cárceles donde estaban encerrados los glucosinolatos también abriéramos la de la enzima mirosinasa. Los presos, separados en la planta, se encuentran en nuestro aparato digestivo y la mirosinasa puede dividir el compuesto.

PARA PROFUNDIZAR

Las setas y la investigación contra el cáncer

Las setas se encuentran a medio camino entre el reino vegetal y el animal, pero desde el punto de vista de la nutrición se acercan más a una verdura que a un trozo de carne. Por decirlo de otro modo, no son un plato principal proteínico, sino un condimento para los primeros o una guarnición. Varios estudios epidemiológicos han constatado sus propiedades anticancerígenas, vinculadas a la presencia de polisacáridos, el más estudiado de los cuales es el lentinan. Los primeros estudios se hicieron en Japón, donde la incidencia de los tumores de colon y estómago entre los consumidores de algunas especies típicas de la cocina oriental (enokitake y shitake) es la mitad de la del resto de la población. Son análisis dignos de reseñar, aunque aún haya que profundizar en ellos. Es fácil encontrar el shitake en algunas zonas de España.

Masticar bien, un buen rato, permite que las sustancias no permanezcan en la cárcel, pero el mero hecho de cortar la col en rodajas y picarla ya ayuda, porque hace que se desprendan mirosinasas con un aumento de los compuestos bioactivos cuatro veces mayor que en el alimento intacto.

Picar la col y saborearla cruda en ensalada es la manera idónea de ingerir todo su contenido nutricional, que por desgracia se reduce con el calor y con el agua. En caso de que sea obligatoria la cocción, es aconsejable optar por el vapor o un hervor rápido (menos de 10 minutos) y con poco líquido. Esto es tan válido para los glucosinolatos como para la vitamina C, presente en las brasicáceas en cantidades que hacen palidecer incluso a las naranjas.

Volviendo a la prevención del cáncer, parece que también se extiende a otra sustancia, el indol, que según ciertos estudios puede reducir el riesgo de tumores hormonodependientes, como el de mama, modificando el metabolismo de los estrógenos. Solo en el brócoli, por otra parte, está presente en grandes cantidades el sulforafano, a cuya hipotética acción contra el cáncer se une la bactericida contra *Helicobacter pylori*, la bacteria responsable de la gastritis crónica, la úlcera péptica y los tumores de estómago.

No olvidemos la fibra. Una ración de 200 gramos de las tan desatendidas coles de Bruselas satisface por sí sola una tercera parte de las necesidades diarias de fibra (que son de 25-30 gramos).

LA INULINA DE LA ALCACHOFA. Para seguir con la fibra, las alcachofas aportan la mitad de las necesidades cotidianas (para una ración de 250 gramos) y contienen una realmente especial. Se llama inulina, también presente en la cebolla. Los seres humanos no la digerimos; carecemos de enzimas que puedan hacerlo. Por eso llega intacta al intestino. Para las colonias de bacterias que albergamos es como si cayera maná del cielo.

Lo increíble es que la inulina es despreciada por los microbios malos y adorada por los microorganismos que conviven pacíficamente con nosotros, las bifidobacterias y los lactobacilos. Al comer alcachofas alimentamos al ejército bueno que hay al fondo de nuestra barriga y matamos de hambre a los gérmenes peligrosos, como *Bacteroides* y *Prevotella*, que podrían causarnos enfermedades.

Los estudios sobre el microbioma están en auge, debido a que todo indica que una parte muy grande de nuestro bienestar depende de los microorganismos, y no solo a nivel intestinal. En este caso concreto, las bacterias con matrícula de honor hacen fermentar la inulina, llamada prebiótica, y generan sustancias que protegen el colon y todo el organismo.

Conviene, para no perder la fibra, consumir las alcachofas poco tiempo después de recogidas, o conservadas a baja temperatura, preferiblemente tapadas con celofán.

¿Suplementos de inulina? Parece que funcionan. Un estudio analizó los efectos del consumo habitual de un extracto disuelto en zumos de fruta y los resultados indicaron que incluso en polvo provocaba un aumento digno de consideración en las bifidobacterias.

Al comer alcachofas se ingiere también calcio y hierro: una ración de 250 gramos cubre aproximadamente una quinta parte de las necesidades diarias de ambos minerales.

4

Hechos y mitos

«La calumnia es un vientecillo», canta Don Basilio en *El barbero de Sevilla*, y «al final se desborda y estalla, se propaga, se redobla y provoca una explosión como un disparo de cañón.» Las malas lenguas rossinianas contaminan una larga lista de pobres alimentos ensalzados o repudiados a partir de juicios de valor que, dicha sea la verdad, poco tienen de serios.

En el mundo 2.0, a las creencias populares se suma la seudociencia, amplificada por la red. A fuerza de leer y escuchar, acaba uno dando por supuestas sandeces rotundamente falsas.

De repente, las zanahorias son denostadas por tener «demasiado azúcar», o los hidratos de carbono en general. Las proteínas se convierten en lo mejor de lo mejor, las grasas son el diablo en persona, la fruta hay que comerla entre horas y hasta el agua es mejor no beberla en las comidas.

¿Cuánto hay de cierto en estos mitos que están en circulación? En este capítulo se da respuesta a las preguntas más habituales, siempre y exclusivamente según fundamentos científicos.

CEREALES, PASTA, PAN Y PATATAS

Para adelgazar, ¿hay que eliminar los hidratos de carbono?

La idea de prescindir de los hidratos de carbono complejos de los cereales y las legumbres, así como de los hidratos de carbono simples de la fruta, no es inteligente. En sentido literal, porque de hecho la glucosa es la única fuente de energía del cerebro.

Es la fuente de energía de todo el cuerpo y no podemos prescindir de ella; no en vano la dieta Smartfood estipula que una cuarta parte de las comidas y las cenas debe estar compuesta por cereales (mejor integrales).

Por otro lado, no es justificable atiborrarse de pasta y pan. Nuestro cuerpo se rige por un delicado equilibrio. Los hidratos de carbono complejos y sencillos llegan al intestino reducidos a moléculas de glucosa, sin la menor distinción entre primeros o segundos platos, ni entre tartas o frutas. Los capilares de las vellosidades intestinales los reciben y se los llevan a la vena porta hepática, que penetra en el hígado. Una parte de la glucosa absorbida es convertida por la glándula en glucógenos, que constituyen la reserva de azúcares de nuestro cuerpo. Ante una comida demasiado rica en calorías, el hígado trata de reequilibrar la glucemia aumentado los depósitos de glucógeno, pero si no queda nada almacenado, el exceso de glucosa se convierte en tejido adiposo de reserva.

Otra parte de los azúcares se envía directa al torrente sanguíneo, momento en que interviene la insulina: esta hormona, generada por el páncreas, es como una llave que abre la puerta de las células a la glucosa. El mecanismo hace que se mantenga constante la glucemia.

Cuando la célula está llena, rechaza los azúcares, que se quedan en la sangre. Entonces vuelve a acudir la insulina, pero esta vez la glucosa se transforma en grasa de reserva en las células adiposas. Más allá del hecho de engordar, si esta secuencia se repite habitualmente se crea una hiperproducción de insulina y sustancias inflamatorias. Es la antesala de la diabetes, la obesidad y los tumores.

¿El arroz hervido es dietético?

El arroz blanco puede tener un índice glucémico alto, en el sentido de que causa un aumento muy rápido de la glucemia en la sangre. En este índice, curiosamente, influye el tipo de cocción. El pico glucémico más alto corresponde justo al arroz que se hierve con mucha agua y que luego se escurre; por tanto, no es un gran hallazgo dietético, aunque algunos crean lo contrario. Una estrategia para moderar este índice es añadir verduras al plato, o comerlas como entrante.

En cambio en un arroz cocido a la oriental (en una olla con el doble de agua fría que de arroz, tapada, a fuego medio y sin escurrir), no aumentan tan deprisa los azúcares en circulación.

También la ensalada de arroz, plato típicamente veraniego, tiene un índice glucémico más bajo: el almidón que se había gelatinizado durante la cocción, al enfriarse se hace más resistente al ataque de las enzimas digestivas.

La mejor elección posible, con todo, es consumir variedades de arroz más ricas en fibra, como el rojo, el venere o las versiones integrales y semiintegrales.

¿Se puede modificar el índice glucémico de la pasta y los cereales en grano?

Por supuesto. El índice glucémico de los hidratos de carbono cambia mucho en función de la elaboración. Empecemos por una regla que los italianos se saben muy bien: la pasta, siempre en su punto. La cocción prolongada causa una mayor gelatinización de los almidones, es decir, que los convierte en una especie de gel, muy fácil de romper por las enzimas digestivas. Así, se absorbe muy deprisa todo el contenido en azúcares y el índice glucémico sube. La pasta al dente tiene un efecto más moderado en la glucemia.

PARA PROFUNDIZAR
El índice glucémico

Cuando se habla de índice glucémico (IG) se hace referencia a los hidratos de carbono. El adjetivo «glucémico» deriva de la palabra «glucemia», que designa la presencia de glucosa en la sangre. La respuesta glucémica, por consiguiente, expresa el enriquecimiento de los azúcares en circulación después de consumir un determinado tipo de hidratos de carbono, simples, como la sacarosa, o complejos, como los de los cereales.

Para ser absorbidos, todos deben ser transformados en glucosa por las enzimas digestivas. La velocidad a que se produce este mecanismo, con el consiguiente aumento de azúcares en la sangre, determina el índice glucémico de un alimento (el parámetro de referencia es la glucosa pura, 100).

Pero el índice no lo dice todo. Por eso no tiene sentido demonizar alimentos como las zanahorias. Sabemos que también es importante la dosis de azúcares presente en una ración. No solo es el cómo, sino también el cuánto. Lo que importa de verdad es la carga glucémica, que puede definirse como la cantidad de hidratos de carbono contenidos en un alimento ajustada a su potencia glucémica, la rapidez con que incrementa los azúcares.

Es la cantidad ingerida de un alimento glucídico lo que activa el mecanismo de la insulina, la hormona producida por el páncreas que regula mediante varios procesos los niveles de glucosa hemática. Cuanto más elevada es la glucemia en la sangre tras la digestión, más insulina se segrega. Ese es el problema: un exceso de picos de insulina es perjudicial, porque desencadena la producción de sustancias inflamatorias, puede provocar diabetes de tipo 2 y no solo no permite el consumo de grasas de depósito para la producción de energía, sino que fomenta el aumento de estas mismas (lipogénesis).

Todavía no existe una clasificación oficial de la carga glucémica de todos los alimentos, entre otras cosas porque no es un índice inmutable, sino que experimenta variaciones importantes en función de la cocción, la modalidad de consumo y la persona.

Es la misma razón por la que hay que cocinar los granos en su punto. En el caso del arroz, la cebada o el farro puede tratar de reducirse el agua, que cuanto más abundante sea, más gelatinizará el almidón. Las siguientes cocciones reducen el índice glucémico: la del risotto, que consiste en añadir solo el agua necesaria para la cocción, sin escurrir (se puede adaptar a la cebada o el farro); la del cuscús, en la que hay que echar el cereal una vez que hierve el agua (un vaso por cada vaso de sémola), apagar el fuego y tapar; las ensaladas frías de cereales o de pasta, porque el almidón se vuelve menos disponible.

Comiendo en primer lugar un plato de verdura introducimos en el cuerpo algo de fibra, que impide la absorción rápida de los azúcares.

La presencia de fibra también asegura un índice glucémico más bajo en todas las modalidades integrales de grano y pasta. De forma análoga, en las pizzas o tartas conviene sustituir la harina refinada por harina integral, aunque solo sea en parte.

¿Son útiles los cereales integrales en caso de estreñimiento?

Sí, por la siguiente razón: las partes que no se digieren permanecen varias horas en el tramo final del intestino, el grueso, donde las glándulas no producen enzimas, solo moco. El resultado final es la absorción de agua y sales minerales, como el calcio, y la evacuación de los productos de desecho.

Si el movimiento del intestino es demasiado lento (lo que se llama intestino perezoso), el agua se reabsorbe en cantidad excesiva y se genera el estreñimiento. En caso contrario, se sufre un acceso de diarrea.

La práctica clínica nos enseña dos cosas: hay que beber y comer fibra, ambas por la misma razón, que es regar el intestino. Hay que acordarse de beber un litro y medio al día entre agua, té y otras bebidas. Y benditas sean las fibras insolubles, las que dan su consistencia crujiente a los cereales integrales: se impregnan de agua y reblandecen las heces.

Como laxantes naturales funcionan muy bien las ciruelas, tanto frescas como secas, sobre todo por su azúcar, el sorbitol, que casi no se digiere y va derecho al intestino, donde atrae líquidos por ósmosis.

Aparte de corregir los malos hábitos en la mesa, hay que

moverse, porque el ejercicio físico aumenta la velocidad del tránsito gastrointestinal, e ir al baño siempre que se tengan ganas (sin posponerlo).

¿El Kamut es superior a los demás granos?

Los granos llamados «antiguos» están haciéndose un hueco en el mercado. Son especies de las que se había prescindido, a veces durante siglos, y que en los últimos tiempos las han recuperado los agricultores. Gustan a los consumidores, que los consideran más naturales, sabrosos y sanos. El cereal de mayor éxito es el Kamut, que de hecho es una marca registrada. Según la leyenda, se recuperaron sus semillas en una tumba egipcia de cuatro mil años de antigüedad, aunque lo cierto es que se trata de una selección del grano Khorasan, nombre de la región iraní donde aún se cultiva. El negocio lo lleva una empresa de Montana que comercializa pasta, grisines y snacks.

Rigurosamente biológico, el Kamut es un trigo gigante, con granos casi el doble de grandes que los del trigo común, y una fracción proteínica levemente superior. El precio de los productos alimentarios es bastante mayor, algo que, más que por sus cualidades nutricionales, puede justificarse por lo interesante de su sabor. Por otro lado, la mayoría de los derivados están hechos con harina refinada, pero lo ideal también sería la versión integral. Cuidado, que al contener gluten no es apto para los celíacos.

¿Qué hidratos de carbono hay que tomar en el desayuno?

Nada mejor que una rebanada de pan integral, con un poco de mermelada, si se quiere. También están bien los cereales inflados, desde el arroz hasta el trigo, pasando por la avena y el farro, así como los copos, que pueden tomarse con fruta fresca, frutos secos, semillas y la leche que se prefiera (vegetal o de vaca). Los cereales inflados se presentan crujientes y turgentes, manteniendo la forma del grano. También los hay parecidos a pétalos. Lo importante, en ambos casos, es que no lleven azúcares y grasas añadidos, como puede ser el caso tanto de los copos, por ejemplo algunos *corn flakes* (literalmente, «copos de maíz»), como de los granos inflados, que a veces están caramelizados. Hay que leer la etiqueta del envoltorio.

¿Una guarnición de patatas es como una de verduras?

No. Es verdad que las patatas pertenecen al reino vegetal y también tienen fitocompuestos, vitaminas, fibra y sales minerales, pero por su cantidad de almidones se asemejan más al arroz que a las espinacas. Encima, su índice glucémico es superior a los del pan y la pasta, a diferencia de la fruta y la hortaliza, en las que dicho índice suele ser bajo.

Hablando en términos de calorías, las patatas hervidas aportan 85 por cada 100 gramos; si están guisadas, 150, y fritas, 185. Una manera de regularse, si lo que se quiere es perder peso, es tomarlas como primer plato: o pasta o patatas, o un poco de cada. Fuera las demonizaciones. No pasa nada por comer una ración semanal, es decir, dos tubérculos pequeños. Solo hay que tener en cuenta que al freírlas se añade grasas y se producen moléculas tóxicas, que las patatas de los guisos han absorbido el aceite de la cocción y que en los ñoquis y el puré el pico glucémico es más elevado (al triturar, el almidón está más disponible).

Un truco: el índice glucémico de las patatas hervidas disminuye a medida que se enfrían. Esto es así porque el almidón, que se había gelatinizado durante la cocción, cambia su composición al enfriarse y experimenta una retrogradación, es decir, recupera una estructura parecida a la original. A raíz de este proceso desciende el índice glucémico, porque la nueva configuración, más rígida, vuelve resistente al almidón a las enzimas digestivas. Es como si se comieran patatas integrales, cuyos azúcares se absorben más despacio. Aceite de oliva virgen extra en crudo, una ración de verduras, una fuente de proteínas y la comida está servida.

¿Es bueno comer pizza?

Depende de lo que lleve, de la cantidad y de la preparación. Con los ingredientes adecuados, una pizza puede sustituir una comida clásica, incluso una vez por semana. Aquí van algunas sugerencias.

–La harina idónea es la integral. Se habla mucho de cuál es la pizza auténtica, pero cuando se inventó, a finales del siglo XIX, no existía la harina blanca.
–En vez de levadura de cerveza se puede usar levadura madre, que permite un leudado lento.
–Para agilizar el leudado, en vez de sacarosa se puede rallar un poco de manzana.
–No pasarse con la sal.
–El aceite tiene que ser de oliva virgen extra.
–La salsa de tomate fresca tiene un sabor excepcional, pero también puede usarse el tomate en conserva.
–La mozzarella, típica de la pizza Margarita, está buenísi-

ma, pero no hay que comer queso más de dos veces por semana. Se puede variar recurriendo a vegetales, desde berenjenas hasta setas, pasando por grelos y pimientos. Resumiendo: pizza, amor y fantasía.

–Si la pizza se ha preparado con harina refinada, es aconsejable comer antes un plato de verduras, para introducir fibra que ralentice la absorción de la glucosa.

Llegamos al tema de las cantidades. No habría que excederse. Quien pretenda perder peso debería comer pizza a lo sumo una vez por semana.

FRUTAS, VERDURAS Y LEGUMBRES

Las frutas y verduras bio, ¿son más nutritivas?

De vez en cuando aparecen investigaciones que dejan constancia de un mayor contenido en vitamina C o sales minerales en las frutas y las verduras biológicas. Fue el caso de un reciente análisis sobre pimientos bio en que se registraron más carotenoides, fenoles y vitaminas, sobre todo la C. Hace poco, una revisión de más de trescientos estudios científicos sacó a relucir una diferencia clara entre los vegetales biológicos y los de agricultura convencional: en los primeros se observaron mayores concentraciones de micronutrientes y una cantidad de pesticidas cuatro veces menor, aproximadamente. En los últimos años, sin embargo, otras relecturas a gran escala de centenares de estudios han llegado a la conclusión de que las divergencias en las aportaciones nutritivas no son tan relevantes como para influir en la salud.

Es posible que sean más sabrosas. Es probable que su producción, que prescinde de los pesticidas de síntesis, contamine menos el medio ambiente, lo cual no es poco. No cabe duda de que el mercado de lo biológico, que sigue expandiéndose sin tregua, genera ingresos enormes a nivel mundial.

Desde una perspectiva estrictamente científica, no obstante, aún faltan investigaciones como para fomentar lo bio de cara a la salud en detrimento de los productos de la agricultura convencional, que por otra parte acaparan los estudios sobre el efecto protector de los alimentos: las investigaciones que relacionan la fruta y la verdura con un resultado positivo en el organismo —como la reducción del riesgo de determinados tipos de tumores— se han realizado en poblaciones que consumían vegetales cultivados con agricultura no biológica.

La fruta y la verdura bio ajustan sus procesos productivos, como el cultivo y la cosecha, a las pautas europeas, en la que quedan descartados los productos fitosanitarios de síntesis y admitidos los potenciadores de las defensas, entre los que se incluyen sustancias naturales capaces de mejorar la resistencia de las plantas, los llamados pesticidas de origen natural.

La pasión por lo biológico se ha convertido en un fenómeno social, con un componente psicológico típico de la época en que vivimos. La idea de que se cultive un fruto como en otros tiempos (aunque no sea del todo cierto) remite al concepto romántico de un pasado mítico en el que los alimentos eran sabrosos y no perjudicaban. Tras ello se oculta una rebelión contra los excesos de los cultivos intensivos y el consumismo desenfrenado. Esta motivación es tan poderosa que la gente está dispuesta a pagar incluso el doble por una manzana que ha crecido sin antiparasitarios químicos.

En lo que no puede estarse de acuerdo de ningún modo es en la convicción de algunos de que todo lo que no es biológico envenena. Forma parte de una *forma mentis* de moda que asigna los adjetivos «bueno» y «malo» a las categorías de lo natural y lo artificial, en una especie de inquisición moderna que manda a la hoguera a la química, la tecnología y la modernidad.

Los pesticidas químicos son eliminados en el momento en que se lava la fruta (y se seca, lo cual es aún mejor). ¿Las frutas y verduras conservan trazas del contacto con las sustancias químicas? Muchos científicos creen que no, que no se absorbe nada significativo y que los residuos externos se los lleva el agua.

A los vegetales bio les hace falta también un buen lavado. La agricultura biológica evita los antiparasitarios, los herbicidas y los fertilizantes de síntesis, pero puede usar otros de origen natural. Sin ir más lejos, no estipula la eliminación de abonos como el estiércol.

¿Es mejor excluir las zanahorias de un régimen adelgazante?

Muchas dietas (poco fiables) desaconsejan las zanahorias y, a fuerza de insistir, han convencido a mucha gente: quedan rigurosamente prohibidas si se quiere adelgazar. ¿Por qué? Por su elevado índice glucémico.

El índice glucémico indica la velocidad a la que el organismo absorbe los azúcares presentes en el alimento, pero no toma en consideración la cantidad de estos últimos, por lo que solo es útil hasta cierto punto. Es más importante evaluar la carga glucémica, es decir, la cantidad de azúcares consumidos.

Las zanahorias son el ejemplo por excelencia: sus azúcares llegan raudos al torrente sanguíneo, pero solo son 7,5 gramos por cada 100. Vaya, que eliminarlas no es hacer gala de sentido común, sino todo lo contrario: habría que aprender a mordisquearlas como aperitivo, con hinojo o apio, para mantener a raya el hambre, en vez de zampar pan o grisines. La fibra sacia y hace comer menos.

Además, las zanahorias son muy beneficiosas. Contienen vitamina A, importante para la regulación del mecanismo visual y para la integridad del sistema inmunitario, y betacaroteno, que mantiene sanos los pulmones y mejora los niveles de colesterol.

El organismo absorbe mejor los carotenoides si la zanahoria está cocida, porque el calor ablanda las paredes celulares. Una gota de aceite aún hace más asimilables estas sustancias, que son liposolubles.

¿Son ricas en hierro las espinacas?

No tanto como suele pensarse. Aportan mucho más hierro el *radicchio* verde, las legumbres, los frutos secos y las semillas. Sin embargo, aliñar las espinacas con zumo de limón aumenta la disponibilidad del hierro. Lo ideal sería comerlas crudas, o escaldadas, porque el calor degrada los folatos, presentes en todas las verduras de hoja verde.

Las judías verdes, ¿son hortalizas o legumbres?

Las judías verdes pertenecen a la familia de las legumbres, pero su aportación nutricional es parecida a la de una hortaliza: pocas calorías y mucho potasio, hierro, calcio, vitaminas A y C y fibra alimentaria. ¡Perfectas como guarnición!

Los tomates, ¿crudos o cocinados?

En temporada, ambas cosas. El licopeno, una de las moléculas beneficiosas del tomate, se absorbe mejor con una cocción larga, o con una buena cucharada de aceite de oliva virgen extra.

¿Y el brócoli?

Las sustancias del brócoli que se han estudiado por sus propiedades contra el cáncer, los glucosinolatos, se estropean con el calor. El mismo fin le espera a la vitamina C. Lo ideal sería consumir la col y el brócoli crudos y trinchados, a lo sumo después de escaldarlos.

Las frutas y las verduras, ¿bastan para cubrir la cantidad de fibra diaria recomendada?

En los últimos años, las investigaciones científicas han señalado los efectos beneficiosos ligados al consumo habitual de alimentos ricos en fibra alimentaria, y hoy se aconseja la ingestión de unos 25-30 gramos al día para un adulto medio. Para llegar a esta dosis no basta, por lo general, con frutas y verduras, de los que habría que comer un kilo. Por eso es fundamental consumir al menos una vez al día cereales integrales, unos cuantos frutos secos durante el desayuno o entre horas y legumbres como mínimo tres veces por semana.

¿Las ensaladas son light*?*

A veces sí, pero otras claramente no. Una ensalada completa, con aceitunas negras, patatas, maíz, queso emmental y hasta aguacate, es una bomba de mil calorías, más que unos espaguetis con tomate.

Para prepararse un plato único saludable y ligero está bien combinar la lechuga y los tomates (dos *smartfoods*) con hidratos de carbono (se puede elegir entre patatas o un panecillo integral) y proteínas (se puede elegir entre alubias pintas, caballa, quisquillas, huevos, queso fresco o pechuga de pollo o de pavo), todo ello aliñado con no mucho aceite de oliva virgen extra, limón o vinagre (sería preferible renunciar a la sal). Obviamente, no son aconsejables las salsas y mayonesas industriales. Sí se aconseja, en cambio, la mostaza, a condición de que los únicos ingredientes que lleve sean semillas de mostaza, agua, vinagre, sal y curcumina (molécula *smart*) como colorante, identificado con el código E100.

¿No pueden aliñarse las verduras cuando se está a régimen?

En cualquier comida tiene que haber una parte de grasas. Puede ser el chorrito de aceite que se le echa a las verduras u otros platos, o un puñado de semillas o de frutos secos. No tiene sentido una comida basada en una gran ensalada sin aliño y un trozo de pan. Equivaldría a renunciar a un montón de vitaminas.

La explicación está en el destino de los lípidos. Durante la

digestión, las grasas se dividen en ácidos grasos por efecto de
la bilis y las enzimas. Una vez superada la membrana de las
vellosidades intestinales, estos compuestos vuelven a juntarse
hasta formar supermoléculas de grasas, los quilomicrones.

Bajo una especie de manto de proteínas, contienen de
todo: triglicéridos, fosfolípidos, colesterol y vitaminas liposolubles (A, D, E, K, F, Q). Es la razón de que sin grasas no podamos absorber vitaminas fundamentales.

Los quilomicrones tienen una vida breve. Transportados
por la sangre, ceden enseguida una parte de su cargamento de
triglicéridos a los tejidos musculares y adiposos, y al llegar al
hígado son disgregados. Lo que queda de un quilomicrón
puede ser utilizado en la glándula hepática, almacenado como
reserva energética o expulsado hacia el torrente sanguíneo.

¿Las verduras congeladas conservan sus valores nutricionales?

En gran parte sí: los cristales de hielo formados por el agua
contenida en los vegetales son muy pequeños y las lesiones
que ocasionan a las células, irrelevantes. Es preferible recurrir a los congelados, de indudable comodidad, a no comer
verduras por falta de tiempo o de ganas de prepararlas. Además, la pérdida de valores nutricionales puede ser mayor en
vegetales frescos guardados mucho tiempo en la nevera o el
mostrador del verdulero que en los que se congelan justo después de recogerlos.

Ahora bien, conviene saber que en el caso de las verduras
de hoja verde, como las espinacas, las acelgas y las hojas de
remolacha, la congelación reduce de manera drástica el contenido en folatos, que parecen figurar entre los responsables
de su efecto protector contra el tumor de mama. La que no

sufre daño alguno es la vitamina K, importante para la coagulación de la sangre. Las hortalizas de hoja verde la contienen en abundancia: 100 gramos de espinacas congeladas satisfacen las necesidades diarias de vitamina K. Las espinacas, por su parte, ni siquiera pierden sus carotenoides, las mismas sustancias presentes en la calabaza, el pimiento y la zanahoria, que resisten hasta seis meses en el congelador.

Los que no salen tan bien parados son el brócoli y la col, en cuyo caso disminuye la cantidad de los compuestos estudiados por sus propiedades contra el cáncer, los glucosinolatos, hidrosolubles y sensibles al calor. El problema no es la congelación en sí, sino el proceso que recibe el nombre de blanqueado, consistente en unos segundos de hervor previos a la introducción en el congelador para desactivar las enzimas que provocan el oscurecimiento.

En otras palabras, todos los vegetales son *smart* al 100 % cuando son frescos de verdad, pero en una vida con mil obligaciones, de la sección de congelados también podemos llevarnos a casa bastantes sustancias beneficiosas.

¿Y las legumbres congeladas?

Los guisantes o las alubias del congelador tienen propiedades nutricionales no demasiado distintas a las recién cosechadas. Pero no saben igual.

¿Qué legumbres son mejores, las congeladas, las secas o las enlatadas?

Las frescas son el no va más, lo cual no quita que también sean buenas las secas y las congeladas. Las de lata mantienen las propiedades nutritivas, pero con la desventaja de contener sal. Escurriéndolas se elimina una parte.

¿La soja está contraindicada para las personas que han sufrido cáncer de mama, igual que la ingestión de fitoestrógenos?

Es un mito con el que hay que acabar. Hasta hace pocos años se desaconsejaba la soja a quien sufriera cáncer de mama, por su contenido en isoflavonas, que son un tipo de fitoestrógenos, es decir, de sustancias capaces de unirse a los receptores de los estrógenos, las hormonas sexuales femeninas por excelencia. En realidad les roban el sitio, impidiendo la interacción entre los verdaderos estrógenos y las células. Actualmente, sin embargo, una vez analizados los últimos datos, el Fondo Mundial para la Investigación del Cáncer invita a consumir soja en su informe de 2014 y señala sus probables efectos protectores contra los tumores hormonodependientes, aunque la manera de que sea eficaz de verdad es tomándola desde la infancia.

Lo que no hay que confundir es la alimentación y el consumo de suplementos. Si comer soja es una elección sana (nos referimos a la legumbre, no a la salsa de soja), los suplementos en forma de pastillas de fitoestrógenos, por el contrario, son objeto de discusión y polémica en los casos en que ha habido un tumor de mama sensible a las hormonas femeninas.

¿La fruta después de comer engorda?

Es una leyenda falsa. Solo quien tenga algún problema intestinal hará mejor en comerla entre horas. En los otros casos da lo mismo. Es más: acabar con fruta una comida o cena tiene sus ventajas, ya que la vitamina C mejora la absorción del hierro contenido en las verduras y las legumbres.

¿La piña quema calorías?

Como cualquier fruta fresca, la piña es *smart*, pero no quema calorías. Eso no hay alimento que lo logre. Es verdad que tiene mucha fibra, la cual puede dar sensación de saciedad; también es cierto que contiene una enzima, la bromelina, capaz de degradar las proteínas y, por consiguiente, de facilitar la digestión, y que solo aporta 40 calorías por cada 100 gramos. Para colmo, es rica en vitamina C, pero sería una insensatez obsesionarse con la piña. La variedad en las frutas permite al organismo acceder a los diversos micronutrientes que necesita.

¿Por qué se aconseja comer frutas y verduras de temporada?

Porque las cualidades nutricionales de una fruta o verdura que no es de temporada se reducen al cogerla cuando aún está verde, conservarla en cámaras frigoríficas y madurarla en cámaras con etileno, un gas inocuo para la salud humana, pero que impide la formación de determinadas vitaminas. Las hortalizas cultivadas en el campo están expuestas a un mayor estrés ambiental (como los altibajos de temperatura) y por eso producen más fitocompuestos.

¿Y los vegetales que crecen en invernaderos, con calefacción? En tal caso, un tomate cultivado en noviembre o enero tiene casi el mismo contenido en antioxidantes, fibra, vitaminas y minerales que otro cosechado en julio.

¿Y la fruta exótica de importación?

Más allá de consideraciones acerca del impacto económico y medioambiental, es mejor comprobar en la etiqueta que haya llegado por vía aérea, ya que significa que se ha recogido con un buen punto de maduración; dicho lo cual, no es ningún problema comer de vez en cuando cerezas o berenjenas mientras nieva fuera de casa.

¿Habría que comerse las algas?

Las algas son las verduras del mar, los lagos y los ríos. Los japoneses las toman habitualmente, no solo como envoltorio de algunos tipos de sushi, sino como guarnición. A quien les guste puede incorporarlas de vez en cuando al menú. Son ricas en vitaminas, omega-3 y minerales, como el yodo, el hierro, el calcio, el potasio y el fósforo. El consumo de algas kelp marrones y algas kombu está contraindicado durante el embarazo y la lactancia, en niños menores de 12 años y en caso de cardiopatías, hipertensión y patologías relacionadas, debido a su alto contenido en sodio, que puede tener efectos negativos.

Pescado

¿Habría que dejar de comer pescado porque está contaminado?

Mares y lagos sufren la amenaza de la contaminación, y la presencia de mercurio ha puesto el pescado bajo la lupa, pero se puede comer tranquilamente, siempre que se tomen algunas precauciones. La dieta Smartfood aconseja tres raciones semanales. Los vegetarianos que renuncian a alimentarse no solo de carne, sino de pescado, pueden obtener los omega-3 de fuentes vegetales.

¿En qué perjudica el mercurio?

Una parte de las miles de toneladas de mercurio arrojadas al mar por las industrias puede ser convertida por determinados microorganismos acuáticos en metilmercurio, la forma más tóxica de este metal, que nuestro organismo absorbe fácilmente cuando comemos pescados contaminados. No se han demostrado de manera irrefutable sus efectos negativos en la población adulta. Algunos estudios recientes, sin embargo, confirman un menor desarrollo neurológico del feto. Dentro de nuestro cuerpo, el metilmercurio se acumula sobre todo en los glóbulos rojos y circula por el torrente sanguíneo. Es capaz de atravesar la placenta, la barrera cerebral y la cerebroespinal, hasta llegar al cerebro y al sistema nervioso del feto. Después del nacimiento un niño puede absorberlo a través de la leche materna. Por eso las mujeres que tienen previsto quedarse embarazadas, lo están ya o dan el pecho deberían evitar por completo el consumo de pescados de gran tamaño, de más de 50 kilos.

¿Cómo se puede comer pescado evitando el problema del mercurio?

Se sabe de la presencia de mercurio en los peces grandes, que lo acumulan en mayores cantidades y acaban ingiriendo el metal que llevan los peces pequeños que se comen. Por eso el consejo para los adultos es limitarse a una ración semanal de depredadores, es decir, pez espada, atún, musola, lucio, tintorera, tiburón y marlín. Deben evitarlos por completo las mujeres embarazadas o que den el pecho. Ni la cocción ni la congelación eliminan este metal. El atún en lata (que apenas contiene omega-3, sin embargo) está considerado como más seguro porque es atún claro, una variedad de menores dimensiones y menos contaminada. Las especies de gran tamaño deben alternarse con otras en que sea menor la cantidad de mercurio, como sardina, caballa, lubina, dorada, lenguado, trucha, salmón y muchas más.

¿Cuál es la mejor manera de cocinarlo?

Desde un punto de vista nutricional, es importante salvaguardar el contenido en omega-3, los preciosos ácidos grasos poliinsaturados en los que es rico el pescado. Varios estudios han llegado a la siguiente conclusión: a la parrilla no hay pérdida de omega-3; sí la hay, pero mínima, al horno, o en agua hirviendo durante 20 minutos. En cambio la fritura destruye aproximadamente la mitad. El consejo *smart* es consumir el pescado al vapor, al microondas, a la cazuela o al horno sin grasas añadidas durante la cocción. Se puede rebozar también con un preparado integral rico en especias y hierbas aromáticas. Otra solución puede ser un paso rápido por la plancha; sin embargo, hay que ir con cuidado para no quemarlo.

PARA PROFUNDIZAR
Las fuentes de omega-3

Los omega-3 forman parte de la familia de los ácidos grasos poliinsaturados. También reciben el nombre de esenciales, debido a que nuestro organismo no puede producirlos y debe adquirirlos a través de la comida.

¿Qué beneficios aportan? Son unos aliados excepcionales del corazón y el cerebro. Suministran energía, intervienen en la formación de las membranas celulares, mejoran la fluidez de la sangre (y en consecuencia, evitan la agregación excesiva de las plaquetas y el riesgo subsiguiente de que se formen trombos), favorecen la elasticidad de los vasos, reducen la presión y los triglicéridos, contribuyen al mantenimiento de las funciones cerebrales y, según varios estudios, previenen el alzhéimer, las demencias seniles y el envejecimiento cognitivo.

En la bibliografía sobre el tema, algunos estudios asocian incluso a estos ácidos grasos una mejoría en los estados depresivos.

¿Pescado o vegetales? Dentro de la serie omega-3 hay varias grasas. El ácido alfa-linoleico, o ALA, por sus siglas, se encuentra también en los vegetales, sobre todo en las nueces, las semillas de lino, el aceite de lino de extracción en frío y en menor medida incluso en las legumbres. Los omega-3 de cadena larga, es decir, el DHA y el EPA, están presentes sobre todo en fuentes animales, como la carne blanca, y en particular el pescado, desde el salmón hasta el pescado azul (sardinas, boquerones o caballas).

¿Son mejores los unos o los otros? ¿Pueden tener problemas los veganos y vegetarianos? Es un tema polémico.

No se considera obligatorio comer pescado, ya que el ácido alfa-linoleico de las nueces o las semillas de lino es un precursor de los ácidos grasos omega-3 de cadena larga; es decir, que nuestro organismo sería capaz de transformar parcialmente los ALA en EPA y DHA y usarlos para varias funciones. Sin embargo, algunos estudios indican que en una dieta protectora son fundamentales los omega-3 de cadena larga del pescado. De ahí la existencia de la dieta pescetariana, que prescinde de la carne, pero no de los animales marinos.

Necesidades diarias. La aportación diaria aconsejada de omega-3 oscila entre 1 y 4,5 gramos, aunque el valor de referencia más importante es su relación con los omega-6, los otros ácidos grasos esenciales de la clase de los poliinsaturados: debería situarse en torno a 1:5. La cuestión es que ambos tipos de grasa compiten entre sí cuando los dividen las enzimas y si hay demasiados omega-6 no dejan sitio para sus parientes.

A diferencia de los omega-6, presentes en casi todos los alimentos que son fuente de grasas, los omega-3 escasean mucho más. Para mantener una relación cercana a la aconsejada es importante buscar a diario alimentos que contengan omega-3. Ocho nueces, por poner un ejemplo, suman 2 gramos, bastante para satisfacer las necesidades diarias.

Los alimentos enriquecidos. Ciertos alimentos con omega-3 añadido, como la leche, la margarina o los huevos, pueden ser de utilidad para quien tiene un exceso de triglicéridos o colesterol, o para incorporarlos a una dieta pobre en estos ácidos grasos. Cada vez se habla más de la necesidad de mejorar la calidad de los alimentos añadiendo ingredientes específicos o a través de las técnicas genéticas. Se trata, por un lado, de hacer frente a la malnutrición en los países desfavorecidos, a lo que se llama el «hambre oculta», debida a la falta crónica de micronutrientes en la dieta: el mercado agrícola se encontrará ante una demanda creciente de comida, ya que se calcula que en 2050 la población mundial habrá pasado de los 7.300 millones actuales a más de 9.000. Por el otro, se trata de desarrollar alimentos funcionales que puedan prevenir la aparición de enfermedades típicas de los países industrializados. La disciplina de la nutracéutica (unión de los términos «nutrición» y «farmacéutica») se concentra justo en estos alimentos y en los productos alimenticios con beneficios potenciales para la salud.

Los suplementos. Donde no concuerdan los estudios, en cambio, es en las cápsulas. Hubo un momento en que se puso de moda el aceite de pescado. Existen varios suplementos con omega-3. Los resultados de las pruebas con seres humanos, sin embargo, son ambiguos, tanto en lo que respecta a la protección frente a los riesgos cardiovasculares, como a la prevención de enfermedades neurodegenerativas. Sobre este tema, en todo caso, nunca está de más escuchar los consejos del médico de cabecera.

¿Son seguros el sushi y el pescado crudo?

El peligro del pescado crudo y, por consiguiente, también del sushi y el sashimi, platos típicos de la cocina japonesa, es toparse con una familia de parásitos, el *Anisakis*, que puede infectar con sus larvas muchas especies ícticas.

Una vez ingerida, la larva muere en muchos casos, pero de no ser así puede provocar náuseas, vómitos, fiebre, dolores abdominales y trastornos más graves.

El *Anisakis* no sobrevive ni a calores ni a fríos extremos, es decir, que la cocción elimina el problema de raíz. Una normativa europea obliga a los restauradores a congelar (durante un mínimo de 96 horas a –18 °C) cualquier pescado que se sirva crudo o no cocido del todo. Por eso en los restaurantes de sushi de confianza se ponen los filetes de pescado en un abatidor de temperatura, de modo que pueden degustarse con tranquilidad.

En lo que se refiere a las ostras, y a otros moluscos que se comen crudos en casa, si no se confía del todo en la pescadería es mejor meterlos todo un día en el congelador.

Marinar, en cambio, no reduce la carga bacteriana. Ni el vinagre ni el zumo de limón acaban con las larvas de *Anisakis*.

¿También es bueno el pescado congelado?

Sí, el congelador no modifica los valores nutricionales, aunque la conservación no puede ser larga, ya que el frío no evita que los omega-3 se pongan rancios. Los que más se prestan a la congelación son la merluza, los pescados planos como el lenguado o la platija, los moluscos y los crustáceos; el pescado azul, no tanto.

¿Y el de lata?

Según algunas estimaciones, el segundo tipo de pescado que más se consume después de la merluza es el atún en lata. Bueno, es una fuente proteínica, pero no puede decirse que sea una costumbre sostenible en términos ecológicos, ya que ahora mismo peligra la presencia de atunes en el mar. Por otra parte, el atún en lata carece casi por completo de omega-3, tanto si va en aceite como en escabeche.

En lo que respecta a la salud, lo contraindicado son la sal y el aliño, por lo que es mejor en aceite de oliva. En relación con las grasas, aunque no con el sodio, es mejor el atún al natural o con aceite de oliva virgen extra.

Digamos que basta con comerlo una vez por semana. Lo mismo para la caballa en lata, que a diferencia del atún mantiene sus omega-3.

¿El pescado de piscifactoría es menos nutritivo?

Las especies que proceden de la acuicultura, menos caras, poseen valores nutricionales parecidos a los productos de la pesca, según las evaluaciones del centro de estudios sobre los alimentos y la nutrición del CREA (Consejo para la Investigación en Agricultura y el Análisis de la Economía Agraria). Su contenido en omega-3 puede ser levemente inferior, sobre todo en las doradas y las lubinas, pero no se trata de alimentos de serie B. Por otro lado, gran parte del pescado que compramos es de piscifactoría, ya que la pesca en nuestros mares no es capaz de satisfacer la demanda del mercado.

¿Es bueno el salmón ahumado, rico en omega-3?

El pescado ahumado solo hay que comerlo de vez en cuando, en parte porque es muy salado y en parte porque el ahumado genera compuestos tóxicos. Es mejor el salmón fresco (rico en ácidos grasos poliinsaturados, en efecto), hecho al vapor y con especias y hierbas aromáticas, para darle más sabor.

¿El pescado es bueno para la memoria?

El pescado es rico en fósforo altamente asimilable, del que nuestro organismo logra utilizar en torno al 70 %. El fósforo es un mineral beneficioso, pero no para la memoria: ayuda a fortalecer huesos y dientes.

LECHE, LÁCTEOS Y HUEVOS

¿La leche es cancerígena?

Los datos científicos indican que un consumo de leche moderado no es peligroso para la salud. Desde hace años, existe un debate entre los defensores de la leche de vaca, fuente de proteínas y calcio, y sus detractores, que la consideran poco menos que un veneno.

Está muy extendida la teoría de que es perjudicial por su condición de alimento destinado al crecimiento, del que el hombre es el único animal que se nutre a lo largo de toda la vida. Y no todos los hombres, para ser exactos: tanto los asiáticos como los africanos dejan de beberla al acabar la infancia. De todas formas, la leche de vaca, cabra u oveja forma parte desde hace miles de años de la dieta humana, al punto de que el genoma ha cambiado para que en la edad adulta también sea posible producir la enzima cuyo cometido es dividir la lactosa, el azúcar de la leche. La naturaleza se ha plegado a nuestras exigencias. No es un episodio aislado, pues de lo contrario no habría habido evolución.

Divagaciones filosóficas al margen, algunas investigaciones ponen en guardia contra la leche. No hay nada definitivo, ni alarmante de verdad, pero la comunidad científica aconseja no excederse en su consumo. La dieta Smartfood hace suya la propuesta de la Harvard Medical School de Boston: entre una y dos raciones de leche, yogur y lácteos al día. Para ser más exactos, leche y yogur diariamente y quesos frescos y magros un par de veces por semana (hasta tres, en el caso de los vegetarianos).

Esta misma universidad, la de Harvard, donde se han realizado estudios específicos sobre la osteoporosis, señala que el consumo moderado de productos lácteos y quesos tiene efectos beneficiosos en los huesos y da cierta protección contra la hipertensión y el cáncer de colon, mientras que consumir demasiadas raciones de leche, no solo no disminuye el riesgo de fracturas, sino que ni siquiera es prudente: por lo visto (según algunas investigaciones que todavía requieren que se profundice en ellas), una ingesta excesiva de calcio comporta un aumento del peligro de cáncer de próstata y ovarios. Que quede claro que nos referimos a excesos.

Al mismo tiempo, existe una corriente que considera oportuno excluir los lácteos de la alimentación. Se apoya en el *China Study*, un estudio epidemiológico realizado a partir de 1983 en China por la Universidad Cornell, de Estados Unidos, dos academias chinas y la Universidad de Oxford, de Inglaterra. Los resultados nunca se han publicado en ninguna revista científica, sino que se compilaron en 2005 en un libro firmado por el nutricionista que supervisó los estudios, T. Colin Campbell, y su hijo Thomas.

Este ensayo, que tuvo y sigue teniendo eco en todo el mundo, está considerado uno de los pilares de la opción vegana. En él se afirma que las patologías cardiovasculares, la diabetes, la osteoporosis y algunos tipos de cáncer (de mama, próstata y pulmón) están ligados, no solo al consumo de carne y grasas animales, sino al de lácteos, por pequeño que sea. En concreto, Campbell considera que la caseína, una de las proteínas de la leche, es un abono para el cáncer.

La comunidad científica, no obstante, considera poco fiable el *China Study* debido a una serie de razones, entre las que figura su propio método, más inspirado en la ideología que en el rigor: el autor solo considera los parámetros que le interesan para demostrar sus tesis, descartando los demás. La validación científica es algo más complejo. No es casualidad que varios investigadores hayan decidido retirar su firma de este estudio.

En lo que respecta a la leche, Campbell partió de la hipótesis hacia la que parecían apuntar sus investigaciones sobre la población china: que esta enfermaba menos de cáncer porque en su país no están tan difundidos los lácteos como en Occidente. Sobre este punto ya surgieron las primeras críticas: ¿podemos estar seguros de que no depende de otros factores? La respuesta es que no, tal certeza no existe.

En apoyo de su teoría, el nutricionista realizó un experimento con ratones enfermos, en el que, efectivamente, se observó que en los animales que no ingerían caseína se reducía el tamaño del tumor. Parecía que todo fuera en favor de la tesis. Lástima que la correlación con el desarrollo del cáncer también se haya demostrado respecto a otras proteínas. En un estudio de 1989, David Schulsinger puso de manifiesto que el organismo humano produce caseína de manera autónoma a partir de proteínas vegetales. Asimismo, los axiomas de Campbell son cuestionados por una serie de investigaciones que atribuyen a la proteína del suero de la leche, la *whey protein*, nada menos que poderes antitumorales.

En resumidas cuentas, basándonos en los miles de estudios que se han hecho sobre la alimentación y la salud no es posible incriminar a los lácteos. No hay pruebas suficientes de que sea necesario excluirlos de la alimentación, aunque tampoco convenga excederse en su consumo. Por todo ello, parece sensato que quien tenga por costumbre beber leche para desayunar no deje de hacerlo, pero también que varíe su alimentación, obteniendo calcio de otras fuentes, desde las almendras a las semillas de sésamo, sin olvidar el agua del grifo.

¿Qué leche hay que beber, la fresca o la de larga conservación?

La leche de larga conservación pierde micronutrientes durante el tratamiento, por lo que es preferible la fresca pasteurizada.

¿Leche entera o desnatada?

A decir verdad, la diferencia es mínima: en un vaso de leche entera solo hay 2 o 3 gramos de grasa y una decena de calorías más que en uno de desnatada.

¿Son aconsejables los diversos tipos de leches vegetales?

Alternarlas con la de vaca en el desayuno y la merienda, o a la hora de cocinar, da variedad a la alimentación. La leche de soja, obtenida de las judías de esta legumbre, cuyo perfil nutricional es similar al de la leche de vaca (8-10 gramos de proteínas por ración), a menudo se enriquece con calcio y vitaminas. La leche de almendra tiene menos proteínas que la de vaca, pero también más hierro y calcio. No son las únicas; en el mercado hay leches de avena, arroz, cáñamo o quinua.

¿Es indispensable la leche por el calcio?

Las abuelas repetían como un mantra que hay que beber leche porque lleva calcio y el calcio refuerza los huesos. En la niñez, para favorecer el crecimiento del esqueleto, y en la edad adulta, para frenar la osteoporosis. No hay duda, calcio tiene. Un vaso de leche (200 mililitros) contiene 240 miligramos, y 100 gramos de queso fresco, 557 miligramos.

La cuestión es que para llegar al nivel de ingestión diaria de este mineral, que en el caso de un adulto oscila entre los 1.000 y los 1.200 miligramos, habría que consumir, por ejemplo, una taza de leche, cuatro cucharadas de parmesano rallado, una tarrina de yogur y una ración de 50 gramos de queso semicurado. Un poco demasiado.

Por otra parte, en la Universidad de Harvard, donde se han hecho investigaciones sobre la osteoporosis, se ha corroborado que un exceso de leche no disminuye el riesgo de fracturas.

Por tanto, también hay que buscar el calcio en otras partes. ¿Dónde? En las legumbres, en las verduras de hoja verde como la rúcula o las espinacas, en las semillas oleaginosas como las de sésamo, en las hierbas aromáticas como la mejorana y la albahaca y en los frutos secos, especialmente las almendras y las nueces del Brasil.

Y no olvidemos el agua. Aunque poca gente lo sepa, varios estudios demuestran que de ella obtenemos calcio, incluida la del grifo. El mineral se encuentra en forma de carbonato de calcio, esto es, la cal, altamente biodisponible. Bebiendo dos litros de agua de contenido medio en calcio, embotellada o del grifo, se cubre hasta una tercera parte de las necesidades diarias de este mineral. No existe ninguna correlación con la formación de cálculos renales; se trata de una creencia carente del menor fundamento. Aunque la cal se incruste en los grifos y las lavadoras, no es peligrosa para la salud.

¿Qué pautas hay que seguir con los quesos?

No se suman a las dos raciones de leche y lácteos estipuladas por día, sino que forman parte de ellas. La dieta Smartfood incluye quesos frescos y curados dos veces por semana, como segundo plato y como alternativa a otras fuentes proteínicas.

No debemos exagerar con los quesos curados, ya que contienen grasas saturadas que en caso de un consumo excesivo incrementan el riesgo de patologías cardiovasculares. Cuanto más curado está un queso, más grasas saturadas contiene. Otro inconveniente es la cantidad de sal, que se relaciona con la hipertensión.

Vayamos a lo práctico. Los lácteos curados solo hay que tomarlos de vez en cuando. Los quesos frescos y magros, en cambio, dos veces por semana. Los menos calóricos y grasos son la ricota de vaca (146 kilocalorías y 10,9 gramos de lípidos totales por cada 100 gramos), la mozzarella (253 calorías y 19,5 lípidos) y el *crescenza* (281 calorías y 23,3 lípidos totales). Los vegetarianos, que no ingieren grasas saturadas de la carne, pueden consumir hasta tres raciones semanales de quesos magros.

¿Un sobresaliente para el yogur?

No está tan claro. Los yogures de sabores o de fruta llegan a contener 17 gramos de azúcar por tarrina, el equivalente a tres cucharadas. Un hurra, en cambio, para el natural, entero para quien practique algún deporte y desnatado para quien deba perder algún que otro kilo o sufra hipercolesterolemia. Se puede enriquecer con fruta fresca y frutos secos.

Los yogures, por ley, contienen cantidades preestablecidas de dos fermentos lácticos: *Lactobacillus bulgaricus* y *Streptococcus termophilus*. Ninguno de los dos resiste en el entorno ácido del intestino y ambos mueren durante la digestión.

Los yogures son indicados para quien sufre de intolerancia a la lactosa, ya que durante la fermentación esta es transformada en ácido láctico por las bacterias. Contienen la misma cantidad de calcio que la leche de vaca y pueden usarse en vez de la mantequilla y la nata en recetas ligeras de cocina. Aun así, hay que seguir aplicando los límites aconsejados, es decir, no superar dos raciones diarias de leche y derivados.

¿De qué sirven los probióticos de la leche fermentada?

Según la definición oficial, los probióticos (del griego *pro bios*, «a favor de la vida») son «organismos vivos que, suministrados en las cantidades adecuadas, aportan un beneficio para la salud».

No entran en esta categoría los fermentos lácticos normales de los yogures, *Lactobacillus bulgaricus* y *Streptococcus termophilus*, ya que no resisten a la digestión, y los probióticos tienen que poder multiplicarse a nivel intestinal. Algunos tipos de leche fermentada, así como determinados suplementos de venta en farmacias, contienen cepas bacterianas que se mantienen vivas y activas dentro de nuestro cuerpo. De por sí, sin embargo, la colonización de la flora intestinal no implica necesariamente un beneficio para la salud.

El interés por los probióticos ha aumentado de modo paralelo a los avances en el conocimiento del microbioma, la multitud de microorganismos que alojamos y que desempeña

muchísimas funciones: estimula el desarrollo del sistema inmunitario, interviene en los procesos digestivos (sobre todo
de los azúcares y las grasas), participa en la síntesis de las vitaminas, fomenta la absorción de oligoelementos, como el
magnesio y el calcio, y es una barrera de protección frente
a los virus y las bacterias patógenas. Aunque hayan prolifera-
do los experimentos, de momento solo se ha verificado el potencial terapéutico de algunos probióticos para la diarrea
infantil y para el síndrome del intestino irritable en los adultos. Hay en marcha diversos estudios sobre el papel que cumplen determinados microorganismos en la cura de la obesidad y la hipercolesterolemia.

¿Por qué hay que preferir el aceite de oliva virgen extra
a la mantequilla?

Hay quien, para defender este último producto, derivado de
la leche, esgrime el argumento de que 10 gramos de mantequilla tienen 75 calorías, mientras que en la misma cantidad
de aceite hay 90. Que quede claro que el razonamiento basado en las calorías está obsoleto. El problema de la mantequilla es que contiene muchas grasas saturadas, mientras que el
aceite lleva menos y encima aporta ácido oleico, una buena
grasa monoinsaturada. Para los veganos también es una cuestión de sostenibilidad: para un kilo de mantequilla hacen falta
24 litros de leche.

   Por lo que respecta a la salud, no hay que llegar al extremo de prohibir la mantequilla, que puede usarse en las recetas en pequeñas dosis y de vez en cuando, aunque es necesario emplearla con mesura, nunca para freír (su punto de
humeo es bajo), ni para hacer más agradables los platos.

¡Nada más absurdo, por otra parte, que la idea de que el arroz blanco con mantequilla sea dietético!

¿Y la nata?

La nata que se emplea para cocinar es la parte grasa de la leche: con eso está todo dicho En cambio, por sorprendente que parezca, un poco de nata montada sobre una macedonia de fruta fresca es una alternativa que hay que tener muy en cuenta respecto a la gran cantidad de postres que se ofrecen en los restaurantes. Está claro que un *smartfood* no es, pero hay que decir que el 65 % de la nata montada es agua y, si no le han echado azúcar a manos llenas, resulta menos calórica, a volúmenes iguales, que un helado de crema.

PARA PROFUNDIZAR
Colesterol y triglicéridos: la diferencia

La sangre contiene una determinada cantidad de lípidos, que proceden en parte de la alimentación. Los nombres de estas grasas llaman la atención de cualquier persona que se haga un análisis de sangre: triglicéridos y colesterol. Pero ¿en qué se diferencian? ¿Y cómo puede contribuir la dieta a reducir niveles altos de lípidos en la sangre?

Los triglicéridos. Los triglicéridos son reservas de energía, ya que están formados por ácidos grasos y glicerol, que en caso de necesidad puede transformarse en glucosa, nuestro carburante. Se acumulan en los adipocitos, las células que forman el tejido adiposo. Son esenciales para la supervivencia, aunque el mero hecho de nombrarlos haga pensar en problemas cardiovasculares. Los problemas vienen con el abuso. Seguir la dieta Smartfood ayuda a regularlos. El aumento de los triglicéridos en la sangre está vinculado (salvo en casos de dislipemia familiar) con el exceso de grasas saturadas, pero también de azúcares y alcohol, que acaban convertidos en triglicéridos.

LDL y HDL. El colesterol es un compuesto totalmente distinto, que pertenece a otra familia química, la de los esteroles. También se diferencia de los triglicéridos en que estos dependen sobre todo de la comida, mientras que en el caso del colesterol el 20 % procede de la alimentación y el resto es endógeno, es decir, que lo produce el cuerpo.

El colesterol sale a pasear en el interior de algunas lipoproteínas llamadas LDL, siglas de *Low Density Lipoproteins* (la baja densidad se refiere a la presencia de triglicéridos). Este pequeño tren deposita su cargamento en todas las células, que tienen de él necesidad extrema, ya que el colesterol forma parte de la composición de sus membranas. En el caso de las células endocrinas, la necesidad es doble, porque también lo usan para producir las hormonas esteroideas, como la testosterona y los estrógenos.

El problema es que cuando hay demasiado colesterol las LDL se oxidan y logran introducirse bajo las paredes de las arterias, formando las placas ateroscleróticas. La hipercolesterolemia indica una concentración elevada en la sangre de estas lipoproteínas, coloquialmente llamadas «colesterol malo».

Hay mucha gente que atribuye su colesterol al factor familiar, cosa que en parte puede ser verdad; sabemos, sin embargo, que con una dieta sana los niveles se rebajan.

¿A qué se debe que, por el contrario, se canonice a las HDL, las otras lipoproteínas incluidas en los análisis de sangre? Las buenas HDL *(High Density Lipoproteins*, entendiendo por alta la densidad en fosfolípidos) actúan como aspiradoras: recogen el colesterol sobrante y se lo llevan al hígado, que puede recuperarlo para sus fines o eliminarlo.

Por eso en los análisis de sangre no hay que fijarse solo en el colesterol total, sino en el colesterol LDL, el HDL y su correlación. Si hay muchos barrenderos HDL, las otras lipoproteínas no dan miedo.

La tabla anticolesterol. La dieta puede echarnos una mano. Las recomendaciones europeas invitan a ser prudentes con las grasas saturadas, ya que al parecer su exceso fomenta la multiplicación de las LDL. Se detectan a simple vista en las carnes (la grasa blanca de algunos cortes y del caldo, la piel y las partes amarillas del pollo), y se encuentran en derivados animales, como el queso, la mantequilla y la nata, así como en los aceites de coco y de palma, con los que se elaboran muchos alimentos industriales. Se consideran más culpables que los alimentos con un alto contenido en colesterol, como los huevos o las gambas, en el sentido de que en ellos la ingestión a través de la comida se compensa con la síntesis por parte del organismo. Eso no quiere decir que podamos atiborrarnos de fritos. Sigue siendo válido el consejo de no superar los 300 miligramos de colesterol al día.

¿Cómo se pueden elevar los niveles de HDL? Dando prioridad a las grasas insaturadas del aceite de oliva virgen extra, los frutos secos, las semillas y el pescado. Es muy beneficiosa la actividad física, y nocivo, en cambio, fumar.

Los huevos, ¿hacen aumentar el colesterol?

Es innegable que los huevos, o mejor dicho las yemas, tienen un índice elevado de colesterol: unos 220 miligramos, el 80 % del consumo diario máximo permitido. También es verdad, sin embargo, que aportan proteínas de altísimo valor biológico, así como una buena dosis de hierro hemo y vitaminas, como la B12. No hay ningún motivo para eliminarlos de la mesa, aunque teniendo en cuenta su uso en muchos platos se aconseja un huevo dos veces por semana, salvo en el caso de los vegetarianos, que al prescindir de la carne pueden llegar a los cuatro (la ración sigue siendo un solo huevo, pero cuatro veces por semana).

En cuanto a la hipercolesterolemia, las recomendaciones europeas establecen que hay que prestar atención sobre todo a las grasas saturadas, pues influyen en los niveles de colesterol en la sangre más que el colesterol presente en los alimentos.

Estos son algunos de los alimentos más ricos en grasas saturadas: mantequilla, queso, nata, carnes grasas y aceite de coco y de palma. También son culpables las grasas trans.

Naturalmente, esto no significa que podamos comer a nuestro antojo alimentos con mucho colesterol, de modo que la pauta de no llegar a los 300 miligramos al día es del todo válida.

Los huevos, ¿mejor crudos o cocidos?

La mejor manera de consumir los huevos es pasados por agua o duros. La cocción elimina posibles bacterias peligrosas, como la salmonela, y hace más digerible la albúmina.

¿Qué huevos hay que elegir?

Para valorar los huevos hay que leer la etiqueta y la fecha de caducidad, obviamente. Los mejores son los de categoría A. En la cáscara hay un código impreso que da una serie de datos. El primer número indica el sistema de cría. Por respeto a los animales habría que descartar el 3, que indica la cría de gallinas en jaula. Para controlar un huevo en casa hay que sumergirlo en agua fría con sal: si es fresco, se queda tumbado en el fondo; de lo contrario, flota.

CARNE

¿Es mejor no comer carne?

No es este el lugar para abrir un debate sobre una decisión ética e individual como es la del respeto a los animales. Reducir mucho el consumo de carne, o prescindir de ella, es ecológico, por otra parte, ya que la producción y el transporte comportan la emisión de gases de efecto invernadero.

Desde el punto de vista de la salud, del mismo modo que ser vegetariano no es ningún problema, tampoco se ha demostrado de manera convincente que un consumo moderado de carne tenga efectos negativos.

No hay que pasarse. El Fondo Mundial para la Investigación del Cáncer aconseja no consumir más de 500 gramos de carne roja a la semana y eliminar los embutidos. La dieta Smartfood recomienda quedarse por debajo de este tope y no superar las dos raciones semanales de carne, tanto blanca como roja.

Las razones son las siguientes:

–No se tiene en cuenta solo la prevención de los tumores, sino el hecho de que un exceso de carne roja aumenta el peligro de diabetes, infarto, hipercolesterolemia y obesidad.

–La ganadería intensiva tanto de bovinos como de pollos, para la producción de carne blanca o roja, es una de las responsables de la contaminación medioambiental. Y vivir en un planeta contaminado tiene efectos negativos en la salud.

¿Por qué hay que limitar la carne roja, en concreto?

Las cosas claras: no es que haya una relación directa y absoluta de causa-efecto entre la carne roja y las patologías. Sí se ha observado un claro aumento del riesgo de diabetes, infarto, hipercolesterolemia y tumores, sobre todo los del aparato gastrointestinal y los hormonodependientes, como los de mama, próstata y endometrio. En octubre de 2015, la Organización Mundial de la Salud se reafirmó en que existe una asociación probable entre el consumo excesivo de carne roja y ciertos tipos de cáncer.

¿Por qué? Una de las hipótesis es que el problema deriva de las dos proteínas que le confieren su color rojo, la hemoglobina y la mioglobina. Ambas actúan como una especie de trampa para el oxígeno, a causa de un átomo de hierro contenido en el grupo bioquímico que las caracteriza, el hemo. También se producen en el interior de nuestro cuerpo, en los glóbulos rojos y los músculos, pero la hemoglobina y la mioglobina no tienen la misma composición en todos los vertebrados. Se ha observado que el grupo hemo de las proteínas animales puede ser dañino cuando transita por nuestro aparato digestivo.

Como puede leerse en la web de la AIRC (Asociación Italiana para la Investigación del Cáncer), «varios estudios indican que el grupo hemo estimula la producción de algunas sustancias cancerígenas al nivel del intestino y provoca una inflamación de las paredes; las inflamaciones prolongadas en el tiempo aumentan las probabilidades de que aparezcan tumores en el colon-recto, tercera causa de muerte por enfermedades oncológicas en los países industrializados, donde está muy extendido el consumo de carnes rojas».

Aparte de las dos proteínas incriminadas, la carne roja contiene grasas saturadas, que provocan un aumento del colesterol y la insulina en la sangre. También tiene mucha carnitina, un compuesto hidrogenado que el organismo usa para transformar las grasas en energía (al punto de que se vende como suplemento, con la esperanza de quemar las reservas adiposas). El cuerpo no necesita carnitina, ya que la fabrica solo, y un estudio reciente ha demostrado que cuando se absorbe en abundancia a través de la alimentación ralentiza la eliminación del colesterol, es decir, que acelera el proceso de aterosclerosis.

La ternera y el cerdo, ¿son carnes blancas?

Aunque en los manuales de cocina puedan aparecer como carnes blancas, desde el punto de vista científico se consideran rojas. La ternera y el cerdo se incluyen en todas las evaluaciones sobre la correlación con los riesgos potenciales para la salud. Así pues, hay que limitarlas del mismo modo que el buey y el cordero.

¿Son mejores las carnes de ganadería biológica?

Hay varias categorías de productos que derivan de animales criados de acuerdo con las normativas del método biológico. Se pueden encontrar carnes blancas, rojas, productos cárnicos, huevos, leche y derivados. El concepto de zootecnia biológica consiste en poner en práctica una ganadería respetuosa con el animal, el medio ambiente y el consumidor. Es una bonita filosofía, y, en términos generales, siempre es bueno saber algo más del ganadero.

Los estudios sobre los beneficios para el ser humano aún son muy limitados. Hace poco, por ejemplo, en una *review* se indicó que los productos analizados contenían efectivamente menor cantidad de pesticidas. Muchos científicos, no obstante, son partidarios de centrarse en la disminución del consumo de productos de origen animal sin más, con independencia de que su producción sea ecológica.

¿De dónde se sacan las proteínas si se come poca
o no se come carne?

Hay que acabar con el mito de que hay que consumir grandes cantidades de carne para satisfacer nuestras necesidades de proteínas. Existen muchas otras fuentes de estas de origen animal, como el pescado, la leche y los huevos, y también vegetal, como las legumbres y los frutos secos.

¿Es verdad que cocinar a la parrilla es nocivo?

Cuando se cocina algo a la parrilla, sobre todo carne, se genera una pequeña cantidad de sustancias cancerígenas en las partes chamuscadas, pero el riesgo para la salud, que hasta ahora solo ha sido demostrado en modelos animales, aparece cuando el consumo de carnes preparadas de esta manera es diario, sobre todo si se han preparado en una barbacoa y están un poco quemadas. No hay que preocuparse si se ha dorado un poco después de cierto tiempo. Además, cocinar a la brasa o a la plancha permite no añadir grasas, salvo en crudo.

¿Los embutidos son perjudiciales?

Sí. Lo han demostrado varias investigaciones sobre las carnes elaboradas con métodos de ahumado, salazón y uso de conservantes, lo que se extiende también a cualquier tipo de salchicha, incluidas las de Viena. Según un metaanálisis publicado en 2010 por la Harvard Medical School for Public Health había un mayor riesgo de infarto y diabetes en las personas que consumían carnes rojas elaboradas, como el beicon y las salchichas, a las que tan aficionados son los anglosajones. Por su parte, el estudio EPIC, sobre miles de europeos, ha aportado pruebas de un aumento del cáncer y las enfermedades cardiovasculares. Los mecanismos moleculares no están claros. Se baraja la hipótesis de que los culpables, además de las grasas saturadas, sean las sales y los conservantes de los embutidos. Los nitritos y nitratos, que se usan en casi todos estos productos, evitan la proliferación de agentes patógenos, como la toxina botulínica, pero nuestro metabolismo puede convertirlos en unos compuestos cancerígenos, las nitrosaminas.

El Fondo Mundial para la Investigación del Cáncer usa para los embutidos y las carnes conservadas el verbo *to avoid*, «evitar». En octubre de 2015, la Organización Mundial de la Salud incorporó las carnes elaboradas y conservadas a la lista de las sustancias cancerígenas, junto al tabaco y el amianto.

Aunque los expertos no puedan decir que sea aconsejable, el sentido común nos lleva a pensar que de vez en cuando se puede comer una loncha de jamón y un poco de salami o de bresaola (no más de 50 gramos semanales). Lo desaconsejado es el consumo habitual.

Las dietas hiperproteicas, como la Dukan,
¿son un buen sistema para perder peso?

Los aminoácidos, que forman las proteínas, son el material con que se construyen los músculos, los huesos, la piel, los órganos, las hormonas o el ADN.

Es una lástima que se hayan generalizado tanto una serie de ideas que sobrevaloran las proteínas: hinchan los bíceps, adelgazan, perfilan, refuerzan... El resultado es que las dietas hiperproteicas se han convertido en una moda mundial, ajena a cualquier crisis. Fuera hidratos de carbono y a pasarse de la raya con la carne y los platos principales.

Es indudable que este método hace bajar de peso; a corto plazo, eso sí, porque como han señalado muchos nutricionistas, después de un régimen tan restrictivo, que tiende a prescindir de los cereales, lo habitual es que se recuperen los kilos con creces.

Otra ventaja de las dietas hiperproteicas es que provocan una sensación de náusea y cierto asco a la comida. ¿Por qué? Este mecanismo casi anorexizante se debe a la acumulación en la sangre de cuerpos cetónicos, es decir, moléculas de tipo ácido, que se forman a partir de la destrucción de los ácidos grasos. Durante una dieta hiperproteica se producen en mayor cantidad de lo habitual, porque el organismo, como no le llega bastante glucosa mediante la alimentación, quema sus propias reservas de tejido adiposo.

No solo no nos morimos de hambre, sino que empezamos a perder barriga. Hay que tener en cuenta, sin embargo, que se ha activado un proceso muy particular que amenaza con sobrecargar los riñones, cuya misión es eliminar los cuerpos cetónicos sobrantes. Basta abrir un diccionario cualquiera para leer que la acumulación de estas moléculas puede desembocar en lo que se llama cetosis, situada a un solo paso de un estado patológico.

Ojo, no es que una persona con buena salud no pueda soportar entre diez y veinte días de régimen hiperproteico. Teóricamente, ponerse al día con la báscula también puede servir de estímulo para enlazar después con una dieta equilibrada, pero los nutricionistas denuncian dos cosas:

1. No está claro que las personas con sobrepeso gocen de perfecta salud.
2. Lo que hace la gente, en la práctica, es alternar ciclos de regímenes hiperproteicos con ciclos de excesos.

Una dieta hiperproteica extendida que se siga varias semanas supone un estrés metabólico importante para el organismo, sin contar que a Tor, uno de los genes del envejecimiento, lo activan justamente los aminoácidos cuando se toma una comida rica en proteínas; no en vano la dieta que imita el ayuno experimentada con éxito en voluntarios por Valter Longo establece una cantidad mínima de proteínas, entre el 11 y el 14 %.

Necesitamos ingerir todos los nutrientes, incluidos los hidratos de carbono y la fibra. Si se nos va la mano, privamos al cuerpo de sustancias fundamentales. También hay un problema específico ligado a los alimentos aconsejados por las dietas hiperproteicas: la carne roja (que hay que restringir) y los embutidos (que deben dosificarse al máximo, cuando no evitarse).

PARA PROFUNDIZAR
Las fuentes de hierro

Si se toma poca o ninguna carne roja, ¿qué pasa con el hierro? Tranquilos, que es uno de los regalos de los *smartfoods*, sobre todo las legumbres, las verduras de hoja (en especial el *radicchio* verde), las brasicáceas como la coliflor y los frutos secos como los pistachos, sin olvidar las semillas oleaginosas, el chocolate y las hierbas aromáticas.

Hemo y no hemo. Para empezar, hay que decir no es del todo exacta la distinción entre hierro de fuente animal y de fuente vegetal. Una clasificación más exacta diferenciaría entre hemo, derivado de las hemoproteínas musculares, es decir, la hemoglobina y la mioglobina, y no hemo, también llamado inorgánico.

En el mundo vegetal solo se encuentra el hierro no hemo, mientras que en el animal conviven ambos: en la carne, tanto blanca como roja, por ejemplo, en función de la especie animal y el corte, el hemo puede constituir la mitad del contenido en hierro, o llegar al 80 %. Hay hierro en los moluscos, los calamares y la yema de huevo, pero no en la leche ni en los lácteos.

Contenido en hierro (por cada 100 g de alimento)

Hígado de bovino	8,8 mg
Radicchio verde	7,8 mg
Pistachos	6,8 mg
Legumbres	de 5 a 7 mg
Filete de buey	1,9 mg
Pechuga de pollo	0,4 mg

No hace falta plantearse el consumo de 100 gramos de pistachos (la ración diaria de frutos secos aconsejada es de 30 gramos). La cuestión es comprender que las necesidades de hierro no quedan satisfechas por un solo alimento (en este caso, la carne). Una ensalada con *radicchio* verde, legumbres y pistachos, por ejemplo, aporta una gran cantidad de minerales y micronutrientes del mundo vegetal. Lo más importante es que la alimentación sea variada.

Cómo absorberlo más. Al hierro propio de las legumbres y verduras se lo critica por una absorción cuantitativamente menor, alrededor del 30-40 % respecto al hemo, pero hay trucos para aumentar su biodisponibilidad, válidos también para la parte de hierro no hemo contenida en los alimentos minerales.

Los ácidos orgánicos se han revelado muy útiles, empezando por el ascórbico, o vitamina C; por eso se aconseja comer naranjas o kiwis al final de la comida, o añadir guindilla fresca, magnífica fuente de vitamina C (en cambio la seca no contiene ninguna).

También el ácido cítrico puede influir en la absorción de hierro, aunque menos; tanto es así, que uno de los consejos más extendidos es exprimir el zumo del limón, rico en vitamina C y ácido cítrico, y rallar su corteza sobre los alimentos ricos en hierro.

Hasta el ácido láctico puede mejorar la biodisponibilidad del mineral; por eso los pistachos (ricos en hierro) combinan bien con el yogur natural.

Diferencias en los fogones. Unas palabras sobre la cocción. La larga provoca una pérdida moderada de hierro hemo, pero mejora la absorción intestinal de la no hemo: muy buena noticia para las legumbres.

Cuánto se necesita. El hierro es esencial, no hay que olvidar que sirve para transportar el oxígeno en la sangre. La aportación idónea en la alimentación diaria es de 10 miligramos para el varón adulto y 18 para la mujer en edad fértil. En caso de carencia de este mineral, se puede recurrir a suplementos, pero solo por indicación médica, ya que los de hierro pueden ser no solo inútiles, sino dañinos: un exceso es tóxico para el organismo.

El análisis de sangre. Una extracción sanguínea normal da al médico una fotografía de la situación: podrá observar la sideremia (la cantidad de hierro en la sangre), las dosis de ferritina (el depósito del mineral en el organismo) y las de transferrina (la proteína que transporta el hierro).

AZÚCAR Y EDULCORANTES

¿Tan criminal es el azúcar?

Tampoco exageremos. Como decía Paracelso, es la dosis lo que hace el veneno. Un grupo de investigadores estadounidenses publicó un estudio en *Nature* donde los alimentos dulces se presentaban como peligrosos y se abogaba para que los gobiernos regularan su consumo, aunque fuese con medidas impopulares. El abuso genera adicción; el azúcar satisface el paladar, produce un bienestar inmediato y mejora el estado de ánimo. Por eso le gusta tanto a nuestro cerebro, que siempre pide más. En eso es como una pequeña droga.

Nuestros antepasados casi no usaban el azúcar blanco, o sacarosa. Se contentaban con el sabor de un melocotón o un puñado de fresas. A partir del boom de los años cincuenta se hizo el rey de las cocinas, añadido al té, espolvoreado en las macedonias y oculto en los productos envasados, incluidos los salados.

La sacarosa es un disacárido con una molécula de glucosa y otra de fructosa. Aporta un poco de energía, pero no protege al organismo. En otras palabras, el azúcar blanco no es necesario para nuestras exigencias nutricionales. Es un placer, pero nada más. Para nuestro equilibrio energético bastarían los azúcares de la fruta y de los hidratos de carbono complejos.

El problema, como siempre, está en la cantidad. Los azúcares simples, es decir, los de la cucharadita del café, los postres, los productos envasados y la fruta, no deberían superar el 10 % de las necesidades calóricas diarias. Si calculamos unas necesidades de 2.100 calorías al día, con un consumo adecuado de fruta, la dosis es de 10-15 gramos al día, el equivalente a 2-3 cucharaditas rasas. Todo incluido: endulzamiento del té o el café, pasteles, helados, mermeladas y refrescos.

Durante el último medio siglo, se ha triplicado el consumo per cápita de azúcares simples añadidos, desde la sacarosa hasta las chucherías, pasando de 10 a 30 kilos al año, es decir, 20 cucharaditas al día. En Estados Unidos los alimentos azucarados alcanzan los 59 kilos per cápita al año.

¿Hace falta decir que es una bomba calórica? Los riesgos tienen nombre: diabetes, caries, sobrepeso y obesidad. El azúcar en sí no es cancerígeno. Lo peligroso son los kilos de más: una cucharadita rasa de azúcar, unos 5 gramos, aporta 20 calorías.

La solución es acostumbrar al paladar a sabores menos dulces y a satisfacer las ganas de azúcares a través de la fruta. También deberían reflexionar los padres cuyos hijos comen bollería industrial (16,3 gramos de azúcar por cada 100 gramos, en promedio) y desprecian las manzanas y las naranjas. ¿Los has alimentado con pastelitos envasados? Pues seguro que los has atiborrado de calorías.

¿Es preferible el azúcar moreno al blanco?

La convicción de que el azúcar moreno, sin refinar, es saludable, mientras que el blanco, refinado, es la encarnación de Satanás, se ha extendido como una mancha de aceite. Todo nace de la idea de que el proceso de refinamiento es perjudicial, mientras que lo no refinado mantiene sustancias beneficiosas.

¿Cuál es la verdad? Refinar, en este caso, significa eliminar de la sacarosa, blanca, los residuos de melaza, que son los que confieren su color al azúcar moreno, dándole un sabor algo distinto. El proceso industrial usa sustancias no nocivas, de las que además no queda rastro alguno en el producto final. En cuanto a las sales minerales, como el potasio, es verdad que están presentes en la melaza del azúcar sin refinar, pero en dosis ridículas, si tenemos en cuenta lo modesto de las cantidades que se ingieren. No cambia mucho que sea moreno o blanco. Lo único que cuenta es limitar el azúcar.

¿Es mejor la fructosa añadida que la sacarosa?

Según los estudios actuales, el azúcar (es decir, la sacarosa, compuesta de fructosa, pero también de glucosa) y la fructosa son más o menos iguales en lo que se refiere a sus efectos sobre la salud. Algunas investigaciones ponen de manifiesto los límites de los productos y bebidas endulzados con fructosa y de la fructosa como edulcorante.

Un estudio publicado en *PLOS One* avisa de que la fructosa estimula menos que la glucosa la gratificación cerebral y la liberación de las hormonas de la saciedad. Encima, no nos desacostumbra del sabor dulce, que es el objetivo que debemos perseguir. De hecho, según una investigación de *Pnas*, el deseo de alimentos hipercalóricos aumenta. Estamos hablando del edulcorante añadido, no de la fructosa de la fruta, que el organismo metaboliza de forma saludable, útil y no dañina.

¿Y los edulcorantes artificiales, como la sacarina y el espartamo?

El problema es que el organismo no reconoce los edulcorantes artificiales como dulces, porque se han inventado en los últimos años y no han acompañado a la evolución de la especie. Como explica un estudio publicado en *Neuron*, dentro del cerebro no se encienden las neuronas que estimulan la producción de hormonas implicadas en los procesos de digestión y saciedad, debido a que las neuronas en cuestión solo se activan con azúcares de verdad. Los edulcorantes engañan al paladar, pero no al cerebro, que sigue enviando señales de hambre.

¿Son alternativas más saludables la malta o el jarabe de arce?

Dejemos una cosa clara: el exceso de azúcares es perjudicial para el organismo, tanto si los absorbe a través del jarabe de arce y de otros edulcorantes naturales como si lo hace a través de la sacarosa. Por otra parte, la sacarosa también es un azúcar natural: ¡se extrae de vegetales, como la remolacha o la caña de azúcar, y está presente en la fruta y la miel! Vaya, que aunque se compre un producto en un mercado agrícola, una tienda ecológica o al propio productor, en cantidades excesivas el riesgo de tener diabetes, obesidad y patologías relacionadas es idéntico.

Puede haber una ligera diferencia de calorías, es verdad, pero solo porque cambia el contenido en agua, ya que la sacarosa es anidra (sin agua), mientras que los jarabes no, obviamente, y las calorías se diluyen. Una cucharadita de jarabe de arce tiene doce, es decir, ocho menos que el azúcar. La malta aporta dieciséis, pero su poder edulcorante es menor que el de la sacarosa y al final hay que echar más y no se rebaja el consumo de azúcares simples.

El jarabe de arce, importado de Canadá, donde se extrae de las hojas de este árbol, es delicioso en las crepes, sobre las que no se echa precisamente un chorrito. La malta, derivada del grano de los cereales, es idónea para pasteles y postres, pero no para el té o el café. Ambos poseen sustancias nutricionales, a diferencia del azúcar de cocina, pero ¿cuántas se absorben en las cantidades tan modestas que se usan para endulzar?

La estevia endulza y no tiene calorías. ¿Aprobada?

La estevia es la alternativa natural de moda debido a que su poder edulcorante es hasta 250 veces mayor que el del azúcar y no tiene calorías. Sus principios activos edulcorantes no son metabolizados por el organismo. Este polvo obtenido de una planta perenne sudamericana es tan versátil que se puede usar tanto en las infusiones como en la macedonia, el café y las pastas. ¿Todo perfecto, pues? La Autoridad para la Seguridad Alimentaria ha fijado un límite de ingestión diaria que corresponde a 4 miligramos por cada kilo de peso, ya que en dosis elevadas puede provocar hipotensión o hipoglucemia. Una mujer de 60 kilos, por ejemplo, no debe superar los 240 miligramos al día. También hay que tener cuidado de no caer en la trampa de siempre, es decir, pensar que como no es un azúcar se puede consumir tranquilamente. El riesgo consiste en buscar siempre un alto grado de sabor dulce.

PRODUCTOS ALIMENTICIOS

¿Cómo hay que leer la etiqueta de un producto?

Lo primero que hay que saber es que los ingredientes figuran en orden decreciente de cantidad, o sea, que el primero es más abundante que el segundo, y así hasta el final. Es obligatorio que aparezca el origen de las posibles grasas o aceites vegetales utilizados, como por ejemplo los de palma o de coco. Puede haber azúcares o equivalentes de la sacarosa, como el jarabe de glucosa, de fructosa, de maltosa o de almidón de maíz.

Lo siguiente que aparece son los valores nutricionales. La ley obliga a indicar la aportación energética o calórica, formada por el conjunto de las grasas, los hidratos de carbono complejos y los azúcares. También hay que especificar el contenido en gramos de las grasas totales y más en concreto de las saturadas, así como, de haberlas, las trans (que hay que evitar). Según las tablas elaboradas por Eurodiet, para una dieta media de 2.000 calorías las grasas saturadas no deberían superar los 20 gramos de ingestión diaria. Con un cálculo rápido se puede tratar de averiguar qué cantidad se comerá de este alimento y si con esta cantidad ya sobra.

Se indican asimismo los gramos de sal o el contenido en sodio (que hay que multiplicar por 2,5 si se quiere traducir en cantidad de sal). Téngase en cuenta que la Organización Mundial de la Salud aconseja no superar los 5 gramos diarios de sal, correspondientes más o menos a 2,4 gramos de sodio.

¿Qué productos alimenticios hay que limitar?

Según el Fondo Mundial para la Investigación del Cáncer, hay que limitar los llamados alimentos de alta densidad energética, es decir, los que contienen una aportación calórica elevada en un pequeño volumen. A esta categoría pueden pertenecer las chucherías, las galletas, la bollería, los snacks, las patatas chips, las cremas de avellana y las salsas envasadas. No es complicado reconocer los productos industriales con credenciales dañinas para la salud. Solo hay que echar un vistazo a la etiqueta: han pasado por toda una serie de procesos y refinados, son pobres en agua y fibra y ricos en grasas y/o azúcares. Comerlos muy a menudo hace aumentar los kilos e incrementa el riesgo de sobrepeso y obesidad, condiciones que elevan el riesgo de cáncer y de muchas patologías crónicas. Reducir o evitar su consumo tiene efectos inmediatos en la balanza.

O sea, ¿que las galletas también son de alta densidad energética?

Las industriales, por lo general, son calóricas y grasas, en efecto. Sacian poco y provocan el típico efecto de «¿A que no puedes comer solo una?». Las galletas bañadas en chocolate o rellenas de crema tienen que considerarse como una excepción a esta regla; las que no llevan nada son más ligeras. El asunto mejora un poco con las integrales, debido a que la fibra reduce la asimilación de azúcares y grasas. En todo caso, no se aconseja excederse.

Quien tenga por costumbre desayunar galletas debería quedarse en tres raciones a la semana y hacer todo lo posible por no tocar el paquete el resto del día. Tampoco los niños deberían tomar galletas a diario, para no acostumbrarse a sabores demasiado dulces.

¿Por qué se dice que los caramelos o las patatas fritas tienen calorías vacías?

Porque, salvo en algunos casos, y en cantidades modestas, no aportan compuestos útiles al organismo, como vitaminas, sales minerales y polifenoles: la mayor parte de las calorías corresponde a grasas y azúcares. Debido a su valor nutricional, escaso o inexistente, reciben el nombre de calorías vacías.

¿Los productos light *o en los que pone «sin azúcar» no engordan?*

Cuidado, que a menudo llevan truco: compensan la menor cantidad de azúcares con una mayor presencia de grasas, o viceversa. Por eso, a pesar de ser *light*, aportan un montón de calorías. Hay que leer la etiqueta nutricional para orientarse. Ojo: psicológicamente, estos alimentos provocan una falsa sensación de seguridad que lleva a consumir de manera excesiva tanto los productos *light* como los normales.

¿Son más saludables las mermeladas que solo llevan los azúcares de la fruta?

Normalmente, en los tarros que lo indican, el ingrediente principal (como las fresas, por ejemplo) no es el único que endulza. También hay zumo de uva o de manzana concentrado. Se hace para que el consumidor piense que una mermelada sin sacarosa añadida es más dietética, pero en realidad lo que cuenta son los azúcares totales, con independencia de su origen. Y no se puede dar por hecho que haya menos. Para una compra consciente, hay que consultar también en este caso la etiqueta, a fin de informarse de la aportación energética.

¿Hay que elegir alimentos sin conservantes?

En algunos envases se proclama lo de «sin conservantes», que de por sí no es ninguna garantía de excelencia, ni quiere decir que entre los ingredientes no haya grasas y azúcares en abundancia.

Por otra parte, la gran mayoría de los aditivos usados en la industria alimentaria no constituyen ningún peligro, con una llamativa excepción: los nitritos y los nitratos, usados en los embutidos y en las carnes conservadas (no en todas) para evitar la proliferación de agentes patógenos. Por desgracia, nuestro metabolismo puede convertirlos en nitrosaminas, compuestos cancerígenos que a la larga aumentan el riesgo de sufrir tumores.

Lo curioso es que hay gente que no tiene reparos en zampar jamón pero descarta en el súper un producto porque lee que entre sus ingredientes se encuentra el ácido cítrico. Es una lástima, porque el ácido cítrico (E330), un regulador de la acidez, no es otra cosa que la molécula natural del limón, del mismo modo que el ácido ascórbico (E500) es la vitamina C, útil para evitar procesos de oxidación. Ambos son tan inocuos que se permiten hasta en los alimentos para bebés.

Entre los colorantes hay moléculas naturales como el licopeno de los tomates, las antocianinas de los arándanos o la curcumina de la cúrcuma. Tampoco está demostrado que el glutamato, sentado varias veces en el banquillo de los acusados, sea tóxico o cancerígeno, o que provoque alergias y hemicráneas. Es un aminoácido que da sabor a las pastillas de caldo, las carnes, las verduras enlatadas, los platos preparados y el parmesano.

Existen organismos oficiales que evalúan el riesgo de todas las sustancias químicas. Un ejemplo es la actividad desarrollada por la Autoridad Europea para la Seguridad Alimentaria. En los países de la UE, todos los aditivos alimentarios se identifican mediante un número precedido por la letra E y se especifican en la lista de ingredientes. Gracias a las normativas, los controles y los análisis, los consumidores están protegidos de posibles riesgos ligados a las sustancias químicas incorporadas a los alimentos.

Lo que hay que vigilar, si acaso, es que los aromas y aditivos no enmascaren el sabor de preparados industriales hechos con materias primas de escasa calidad. Ahí está el quid de la cuestión. Los aditivos vuelven más apetitoso un snack o un bollo ricos en sales, grasas y azúcares. Por eso son perjudiciales.

En relación con la seguridad alimentaria, convendría limitar los productos con sulfitos. En concentraciones mínimas no dan problemas, pero si se supera la dosis diaria aceptable se vuelven tóxicos y nocivos. Los análisis de consumo han puesto en evidencia lo fácil que es rebasar la cantidad máxima recomendada, ya que los sulfitos, eficaces para inhibir la proliferación de bacterias y mohos, se usan muchísimo: pueden encontrarse tanto en el vino como en la fruta deshidratada, o en el marisco, los crustáceos, las verduras en conserva o el bacalao. En las etiquetas se indican con siglas que van desde E220 hasta E228.

¿El aceite de palma es peligroso?

Desde el 13 de diciembre de 2014, el aceite de palma ha hecho acto de presencia en las etiquetas de los productos alimenticios que se venden en Europa, debido a que una normativa europea obliga a especificar todos los aceites vegetales presentes en el alimento. Ha estallado la guerra mediática, librada por los fanáticos de la salud y también los ecologistas. Esta grasa tropical se encuentra sobre todo en la bollería industrial, las galletas dulces y saladas, los hojaldres, los productos de panadería, las cremas para untar y los helados. Incluso en alimentos que a primera vista parecen sanos, desde galletas integrales a preparaciones vegetales.

Es una doble batalla. Por un lado, los nutricionistas alertan ante el exceso de grasas saturadas, de las que el aceite de palma contiene más o menos un 50 %. Por el otro, los ecologistas: según denuncia WWF, entre 2000 y 2013 Indonesia triplicó, y aún más, la extensión de los cultivos de palma de aceite, siguiendo así con la devastación del segundo patrimonio mundial de selvas tropicales.

El aceite de palma aporta aroma y consistencia. Cuesta poco y hace que baje el precio de las cremas y la bollería industrial. Los colosos de la industria alimentaria a menudo hacen hincapié en que gracias a ello no es necesario recurrir en sus productos al proceso de hidrogenación, que crea las grasas trans, de tan mala fama.

En realidad, no cabe la menor duda de que este ingrediente aumenta la densidad energética de los productos. Aún no hay bastantes estudios acerca de su impacto en la salud, pero a juzgar por las pocas investigaciones hechas, no parece que pueda ser un ingrediente tóxico o cancerígeno. Ahora bien, está claro que las grasas saturadas no son lo mejor. Comer de vez en cuando bollería con aceite de palma o extasiarse con una cucharada de crema para untar no mata a nadie. Lo de siempre: moderación, *please*.

¿Las grasas trans son perjudiciales?

La Sociedad Italiana de Nutrición Humana (SINU) desaconseja su consumo y la Administración de Alimentos y Medicamentos las prohibirá en Estados Unidos a partir de 2018 por considerarlas una amenaza grave para la salud. La bibliografía científica al respecto no hace más que confirmar el papel negativo de las grasas trans, o hidrogenadas: empeoran el transporte de las lipoproteínas, provocando un aumento del colesterol e incrementando el riesgo de incidencia de las enfermedades cardiovasculares, además de dar más rigidez a las paredes de las células, que funcionan peor.

A ver, nadie se muere de golpe por clavarle el diente a un pastelito. Se trata de un tipo de grasas saturadas, no de un matarratas. Las trans se encuentran en la carne bovina, en la grasa de cordero y en sus derivados, debido a que las genera la transformación bacteriana de ácidos grasos durante la masticación de rumiantes, como las vacas y las ovejas, y acto seguido pasan a la grasa, la carne y la leche. La cantidad, no obstante, es mínima respecto a la que contienen determinados snacks, pastas o cremas para untar, donde se obtienen de la hidrogenación o endurecimiento industrial de aceites. También la fritura con aceite a alta temperatura genera grasas trans.

¿Hay que prohibir la margarina?

Hay margarinas y margarinas. Las de siempre se preparan con una mezcla de aceites vegetales, así como con derivados de la leche, en algunos casos, y contienen esas grasas de tan mala fama que son las hidrogenadas. En los últimos años se han creado margarinas con mejor materia prima de partida, sin grasas trans ni animales, bien valoradas por los veganos.

Quien siga dudando de la calidad de los aceites empleados puede consultar la tabla nutricional. La cantidad de grasas saturadas, en concreto, debería ser inferior al 18 %. Existen también margarinas enriquecidas, por ejemplo con vitamina D, y otras naturalmente ricas en omega-3, útiles incluso para satisfacer las necesidades diarias de estos ácidos grasos.

¿Cómo se reconoce un buen producto integral?

¡Ojo, hay que estar siempre en guardia frente a las pequeñas trampas que se inventan los genios del marketing! No basta con fiarse de las apariencias. Que un panecillo sea más oscuro puede deberse a que le hayan añadido melaza. El hecho de que los paquetes de los copos para desayunar o los biscotes declaren un alto contenido en fibra no es garantía de por sí.

La única que cuenta toda la verdad es la etiqueta. Tiene que aparecer la palabra «integral», como por ejemplo en «100 % trigo integral», «harina integral» o «maíz integral». Por ley, los ingredientes deben figurar en orden de mayor a menor cantidad. Es mejor comprobar que lo integral no sea solo un porcentaje ínfimo y disperso entre harinas refinadas.

Por su parte, la indicación «rico en fibra» puede referirse a productos enriquecidos, es decir, preparados con harina 00 y salvado. Si pone «multicereales» o «cinco cereales» tal vez solo signifique que en la mezcla se han usado varios tipos de granos, no necesariamente integrales. Como siempre, hay que estar atentos a las posibles grasas o azúcares.

¿Son más ligeros y dietéticos los productos sin gluten?

Se ha difundido la opinión de que el gluten es malo para la salud: aproximadamente uno de cada tres estadounidenses intenta eliminarlo de su mesa y hoy en día hacen furor los regímenes de adelgazamiento *gluten free*. Pues bien, se trata de una opinión sin fundamento. El gluten, complejo proteínico presente en algunos cereales, como el trigo, el centeno, la cebada o el farro, solo provoca intolerancia en las personas celíacas, ya que en su caso la ingestión tiene un efecto tóxico, con síntomas sumamente variados. De momento, para los celíacos, la única terapia posible es la dieta sin gluten. Los cereales *gluten free* más comercializados son el arroz, el maíz, la quinua y el trigo sarraceno. En su versión integral, estos productos son buenos sustitutos del trigo clásico y en algunos casos hasta aportan más vitaminas, minerales y proteínas. Por eso lo ideal sería que todos, no solo los celíacos, introdujeran su consumo de manera alterna, sin focalizar siempre su elección en la pasta.

En el caso de los productos sin gluten vale otro consejo, el mismo que para todos los productos industriales: hay que leer la lista de ingredientes y valores nutricionales. Suele esperarse que un producto concebido con especial atención a la salud de un consumidor como el celíaco también esté cuidado en su perfil nutricional, pero en demasiadas ocasiones solo se piensa en que no haya gluten y en el sabor, sin ocuparse del contenido en grasas saturadas, sal y azúcar, y menos aún en la ausencia de fibra.

¿Son más sanos los productos alimentarios bio, veganos o vegetarianos?

Nunca hay que comprar nada a ciegas. Las denominaciones que parecen saludables no garantizan que el producto sea estupendo. Cada vez es más frecuente ver en las estanterías de los supermercados la indicación «bio» o «de agricultura ecológica» en los envases. Para que pueda llevarla, como mínimo el 95 % de los ingredientes de que está compuesto el alimento deben haberse cultivado con métodos biológicos. De por sí, no obstante, dicha garantía no asegura un mejor perfil nutricional que en los productos no bio. Lo mismo cabe decir de los que intentan incitar a los vegetarianos.

Una galleta puede estar hecha con harina 00 de trigo bio, pero contener mucho azúcar. Las barritas veganas pueden llevar aceite de palma y tener un porcentaje elevado de grasas saturadas. De pronto descubrimos que tal o cual hamburguesa de soja está repleta de sal. Las alternativas vegetales al yogur y la leche pueden ser ricas en azúcares añadidos. Es inteligente leer la etiqueta antes de gastar más dinero.

El músculo de trigo y el seitán, ¿son buenas alternativas a la carne?

Se trata de productos alimenticios de origen vegetal con buen contenido en proteínas, por lo que si gustan pueden sustituir platos de origen animal como la carne y el queso, o servir simplemente para dar variedad a los menús semanales, tanto para los adultos como para los niños. En las tiendas se encuentran en forma de bistecs, filetes, estofados o embutidos. Siempre hay que echar un vistazo a la etiqueta, para comprobar que no haya ninguna sorpresa entre los ingredientes.

El músculo de trigo está hecho con harina de trigo y legumbres (soja, lentejas, guisantes, etcétera), aceite y aromas. Debe contener cierta cantidad de grasas poliinsaturadas, sobre todo de la serie omega-6. Su valor biológico es bueno, gracias a la presencia de las proteínas de los cereales y las legumbres.

En el seitán, por el contrario, la aportación proteínica corre toda a cargo del gluten del trigo blando o el farro (al que se da sabor con salsa de soja, alga kombu y sal), por eso le faltan algunos aminoácidos esenciales, empezando por la lisina.

¿Los sustitutivos de comida ayudan a perder peso?

Barritas, batidos proteínicos o productos alimenticios hechos a medida para evitar las comidas canónicas y adelgazar: los sustitutivos de la comida se presentan como una solución cómoda. El riesgo de las dietas que recurren a ellos como alternativa permanente a un régimen hipocalórico es que impiden una educación alimentaria, una conciencia de lo que se come.

Un batido o una barrita carecen de la variedad de sabores y nutrientes que nos brinda una comida normal. Comer casi se convierte en tomar un medicamento y deja de ser una pausa agradable, a ser posible en buena compañía. Por otra parte, hay que tener cuidado con la sobredosis de polvos proteínicos.

Suplementos alimenticios: ¿sí o no?

Depende. Los suplementos pueden ser indicados para patologías concretas o en determinados momentos de la vida, pero siempre debe aconsejarlos un médico. No cabe duda, por ejemplo, de que es conveniente tomar ácido fólico antes y durante el embarazo. Lo que no tiene sentido es atiborrarse de cápsulas de vitaminas, polvos con sales minerales y pastillas de antioxidantes para prevenir patologías crónicas y cánceres: en líneas generales, los nutrientes que se toman con los suplementos no tienen el mismo efecto beneficioso que los que se absorben con la comida. El motivo aún no se conoce bien. Tal vez sea porque en los alimentos las ventajas derivan de la acción sinérgica de más sustancias o por el papel que desempeña la fibra.

Muchos investigadores han querido comprobar si los suplementos pueden proteger del cáncer, pero no solo han visto frustradas sus expectativas, sino que según algunos estudios, y en determinados casos, los suplementos pueden aumentar el riesgo de desarrollar tumores.

Por otra parte, a los micronutrientes no puede aplicárseles la regla de que «cuanto más, mejor». Basta pensar en el betacaroteno: el cuerpo únicamente lo convierte en vitamina A cuando lo necesita, mientras que el sobrante se acumula en la piel, tiñéndola de un amarillo anaranjado (carotenosis). Esto no es grave, pero en otras circunstancias los efectos secundarios de una cantidad excesiva de supuestos antioxidantes y otras sustancias sí pueden serlo.

Las investigaciones sobre oncología recogen casos en que la administración de suplementos concretos a personas de alto riesgo tuvo repercusiones positivas en la prevención de algunos tipos de tumores, pero sería inútil aplicar los mismos resultados a la población sana, ya que las dosis podrían variar en función de los casos y su abuso podría tener repercusiones negativas.

En resumen, que las pruebas científicas indican que es mejor satisfacer las necesidades nutricionales a través de una dieta variada. Las vitaminas, las sales minerales y los demás compuestos deben ser contemplados como parte integrante de los alimentos que los contienen. La mejor forma de nutrición es la comida, no los suplementos alimenticios.

Como se lee en las *Linee Guida per una Sana Alimentazioni Italiana* elaboradas por el INRAN (cuya denominación actual es CREA Alimentos y Nutrición), «salvo en condiciones particulares y evaluables por el médico, no hay ningún motivo para que una persona con una alimentación variada recurra a complementar su dieta con vitaminas, minerales u otras sustancias nutrientes».

EN LA COCINA
La sal oculta

La sal es importante para el organismo, pero la Organización Mundial de la Salud aconseja no superar los 5 gramos diarios. Se calcula que los italianos consumen el doble: las mujeres 9 gramos y los hombres hasta 12.

Dónde se encuentra. Aproximadamente un tercio del sodio que se consume es el usado para la elaboración de la comida. La que contienen en estado natural los alimentos supone solo el 10 %. Según parece, más de la mitad procede de los productos transformados, como el pan y otros productos de panadería, los embutidos, los quesos curados, los encurtidos, la comida en lata, las patatas fritas y los snacks. Ojo, porque a menudo también se añade a los productos industriales dulces, como las galletas, la bollería, los pasteles y los cereales para el desayuno. Se introduce incluso, con fuerza avasalladora, en algunos productos envasados que parecen presumir de saludables.

La etiqueta. Es importante leer la etiqueta de los productos envasados y fijarse en cuánta sal llevan. En algunos casos aparece el contenido en sodio, no en sal. Para obtener el contenido en sal hay que multiplicar el valor indicado por 2,5. Veamos un ejemplo. La hamburguesa de soja y verdura que se vende en tal tienda lleva el dato de que sus valores de sodio por cada 100 gramos equivalen a 0,65. La operación que hay que hacer es la siguiente:

$$0,65 \times 2,5 = 1,6 \text{ g (contenido en sal)}$$

¿Qué hemos averiguado? Pues que esta hamburguesa vegetal, que tan saludable parecía, contiene más o menos una tercera parte de la cantidad de sal aconsejada al día.

Razones para estar atentos. Reducir la sal significa prevenir la hipertensión, como es sabido, pero también el cáncer de estómago, cuya incidencia, según los datos más convincentes, va en aumento si se comen demasiados embutidos (elaborados con métodos de salazón, así como de ahumado y con incorporación de conservantes). Por si fuera poco, el exceso de sal aumenta la excreción urinaria del calcio, lo cual favorece la osteoporosis.

BEBIDAS

¿Hay que beber el agua fuera de las comidas?

¿Y eso por qué? A lo sumo, beber mucha alargará la digestión, pero poco, a causa de una dilución de los jugos gástricos. Uno o dos vasos, por el contrario, son útiles para fomentar los procesos digestivos, ya que mejoran la consistencia de los alimentos ingeridos. En todo caso, no existe una regla general. Es todo muy subjetivo.

Otro aspecto que hay que tener en cuenta: el agua no engorda, por el simple hecho de que no contiene calorías. Las variaciones de peso debidas a la ingestión o eliminación de agua son momentáneas y engañosas. Tampoco es verdad que beber mucha agua provoque una mayor retención hídrica. De lo que depende es de la sal que se toma.

¿Es mala el agua con gas?

No es mala, no; ni la que lo que lleva de forma natural, ni la que se obtiene añadiendo anhídrido carbónico. Solo si la cantidad de gas es muy elevada pueden producirse ligeros problemas en personas que ya sufren trastornos gástricos o intestinales.

¿La cal del agua del grifo produce cálculos renales?

Rotundamente no. La duda es legítima: si la cal estropea los electrodomésticos y desespera a quien limpia cazos y hervidores de agua, quizá también se incruste en el cuerpo. Pero no es así. La Organización Mundial de la Salud ha aclarado que el agua calcárea no es peligrosa ni forma piedras en el riñón. La cal es carbonato de calcio, compuesto que nos permite asimilar a través de la bebida este mineral tan útil para la estructura ósea. En cambio, los cálculos se forman debido a los oxalatos de calcio, que a pesar de la similitud entre los nombres desempeñan otro papel dentro del organismo. Las personas predispuestas a la calculosis deben beber en abundancia y varias veces a lo largo del día. Y se ha demostrado que las aguas minerales ricas en calcio también pueden tener efectos protectores.

Y el cloro del agua del grifo, ¿es peligroso?

Según el Real Decreto 140/2003 se fija la concentración máxima de cloro residual combinado que deben tener las aguas de consumo humano por debajo de 2 mg/ml, y el cloro libre residual no debe superar 1 mg/l. En dos litros de agua del grifo, un ejemplo de la que puede beberse al día, hay muy poco cloro y su efecto negativo en la salud es inexistente. Puestos a ser meticulosos, se puede esperar 10 minutos antes de tomarla, el tiempo que necesita el cloro para evaporarse.

¿Por qué tienen tan mala fama las bebidas con gas?

Las bebidas con gas están saturadas de azúcar y no aportan ningún nutriente. Una lata de cola, para que nos entendamos, contiene 35 gramos de azúcar, siete veces la sacarosa de una cucharadita de café. Encima no sacian, lo cual lleva a consumirlas sin moderación. Es fácilmente comprensible que beber a diario refrescos de naranja y similares sea la antesala del sobrepeso y la obesidad, a los que hay que añadir toda una serie de patologías relacionadas, como demuestra una multitud de estudios, al punto de que en algunos países, como Finlandia, Francia y Noruega, existe un impuesto especial para estas bebidas.

No hay que interpretarlo como que los refrescos con azúcar deban olvidarse para siempre. Un botellín o una lata de vez en cuando, incluso una vez por semana, no hacen daño. El drama es que hay gente que no acompaña con agua las comidas, sino con refrescos. Para los niños, otro tanto: sería injusto prohibirles un refresco en un restaurante o en una fiesta de cumpleaños, pero también vale para ellos la norma general de no excederse. Para los pequeños siempre es mejor optar por la cola sin cafeína.

¿Y las bebidas light*?*

Si tienen cero calorías, su incidencia directa en la balanza es nula. El consumo frecuente, sin embargo, puede tener una contraindicación: el sabor dulce engaña al cerebro, que busca nuevos gustos azucarados, con el resultado de que se introducen calorías de otras fuentes. Para los pequeños, nada de bebidas *light*: el uso de los edulcorantes, desaconsejado hasta los tres años, exige cautela también durante el resto de la infancia.

¿Son saludables los zumos de fruta?

Empezaremos por aclarar un equívoco: una cosa es evaluar una bebida compuesta al 100 % de fruta, sin azúcares añadidos, colorantes, conservantes ni aromas, y otra juzgar un líquido en el que la cantidad de peras, manzanas o lo que sea desciende hasta el 50 %, o bastante menos, y el resto está formado por agua, azúcares y aditivos.

En las estanterías de los supermercados las botellas parecen iguales, pero la verdad se halla en los ingredientes. Con un bajo porcentaje de zumo y pulpa, el poder nutricional se vuelve ínfimo, y la comparación más adecuada ya no es con un melocotón, sino con un refresco. Dar a un hijo una preparación azucarada con vagas trazas de los vegetales que alguna vez hubo no es como que coma fruta fresca, eso que quede claro.

Si los niños están acostumbrados a beber zumos a diario, pueden diluirse poco a poco con agua hasta llegar al 50 %. Esta operación recortará el consumo de azúcares simples a lo largo del día y también los acostumbrará a un sabor menos dulce, que debería ser nuestro objetivo.

¿Y los zumos de fruta 100 %?

Varios estudios demuestran que los de naranja sanguina, arándano o manzana aportan beneficios similares a la fruta fresca, a condición de que no lleven azúcares añadidos, pero no hay una sola respuesta válida para todos los zumos, como concluye una investigación de la American Society for Nutrition (publicada en enero de 2015 en la base de datos internacional PubMed). En todo caso, no son un sustitutivo permanente de la fruta fresca, que contiene menos azúcares y más fibra, regalo extra que se suma a las vitaminas y sustancias que también aportan las bebidas 100 %.

Un error que hay que disipar: «sin azúcares añadidos» no significa que carezcan de azúcar. Contienen los naturales de la fruta (sacarosa, glucosa y fructosa) en una proporción del 8-10 % y, por tanto, aportan unas 70 calorías por vaso.

Los licuados o extractos de vegetales hechos en casa, ¿previenen las enfermedades crónicas?

Teóricamente, el líquido que se obtiene al introducir frutas y verduras en una licuadora o en un extractor concentra una gran cantidad y variedad de vitaminas, minerales y fitocompuestos en un vaso. Es posible que estas sustancias puedan tener efectos protectores, pero no existe una respuesta definitiva que aplicarse a la actividad de todas las moléculas. A veces, por ejemplo, se formula la hipótesis de que es la presencia de una determinada cantidad de fibra (propia de los vegetales sólidos) la que marca la diferencia y vuelve bioactivos ciertos compuestos de una fruta en concreto. De por sí, además, la fibra tiene un valor protector, por no hablar de su capacidad saciante. Por decirlo de otra manera: la fruta y la verdura frescas son insustituibles.

Un zumo casero, en todo caso, daño no hace, sino lo contrario; siempre es mejor quitarse la sed con una mezcla de manzanas y zanahorias que con un refresco con gas. Tanto en el caso de los adultos como en el de los niños.

La duda, entre los entusiastas, es si es preferible un licuado o un extracto. Las licuadoras usan cuchillas circulares que cortan los vegetales en trozos muy pequeños y que, gracias a una rotación muy rápida (miles de giros por minuto, frente a decenas en el caso de un exprimidor en frío), generan una fuerza centrífuga que es la que empuja los trocitos contra un tamiz muy fino, el cual retiene la pulpa fibrosa y solo deja pasar el zumo. Los extractores en frío son básicamente exprimidores, pero con una presión mucho mayor que el típico exprimidor de naranjas y un tamiz mucho más fino.

La diferencia más importante entre los dos aparatos es que el extractor saca más zumo de las células vegetales y también algo de fibra. Luego está la cuestión de la temperatura que se crea dentro de la licuadora. Depende mucho del modelo: si es potente, sus resultados serán rápidos y el vegetal no alcanzará temperaturas demasiado elevadas. A decir verdad, aunque las frutas y las verduras tuvieran que exponerse a temperaturas algo más altas durante esos pocos segundos, las diferencias nutricionales serían mínimas, incluso en lo referente a las vitaminas más sensibles al calor.

Los extractores, en promedio, suelen ser más caros, y hay tres motivos por los que su uso se hace más pesado que el de las licuadoras: es necesario trocear minuciosamente el vegetal que se procesará, el tiempo de extracción es mayor y cuesta más limpiarlos. Se trata de parámetros determinantes a la hora de decidirse, porque si para obtener un vaso de zumo vegetal hay que estar cortando y limpiando varios minutos, se corre el riesgo de hartarse.

Conclusión: para quien no ande sobrado de tiempo es

preferible una licuadora de buena calidad, más fácil y rápida de usar que un extractor, y que sigue respetando el valor nutricional de los vegetales. En cambio los puristas del zumo de frutas y verduras que deje pocos residuos e incluya algo de fibra podrán optar por el extractor en frío.

Dicho esto, hay que reconocer las pequeñas limitaciones de los cócteles vitamínicos. El procedimiento para extraer el zumo de las células vegetales comporta la eliminación total de la parte fibrosa en la licuadora y de su reducción en el extractor. En eso no pueden compararse con la fruta y la verdura tal como están en la naturaleza. Por otra parte, los licuados se oxidan enseguida y en la práctica pierden sus propiedades, por lo que hay que beberlos de inmediato.

La fruta contiene un azúcar, la fructosa, que en su forma líquida tiene un impacto mayor en el índice glucémico. No es nada preocupante, pero lo mejor es añadir siempre a las fresas, peras y demás una verdura, a partes iguales. Si, por otro lado, se hace un zumo solo de verduras, casi no habrá azúcares. Merece la pena probar los de pepino, apio, col o hinojo, que pueden acompañarse con un par de cubitos de hielo.

En esto, como en todo, hay que ser moderado. Un zumo al día está bien y dos son aceptables, pero es poco sensato excederse, sobre todo con licuados solo de fruta. Acabaríamos pasándonos de calorías. Si se prepara el cóctel vegetal en casa para beber salud a grandes sorbos, obviamente hay que abstenerse de añadir azúcar.

¿El té embotellado es como el de taza?

Rotundamente no. El té negro y el té verde son *longevity smartfoods* solo en taza. Las botellas y latas que venden en las tiendas son refrescos con sabor a té, comparables a grandes rasgos a los de cola y naranja.

¿El vino tinto hace buena sangre?

Eso dice el refrán. El vino es sociabilidad y cultura. Afirmar que hace buena sangre, es decir, que es saludable, ya es más arriesgado. Las bebidas alcohólicas se componen de agua, alcohol etílico (etanol) y un pequeño porcentaje de otros compuestos de procedencia vegetal a los que se atribuyen propiedades benéficas. Sin embargo, el alcohol, pese a aportar 7 kilocalorías por gramo, no es un nutriente esencial y se metaboliza como un compuesto tóxico.

El organismo logra tolerar cierta dosis de alcohol, que se corresponde con un consumo moderado: una unidad alcohólica al día para las mujeres y dos para los hombres. Una unidad alcohólica contiene unos 10-15 gramos de etanol y aproximadamente es:

–una cerveza pequeña, de 33 cl;
–una copa de vino, de 125 ml;
–un chupito de licor o destilado, de 25 ml.

Por encima de estas cantidades, aumenta el riesgo de varias enfermedades crónicas y, por tanto, de mortalidad. El consumo de alcohol superior a las dosis aconsejadas se considera asimismo un factor de riesgo para la obesidad. Los llamados digestivos, por ejemplo, aportan 120 calorías por 40 mililitros, tanto como seis terrones de azúcar, y sin sensación de saciedad, con lo que se corre el riesgo de trastocar el equilibrio energético.

A juzgar por los resultados de una serie de estudios, es probable que en pequeñas cantidades el vino tinto pueda reducir el riesgo de cardiopatía coronaria, gracias a polifenoles como el resveratrol (aunque la uva negra lo contiene en las mismas cantidades). El problema es el exceso de etanol, que es tóxico para el organismo y aumenta el riesgo de cáncer. Esto vale para todas las bebidas alcohólicas, vino incluido.

Un análisis publicado hace poco en el *British Medical Journal*, sobre un muestreo de unos 100.000 habitantes de ocho países europeos, demostró que el 10 % de las defunciones masculinas por cáncer y el 3 % de las femeninas podían atribuirse al abuso de alcohol. Ni las embarazadas, ni los niños, como es obvio, deberían consumir una sola gota.

Las bebidas energéticas, ¿son indicadas para después de practicar deporte?

Las bebidas energéticas, que casi siempre llevan mucho azúcar, contienen sales minerales y vitaminas añadidas, y en muchos casos cafeína ¿Qué puede decirse? Pues que es mucho mejor la fruta. A quien practica deporte, los micronutrientes y el agua de una fruta le ayudan tanto a prepararse como a recuperar lo que ha perdido durante la actividad física. En un estudio de 2012 se observó que para el ejercicio físico intensivo el plátano podía suponer un apoyo nutricional comparable al de una bebida energética. Por su parte, los frutos secos, como las avellanas y las almendras, ricas en proteínas, otras sales minerales y grasas buenas, son perfectos para recuperar la energía. Y si se siente la necesidad de una bebida fresca, un zumo de naranja natural sustituye con pleno derecho a cualquier refresco.

También hay quien se prepara en casa las bebidas energéticas: medio litro de agua, una cucharadita de azúcar, el zumo de una naranja y de un limón, y listos.

¿Es malo el café?

En 2016, después de analizar quinientos estudios científicos, el Centro Internacional de Investigaciones sobre el Cáncer (CIIC) de la OMS declaró que el café no eleva el riesgo de tumores, sino que podría incluso protegernos de las neoplasias de útero y de hígado. El consumo de bebidas muy calientes sí incrementa el riesgo de cáncer de esófago. Más de una investigación con fundamento descarta un efecto negativo en los trastornos cardiovasculares, aunque los cardiópatas, y quienes tengan la tensión alta, deberían limitarlo, por prudencia. En realidad, los excesos no son buenos para nadie: a partir de tres tazas se corre el riesgo de sufrir las consecuencias indeseadas de la cafeína, desde la excitabilidad hasta la taquicardia. Quien tenga problemas de insomnio, mejor que no beba café solo por la noche. Un aviso a las madres: la cafeína atraviesa la barrera de la placenta y llega a la leche materna, por eso se aconseja no tomar café durante el embarazo y la lactancia.

PARA PROFUNDIZAR
El discutible éxito de los antioxidantes

Hay zumos de fruta, bayas, suplementos y polvos que se jactan de la misma palabra mágica: antioxidante. Por lo visto es origen de innumerables virtudes, desde proteger de las enfermedades hasta tener un efecto antienvejecimiento. Y pocos se preguntan si de veras es así, porque los antioxidantes andan de boca en boca, pregonados como la solución a mil problemas.

Los antioxidantes son un ejemplo de bibliografía científica incompleta, pero de gran éxito mediático.

Las moléculas antioxidantes existen, y en el laboratorio cumplen la tarea de los guerreros que desarman a los radicales libres, entes de pésima fama que se generan dentro de nuestras células y que desarrollan una gran actividad oxidativa. En la práctica se forman radicales libres cada vez que se crea una reacción química con el oxígeno: cuando respiramos, cuando la célula produce energía o bien debido a la contaminación, el tabaco o las radiaciones ultravioletas. Es el mismo proceso que hace que una manzana cortada se oscurezca o que se oxide un clavo.

Los radicales libres son moléculas de oxígeno altamente inestables a causa de la presencia de un electrón desparejado en su órbita exterior. Al intentar recuperar una situación de estabilidad, reaccionan con otras moléculas cediendo el electrón o recuperando otro. También los desactivan los sistemas enzimáticos, que forman una barrera antioxidante.

Si la cantidad de radicales libres es pequeña, son tolerados y desempeñan funciones útiles a las células. Algunos radicales libres, por ejemplo, son auténticos mensajeros que establecen comunicación entre diversas vías de señalización interna de las células. En exceso, sin embargo, causan estragos, a veces de forma irreversible. La célula envejece, muere o enloquece.

Por eso el estrés oxidativo se sienta en el banquillo de los acusados cuando se habla de cáncer, envejecimiento y enfermedades degenerativas.

Lo que hacen los antioxidantes es sencillo: ceder el electrón que les falta a los radicales libres, que de este modo recuperan su equilibrio. Lástima que no existan pruebas científicas que validen que tomar el sinfín de antioxidantes publicitados en los suplementos prevenga de algo.

Tampoco es tan raro. El equilibrio entre efectos positivos y negativos de los radicales libres dentro de cada célula es muy delicado y depende de la cantidad de radicales en los diversos orgánulos celulares. La idea de anular los efectos negativos de los radicales libres inundando una célula con antioxidantes sería como la de prevenir los incendios domésticos inundando una casa con agua. De hecho, el exceso de antioxidantes ingeridos en forma de suplementos puede ser perjudicial y, en algunos casos, aumentar el riesgo de tumores.

Cuidado también con lo que se proclama en las estanterías de los supermercados. La Autoridad Europea para la Seguridad Alimentaria admite la frase «protege a las células del estrés oxidativo» en los envases, pero ¡ojo! Para empezar, las únicas sustancias antioxidantes aprobadas son las vitaminas E, C y B2, y minerales como el selenio, el manganeso, el cobre y el zinc, mientras que entre los elementos que la EFSA no permite presentar como antioxidantes en las etiquetas hay algunos tan conocidos como la coenzima Q10, los flavonoides y el betacaroteno.

Por otra parte, «proteger a las células del estrés oxidativo» no significa proteger al organismo y tampoco aumentar la longevidad. De momento no se ha demostrado ningún efecto positivo contra el envejecimiento gracias al consumo de antioxidantes.

Las teorías más recientes indican que el envejecimiento lo dictan los genes. Son los gerontogenes los que bloquean los mecanismos de autorreparación: en presencia de un exceso de radicales libres, como el que se crea después de una concatenación de comidas abundantes, en vez de activar los sistemas enzimáticos para servir de barrera antioxidante, ponen en marcha mecanismos que llevan a la apoptosis, la muerte programada de la célula.

Es cierto que algunas sustancias contenidas en la fruta y la verdura pueden desempeñar una función protectora. Según las últimas hipótesis, algunas serían capaces de silenciar a los gerontogenes y hacer que se expresen los genes de la longevidad *(smartmolecules)*. También es cierto que algunas de estas sustancias (no todas) desarrollan una actividad antioxidante, pero no existen pruebas de que por eso protejan: no basta con realizar una actividad antioxidante para desempeñar una función protectora.

5

El esquema alimentario

La dieta Smartfood es una alimentación que puede seguir un adulto toda la vida. En el esquema práctico de este capítulo aparecen las raciones estándar junto con indicaciones sobre los alimentos que, sin ser idóneos, forman parte de los hábitos gastronómicos y del placer de sentarse a la mesa.

Hay que imaginarse una doble vía para las costumbres culinarias: una *smart*, a la que es necesario dar prioridad a diario para mantener la línea y la salud, y otra que podemos permitirnos para satisfacer el paladar y como homenaje a las tradiciones y la vida social. Este principio vale tanto respecto a los dulces como a las patatas fritas o a las cremas para untar. No hay nada prohibido. No hay recetas, pero con sentido común y fuerza de voluntad sí hay limitaciones.

Las comidas, en líneas generales, deben ser variadas, a fin de asegurar al cuerpo hidratos de carbono, proteínas, grasas, agua, vitaminas, minerales, fibra y fitocompuestos como los polifenoles. No hay ningún alimento que satisfaga por sí solo las necesidades nutritivas.

Lo que aquí se dan son pautas, que cada cual puede adaptar según sus gustos y convicciones. Los vegetarianos, por ejemplo, podrán eliminar sin problemas la carne y el pescado. Quien no tolere la leche prescindirá de ella.

Otro tanto vale para las citas con la mesa: no es obligatorio que las comidas sean tres ni cinco. Quien sea capaz de quedarse con el estómago vacío sin empacharse luego a la hora de la cena puede saltarse la comida, o viceversa. Lo importante es que no falten los nutrientes que necesita el cuerpo.

En cualquier régimen de adelgazamiento, y para la salud en general, hay que moverse: caminar, ir en bici, al gimnasio o a la pista de baile.

LAS RACIONES

El cálculo de las raciones de la dieta Smartfood es indicativo y se ha elaborado siguiendo las *Linee Guida per una Sana Alimentazioni Italiana* redactadas por el INRAN (actualmente CREA Alimentos y Nutrición), así como, en mayor medida, los consejos de la Harvard Medical School de Boston y del Fondo Mundial para la Investigación del Cáncer.

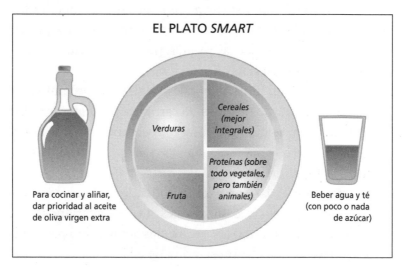

EL PLATO *SMART*

Verduras

Cereales (mejor integrales)

Proteínas (sobre todo vegetales, pero también animales)

Fruta

Para cocinar y aliñar, dar prioridad al aceite de oliva virgen extra

Beber agua y té (con poco o nada de azúcar)

Una ración estándar corresponde al peso neto de los alimentos y se distribuye en un número aconsejado al día o a la semana, para tres tipos de dieta: una de 1.700 calorías, para una mujer sedentaria y de cierta edad, o para quien desee perder peso, por ejemplo; otra de 2.100 calorías, para mujeres adultas con actividad laboral no sedentaria y que no tengan sobrepeso, por ejemplo; y otra de 2.600 calorías, para hombres adultos con actividades laborales no sedentarias y actividad física moderada, por ejemplo.

Que una ración figure dos o tres veces al día no significa que haya que consumirla en dos o tres momentos distintos, aunque es cierto que armonizar una comida con una dosis equilibrada de los principales componentes, es decir, hidratos de carbono, proteínas y vegetales, ayuda a saciarse y a limitar la absorción de azúcares y grasas.

Por una cuestión práctica, la clasificación alimentaria se divide en cinco grupos: el de los hidratos de carbono complejos, que incluye los cereales, sus derivados y los tubérculos; el de las proteínas, con las legumbres, la leche y los lácteos, la carne, el pescado y los huevos; el de la verdura y la fruta; el de los dulces, y por último, el de las bebidas.

Se incorporan al esquema los *smartfoods* y los alimentos que en determinadas cantidades no son nocivos para la salud. No hay nada prohibido por principio. Por eso aparecen notas sobre los alimentos que conviene limitar y que no pueden formar parte de un menú saludable diario.

HIDRATOS DE CARBONO COMPLEJOS
En la dieta Smartfood, los cereales ocupan una cuarta parte de la comida y la cena, y también están previstos en el desayuno. En un mundo alimentario ideal, los integrales deberían

constituir el 100 % de los hidratos de carbono complejos, que equivale a decir nuestra principal fuente de energía, pero podemos conformarnos con una ración diaria, como mínimo.

Hay que dar prioridad, en el siguiente orden, a:

–los cereales integrales en grano (cebada, farro, trigo, quinua, avena, arroz, maíz y trigo sarraceno descascarillados);

–los granos semiintegrales y los derivados de los cereales integrales, como la pasta o el pan.

Además de hidratos de carbono complejos, los cereales y sus derivados aportan buenas cantidades de vitaminas del grupo B, así como proteínas que en combinación con las de las legumbres dan origen a una mezcla proteínica de valor biológico comparable al de las proteínas animales. Los integrales son ricos en micronutrientes y contienen el doble de fibra.

Cereales en grano: 80 gramos, máximo una vez al día para una dieta de 1.700 y 2.100 calorías; una o dos veces al día para una dieta de 2.600 calorías. Para los potajes, se reducen las raciones a la mitad. Son *smart* la cebada, el farro, el trigo, la quinua, el arroz, el maíz y el trigo sarraceno descascarillados. Lo ideal es que sustituyan a sus equivalentes refinados.

Pasta: 80 gramos, máximo una vez al día para una dieta de 1.700 y 2.100 calorías; una o dos veces al día para una dieta de 2.600 calorías. Para los potajes, se reducen las raciones a la mitad. Es *smart* la pasta procedente de harinas integrales.

Pan: 50 gramos (equivalentes a un panecillo o una rebanada de hogaza mediana), hasta tres veces al día para una dieta de 1.700 calorías, cinco para la de 2.100 calorías y seis para la de 2.600 calorías. El pan de harina refinada posee un índice glucémico bastante alto. En este sentido es un poco mejor el de sémola de grano duro, pero la palma se la lleva el integral, que tiene que estar hecho con harinas integrales de verdad, no, por ejemplo, con harinas refinadas y salvado añadido.

Cereales para el desayuno: 30 gramos una vez al día. Atención a la etiqueta: hay que evitar el consumo cotidiano de productos en cuyo envase aparezcan azúcares y grasas añadidos, como es el caso de algunos *corn flakes* (copos de maíz) y cereales inflados integrales que se venden en las tiendas.

Patatas: 200 gramos (dos patatas pequeñas) una vez por semana para la dieta de 1.700 calorías y dos veces para las de 2.100 y 2.600 calorías. También es aplicable al *longevity smartfood* las patatas violetas, de gran valor por su contenido en antocianinas.

Pizza: Mientras no sea muy grande, se puede comer una a la semana. La versión más saludable es con harina integral y al horno. La mozzarella se incluye en el cálculo de las dos raciones de queso aconsejadas por semana, así que puede sustituirse dignamente por pimientos, grelos u otras verduras.

PRECAUCIONES

Sustitutos del pan. Es un error creer que las galletas saladas, los biscotes y los grisines, por muy integrales que sean, resultan más dietéticos que un pan de barra o de hogaza. Se trata de productos ricos en sal, a veces también en grasa, y en el caso de los biscotes, en azúcares. Vaya, que es mejor comer pan y no recurrir muy a menudo a sustitutos.

Patatas chips o prefritas. Si algo evoca la expresión *junk food*, «comida basura», es una bolsa de patatas chips. Son irresistibles, pero vale la pena resistirse, ya que se trata de calorías, sal y grasas casi en estado puro. Para colmo, cuando se fríen las patatas se produce una sustancia, la acrilamida, cuyo efecto cancerígeno se ha demostrado en modelos animales. ¿Qué decir? Pues que nos permitamos de vez en cuando algún capricho, pero no como aperitivo diario. Y que no nos engañe la palabra *light* que desde algunos envoltorios incita al comprador: respecto a las versiones clásicas, las diferencias pueden llegar a ser indetectables. Moderación también con las patatas congeladas para horno, ya que a menudo están prefritas.

PROTEÍNAS

En la dieta Smartfood, las proteínas, los ladrillos del cuerpo humano, ocupan una cuarta parte de la comida y de la cena. Son preferibles las vegetales, presentes en las legumbres, que en plato único, con cereales, aportan los aminoácidos esenciales necesarios y que hay que comer al menos tres veces por semana, así como en los frutos secos y las semillas oleaginosas, aconsejados a diario. Todo ello es una buena noticia para vegetarianos y veganos, ya que estos alimentos les permiten equilibrar su dieta.

Las proteínas proceden también de los platos principales más característicos. El consejo que toda la comunidad científica comparte es alternar los tipos de proteínas y, por tanto, de alimentos, en las principales comidas, es decir, alternar el pescado, los huevos, la carne, el queso y las legumbres.

También la leche y el yogur, tan presentes en los desayunos y meriendas, aportan proteínas, además de calcio. El consejo de la Harvard Medical School de Boston en lo que se refiere a la leche y sus derivados es no superar, en conjunto, una o dos raciones diarias; vaya, que el queso no puede ser el colofón de todas las cenas.

Legumbres y derivados: Hasta 150 gramos (frescas o congeladas) o 30-50 gramos (secas) al menos tres veces por semana. La ración con harinas de legumbres (como la de garbanzos, por ejemplo) es de 50 gramos, y con productos a base de soja (como el tofu y el tempeh) de 100 gramos. Un plato único con cereales o pan aporta energía y proteínas de excelente calidad. En lo alto del podio están las legumbres frescas, seguidas por las congeladas y en tercer lugar por las de conserva, debido al defecto de su alto contenido en sal (por lo que se aconseja pasarlas por agua antes de usarlas).

Frutos secos: 30 gramos al día. Aparte de su contenido en grasas buenas, oligoelementos y fibra, las nueces, las almendras, las avellanas o los pistachos aportan bastantes proteínas. Pueden considerarse un tentempié o bien constituir la parte proteínica del desayuno, sobre todo cuando se prescinde de leche de vaca o de yogur. Por otro lado, los frutos secos, ricos también en sales minerales y grasas buenas, ayudan a afrontar con energía la actividad deportiva. La ración de 30 gramos equivale a 8 nueces, 25 almendras, 32 avellanas o 54 pistachos.

Semillas oleaginosas: 30 gramos al día. Las semillas de sésamo, cáñamo, lino, calabaza o girasol son suplementos naturales de grasas saludables, así como de proteínas. Están bien para picar a media mañana o a la hora de la merienda, así como para enriquecer las ensaladas.

Pescado, moluscos y crustáceos: 150 gramos tres veces por semana. Algunas especies, como el pescado azul, son particularmente ricas en omega-3, los ácidos grasos poliinsaturados que protegen el corazón. Por lo general, la congelación no comporta pérdida de compuestos.

Carne: 70-100 gramos como máximo dos veces a la semana, dando prioridad a las carnes blancas (pechuga de pollo y de pavo, así como conejo), de las que hay que eliminar la piel y la grasa visible. La carne no puede definirse como un alimento *smart*, entre otras cosas por motivos de sostenibilidad medioambiental, pero no existen pruebas de que en cantidades moderadas perjudique la salud.

Huevos: Un huevo dos veces por semana. La decisión de limitar su consumo deriva de que los huevos suelen formar parte de muchas recetas. Los vegetarianos pueden consumir hasta cuatro por semana (aunque manteniendo la ración de un solo huevo al día).

Leche y derivados: Entre una y dos raciones diarias. Se entiende por ración lo siguiente: un vaso o taza de 125 gramos de leche, que puede ser diario; una tarrina de 125 gramos de yogur natural, que puede ser diario; una ración de 100 gramos de queso fresco o magro dos veces por semana, como la ricota de vaca (146 kilocalorías y 10,9 gramos de lípidos totales por cada 100 gramos), el feta (250 calorías y 20,2 gramos de lípidos), la mozzarella (253 calorías y 19,5 lípidos) y el *crescenza* (281 calorías y 23,3 lípidos totales). Los vegetarianos, que no ingieren grasas saturadas de la carne, pueden tomar hasta tres raciones semanales de quesos magros.

PRECAUCIONES

Carne roja. Hay que limitar la carne ovina, porcina y bovina (incluida la ternera). Conviene, más concretamente, reducir el consumo de cortes grasos como el chuletón de ternera y las chuletas de cerdo, o como mínimo eliminar la grasa blanca visible. La dieta Smartfood recomienda no superar las dos raciones semanales de carne, tanto blanca como roja.

Embutidos y salchichas. Según el Fondo Mundial para la Investigación del Cáncer habría que prescindir por completo de los embutidos y las salchichas, es decir, de todas las carnes rojas elaboradas y conservadas, con procesos de salado y ahumado y uso de conservantes como los nitritos. Comer de vez en cuando un poco de jamón o de bresaola puede ser una excepción a la regla. La ración: de 50 gramos, unas 2-4 lonchas medianas.

Quesos curados. Cuanto más curado está un queso, más grasas saturadas contiene, peligrosas para el corazón si se consumen en exceso. Otro problema es la sal. Vía libre de vez en cuando a una ración de 50 gramos de queso curado en lugar de queso fresco.

Yogures dulces. Las tarrinas de leche fermentada dulce, o con extractos de frutas, pueden llegar a contener 17 gramos de azúcar, el equivalente a tres cucharaditas. Es mejor añadir fruta o frutos secos a un yogur natural.

Conservas de pescado. La caballa o el atún en lata tienen el defecto de ser muy salados y de que el aceite de oliva no siempre es virgen extra. Con una ración de 50 gramos por semana hay de sobra.

FRUTA Y VERDURA

Las espinacas, los espárragos, las manzanas o las fresas son *smartfoods*. Comerlos protege y puede que en algunos casos prolongue la vida. Según la Harvard Medical School, en una dieta saludable la verdura y la fruta deberían constituir siempre la mitad de las comidas y las cenas, con preponderancia de la verdura. También son bienvenidas durante el desayuno, o como tentempié a lo largo del día.

Se puede calcular tranquilamente a ojo. No hace falta pesar. Con un plato de verdura y algo de fruta, se equilibran las cantidades aconsejadas de hidratos de carbono y proteínas.

La estrategia de las cinco raciones de verdura y fruta al día es eso, una estrategia. ¿Tres raciones de fruta y dos de verdura? Es verdad que en la dieta de los adultos son las hortalizas las que deben ocupar mayor espacio, pero hay que ver las cosas como son: tres raciones de fruta equivalen a 450 gramos y dos de verdura cocida, a 500 gramos. Y es eso, más o menos. Basta con regularse a ojo.

Los vegetales frescos y de temporada tienen, por lo general, mayor contenido en vitaminas, minerales y fitocompuestos. Algunas verduras conservan casi inalteradas sus propiedades durante la congelación; otras, por el contrario, pierden sustancias importantes. Lo esencial es variar. Puede ser útil fijarse en el color, a fin de asegurarse todo un abanico de nutrientes.

Verduras y hortalizas: Si se consumen crudas, la ración mínima es de 80 gramos (2-3 tomates, 3-4 zanahorias, 1 hinojo, 2 alcachofas, 7-10 rábanos), pero el peso, sin contar los descartes, en caso de cocción es de 250 gramos (más o menos medio plato), al menos dos veces al día. Estas son las indicaciones de consumo deseables. Superarlas, dentro del límite de lo que cabe normalmente en un estómago, no hace daño, al contrario. No hay que pensar en las verduras solo como guarnición, sopa, menestra o salsa para los arroces o los platos principales. Mordisquear pepinillos o tomates cherry antes de sentarse a la mesa, por ejemplo, ayuda a controlar la sensación de hambre. Las hortalizas pueden incorporarse al desayuno en un licuado o un extracto. Son *longevity smartfoods* los espárragos, las alcaparras, la col lombarda, la cebolla, la lechuga, las berenjenas y el *radicchio rosso*. Se ha demostrado que las verduras de hoja verde protegen del cáncer de mama; a las mujeres se les aconsejan 200 gramos diarios. En temporada el tomate es el rey del menú de los varones, ya que es probable que proteja del tumor de próstata.

Fruta: Una ración de 150 gramos, equivalente a una fruta mediana (naranja o manzana) o dos pequeñas (albaricoque o mandarina), tres veces al día. Son igual de beneficiosas al final de las comidas que entre horas. Son *longevity smartfoods* las naranjas sanguinas, los caquis, las cerezas, las fresas, los frutos del bosque, las manzanas, las ciruelas negras y las uvas. El plátano, más calórico que el resto de las frutas, es perfecto para recuperar las sales minerales perdidas al practicar deporte. Adelante con los zumos exprimidos o licuados, a condición de que no sustituyan del todo la fruta entera, dada la aportación de fibra de esta. Los zumos 100 % de fruta, que no llevan azúcares añadidos ni están hechos con zumo concentrado, pueden constituir un suplemento útil de vitaminas y otras sustancias; los de naranja sanguina y arándanos, por ejemplo, conservan su contenido en antocianos, las moléculas de la longevidad.

PRECAUCIONES

Acompañamientos preparados. Los congelados hacen más cómoda la vida, pero por mucha prisa que se tenga es conveniente, a la hora de comprar, dedicar un minuto a leer la etiqueta de los platos preparados a base de verduras de la sección de congelados, no vayamos a llevarnos la sorpresa de que lleven demasiadas grasas.

Zumos de fruta con poca fruta. Un botellín de zumo con bajo porcentaje de fruta, 20 o 50 %, no se puede comparar en modo alguno a la fruta fresca. Cero fibra y mucho azúcar.

CONDIMENTOS

En condimentar radica la diferencia entre una comida insulsa y un plato digno de un chef. La habilidad de un cocinero *smart* no estriba en inundar de grasas y sales la comida, sino en obtener sabores excelentes dosificando el aliño. El aceite en crudo, las hierbas aromáticas y las especias son instrumentos para enriquecer las recetas y reducir la sal: además de aromáticos, los platos serán ligeros y sanos.

Aceite de oliva virgen extra. Las *Linee Guida per una Sana Alimentazioni Italiana* recomiendan cuatro cucharadas soperas de aceite virgen extra al día para los hombres y tres para las mujeres, pero la dieta Smartfood, basándose en una serie de datos científicos, aconseja una dosis más alta, concretamente de entre cinco y seis cucharadas para los hombres y entre cuatro y cinco para las mujeres. El aceite de oliva de categoría virgen extra es una fuente de polifenoles, vitamina E y grasas, no solo necesarias sino beneficiosas; grasas que, en tales cantidades, no engordan. De nada sirve comer verdura sin algún tipo de aliño, ya que no lograremos absorber gran parte de sus vitaminas, que son liposolubles. El uso en crudo mantiene inalteradas las propiedades del aceite, a condición de conservarlo en botellas oscuras, bien cerradas y lejos de la luz y el calor.

Aceites de semillas de extracción en frío. En determinadas elaboraciones, como las masas de pasteles y galletas o las salsas para aliñar como la mayonesa, los aceites de girasol, de maíz, de cacahuete, de arroz y de soja pueden ser una alternativa al de oliva virgen extra. El de sésamo se usa en la cocina asiática para aliñar las ensaladas, el arroz o platos al vapor. Una o dos cucharaditas diarias de aceite de lino, rigurosamente en

crudo, pueden ser una buena incorporación a los platos, teniendo en cuenta su dosis de omega-3: 57 gramos por cada
100 de producto. Es fundamental que los aceites de semillas
sean de extracción en frío.

Especias y hierbas aromáticas. La guindilla, el pimentón picante y la cúrcuma contienen *smartmolecules*, que según los
estudios que están llevándose a cabo en el IEO intervienen en
un mecanismo que frena los genes del envejecimiento. Por
otra parte, la guindilla fresca es un concentrado de vitamina C
que ayuda a absorber el hierro vegetal, como el de las legumbres. Todas las hierbas aromáticas son ricas en oligoelementos y unidas a las especias ayudan a no pasarse con la sal, o a
evitarla del todo.

Limón. De todos es sabido que hablar de limón es hablar de
vitamina C. Y la vitamina C es la clave para absorber al máxi-

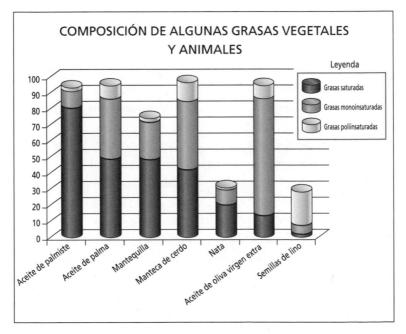

mo el contenido en hierro de los alimentos. Adelante, pues, con el zumo de limón (en crudo) sobre las espinacas o las emulsiones para ensaladas. La piel contiene aún más vitaminas, además de limoneno, una molécula que al parecer posee propiedades antiinflamatorias. Si no afecta demasiado al sabor, se puede rallar a discreción sobre primeros y segundos platos, aunque siempre al final de la cocción, ya que el calor empobrece este pequeño tesoro de vitamina C.

Vinagre. Da sabor y ayuda a evitar poner sal a la lechuga y demás. Se pueden alternar los tipos en función del gusto: de vino, de manzana o balsámico.

Salsas y condimentos preparados en casa. Hoy hay todo tipo de recetas para hacer en casa mayonesa, kétchup o bechamel ligeros, en algunos casos veganos, con los que se puedan aliñar los platos sin que queden grasientos. Si la cocina diaria es sencilla, bienvenido sea de vez en cuando algo pensado para estimular el paladar.

PRECAUCIONES

Sal. La cantidad de sal que se consume es muy superior a la aconsejada. La consigna es reducir. Solo es cuestión de acostumbrarse.

Mantequilla. Usarla de vez cuando (10 gramos) y nunca para freír, ya que contiene muchas grasas saturadas. Mejor en crudo, como por ejemplo untada en una rebanada de pan integral.

Manteca. La manteca se elabora a partir de la grasa de cerdo. Antes se utilizaba para freír y en las salsas y masas. Por suerte, su uso ha disminuido y solo figura entre los ingredientes de algún que otro recetario *old style*. ¿Por qué hay que decirle que no a la manteca, aunque no se sea vegetariano? Pues por la avalancha de grasas saturadas que contiene, que a la larga son perjudiciales para los vasos sanguíneos y el corazón.

Margarinas de poca calidad. Deben descartarse las que contienen grasas hidrogenadas, de tan mala fama. Comprobar que no aparezcan en la etiqueta y que la cantidad de grasas saturadas sea inferior al 18 %.

Salsas envasadas. En el caso de la mayonesa o la bechamel industriales, la cuestión sigue siendo la misma: las grasas saturadas. En el del kétchup, el azúcar y la sal. No es que haya que demonizarlas, pero tampoco se puede definir como una buena idea comer día sí, día no, un bocadillo con mayonesa. También es mejor tener cuidado con la nata para cocinar y con la bechamel de sobre, repletas de grasas saturadas.

DULCES

Los postres forman parte de la cultura gastronómica de los pueblos y, por tanto, del bienestar general de las personas. De hecho, el chocolate negro es un alimento aconsejado para la salud. Huelga decir que, salvo en este último caso, todos los dulces deben entenderse como lo hacían nuestros antepasados: como un premio que se le da al paladar los domingos o en las celebraciones.

En los malos momentos, la nutrición cede el paso a la psicología: los *comfort food*, alimentos reconfortantes, como un trozo de pastel, sirven para mejorar los estados de ánimo. Somos humanos y, si nos consuela un pastel de crema, bienvenido sea.

Chocolate negro. 30-40 gramos, el equivalente de una o dos porciones, con una frecuencia que puede llegar a ser diaria. El chocolate negro con al menos un 70 % de cacao es un *longevity smartfood* cuyos excepcionales beneficios se han demostrado en muchos estudios. También es verdad que no hay que excederse por norma con las dosis aconsejadas, debido a las grasas y calorías que contiene.

Pasteles, helados y dulces artesanales. Hasta en los programas hipocalóricos se permite una vez a la semana un pedazo de tarta, un pastel o un helado hechos en casa, o en un establecimiento de confianza. Lógicamente, no hay que exagerar, debido a la dosis de azúcares y grasas que se requieren para preparar un postre. Por otra parte, tampoco hay que engañarse pensando que sustituir la sacarosa por edulcorantes naturales sirva para bajar el contenido glucídico más allá de cierto punto.

Mermelada y miel. Una fina capa de la una y una cucharadita de la otra pueden tomarse en el desayuno sobre una rebanada de pan integral, por ejemplo.

PRECAUCIONES

Pasteles, bollería, cremas para untar y galletas industriales. Las galletas, los pasteles y los cruasanes envasados no deberían ser una regla en el desayuno, del mismo modo que entre comidas no conviene tomar pastelitos, cremas para untar, helados ni chucherías de elaboración industrial. Se trata de productos de alta densidad energética, es decir, con muchas calorías en poco volumen: pequeñas bombas de grasas y glúcidos.

Azúcar y edulcorantes. Una cucharadita rasa de azúcar aporta 20 calorías. Es obvio que de por sí no es una cantidad dramática, pero los hidratos de carbono simples no deberían rebasar, en su conjunto, el 10 % de la aportación calórica diaria. Calculando el consumo aconsejado de fruta, la fuente *smart*, en una dieta de 2.100 calorías, la dosis restante equivaldría a dos o tres cucharaditas rasas de azúcar, incluida la sacarosa añadida al café, a los postres, a la mermelada y a los productos industriales. Hay que tener cuidado con el azúcar, que fomenta el sobrepeso, y para ello no existe más que acostumbrarse a sabores menos dulces. Sin pensar que pueda eludirse el problema tomando el atajo de los edulcorantes alternativos, naturales o artificiales.

AGUA Y BEBIDAS

Agua: Es el principal constituyente de nuestro organismo. Necesitamos ser regados, como las plantas. Sea del grifo o embotellada, el agua carece de calorías, aunque contiene sales minerales, empezando por el calcio, útil para el crecimiento y para prevenir la desmineralización de los huesos. Sigue siendo válido el tan repetido consejo de los médicos: un litro y medio al día, incluida el agua para las infusiones.

Té verde y té negro: De una a tres tazas al día (una taza corresponde a 250 mililitros). A juzgar por los estudios, el té podría alargar la vida. Tanto el verde como el negro tienen su lugar en la dieta Smartfood, a condición de no ponerle azúcar.

Café: Hasta tres tazas al día (una taza corresponde a 30-50 mililitros de café). Por encima de esta cantidad, que aporta unos 250 miligramos de cafeína, puede tener efectos secundarios, como nerviosismo o taquicardia.

PRECAUCIONES

Bebidas alcohólicas. El alcohol etílico, o etanol, se metaboliza como un compuesto tóxico. El organismo solo logra tolerar una determinada dosis, que no hay que superar. Corresponde a una unidad alcohólica diaria para las mujeres y dos para los hombres. Una unidad alcohólica equivale más o menos a una cerveza pequeña (de 33 cl), una copa de vino (de 125 ml) o un chupito de licor o aguardiente (de 25 ml).

Bebidas sin alcohol. Tienen mucho azúcar y ningún nutriente. Así pueden resumirse las bebidas con gas y azúcar, como los refrescos de cola o naranja; no en vano algunos países las someten a impuestos especiales. Cuidado también con las bebidas *light*, que estimulan las ganas de dulce. Hay que limitar los refrescos de té o los zumos de frutas con muy poca cantidad del ingrediente que debería ser el principal, así como las latas de refrescos con gas.

CÓMO ORGANIZAR LAS COMIDAS

La dieta Smartfood se caracteriza por la libertad. Los consejos que damos a continuación para las principales comidas de la jornada son pautas generales que adaptará cada cual a sus ideas, gustos, estado de salud y hábitos.

Dentro de las sociedades industrializadas se come casi siempre demasiado y mal. El problema no es la malnutrición, sino la hipernutrición. Por eso se indican propuestas para el desayuno, la comida y la cena, pero si alguien acostumbra saltarse la primera comida del día y su peso es normal, no hay ninguna razón para forzarse a desayunar. Lo mismo cabe decir de la comida y la cena. Si, por el contrario, saltarse una comida comporta picar constantemente alimentos poco sanos, conviene regularse.

La composición *smart* está estudiada para que no falte ningún nutriente y para que haya un equilibrio entre los platos, a fin de evitar cualquier exceso, sobre todo de hidratos de carbono y proteínas. Es un esquema útil para orientarse en la alimentación diaria, pero sin duda las excepciones forman parte de la vida.

DESAYUNO

El desayuno dulce es mejor que el de estilo anglosajón. He aquí algunas posibilidades, que pueden combinarse como se quiera, diversificando.

–Los hidratos de carbono complejos aportan la energía necesaria para empezar bien el día: son *smart* el pan integral, con una fina capa de mermelada si se quiere, los copos integrales o los cereales inflados, integrales y sin azúcares.

–Las proteínas pueden proceder de la leche o el yogur natural, o bien de la leche de soja, pero también (o en exclusiva) de los frutos secos.

–La parte vegetal queda cubierta por la fruta, que se puede trocear e incorporar a un yogur, o bien pasar por la licuadora o el extractor, añadiendo verduras. Los zumos exprimidos son estupendos, sobre todo el de naranja sanguina. Si se prefiere, puede dejarse la fruta para un tentempié a media mañana.

–El desayuno puede ser un buen momento para beber una taza de té verde o té negro. Se admite también el café, para quien tenga la costumbre de tomarlo.

–Hay que reducir el azúcar. Mejor que no se añada, aunque una cucharadita rasa puede tomarse.

COMIDA Y CENA

La mitad a base de verduras y fruta, una cuarta parte con cereales y la otra con proteínas.

–Es una buena costumbre empezar con verduras: hortalizas frescas que mordisquear, o en ensalada, con unas semillas por encima, si se quiere; también verduras cocidas.

–Son *smart* los cereales integrales en grano y la pasta integral. Las salsas para la pasta, mejor ligeras y a base de verdura. Bienvenidas sean las sopas, los purés y las menestras; son perfectos los platos únicos con legumbres. Se considera plato único el entrante acompañado de una cantidad moderada de pescado, carne o huevos.

–Las legumbres son la fuente idónea de proteínas, unidas a las de los cereales (pan o pasta, por tanto). Los que no sean vegetarianos o veganos deben alternar pescado, carne (blanca, a poder ser), huevos y quesos magros. Los frutos secos picados pueden ser buen un ingrediente no solo para los entrantes, sino para los platos principales.

–El trono lo ocupan las verduras, que junto con la fruta, pero más que ella, acaparan la mitad de la comida. Además de en los entrantes, figuran en las guarniciones clásicas. Todos los productos de la huerta aportan algo bueno. Para asegurarse nutrientes variados, conviene estar abierto a las propuestas de cada temporada.

–La fruta cierra la comida o la cena, aunque también puede probarse en determinadas ensaladas, añadiendo grosellas, naranjas, manzanas, granadas o peras, por ejemplo. Quien prefiera comer fruta entre comidas, que lo haga.

–El aliño principal es el aceite de oliva virgen extra, pero algunas recetas pueden incorporar aceites de semillas de extracción en frío. Aderezar con abundantes hierbas aromáticas y especias y con poca sal.

–Con las comidas hay que beber agua.

ENTRE HORAS

Una idea es preparar bolsitas de frutos secos para llevárselas al trabajo. Se puede picotear semillas o una pieza de fruta, sobre todo si no se ha tomado fruta en las comidas. Las hortalizas crudas, desde los tomates cherry hasta el apio, ayudan a matar el hambre. Se puede adoptar de los ingleses y los japoneses el rito del té, verde o negro. En cuanto al chocolate, el negro con al menos un 70 % de cacao es un *longevity smartfood*: una o dos porciones endulzan el día y mejoran el humor.

LOS HORARIOS

No solo cómo y cuánto, sino cuándo. El metabolismo está relacionado con la luz y la oscuridad, que influyen en los llamados ritmos circadianos (del latín *circa diem*, «alrededor del día»). Son los ritmos que nos dicta una especie de reloj interno del organismo, que está sincronizado con los ciclos diurnos y nocturnos. Basándose en los estímulos que recibe de la luz y la temperatura ambiente, este reloj modula desde nuestro cerebro la expresión de varios genes, con la finalidad de adaptar el funcionamiento del cuerpo a la alternancia del sol y la oscuridad.

Un claro ejemplo es la sucesión del sueño y la vigilia. A medida que atardece, y que cae la oscuridad, empiezan a aumentar los niveles de melatonina, la hormona que nos hace dormir, segregada por una pequeña glándula cerebral, la epífisis. El sueño, a su vez, influye en otras hormonas. Queda inhibido el cortisol, que de día actúa en el sistema neurovegetativo simpático, aumentando la frecuencia cardíaca y la tensión (y que en cantidades excesivas va unido al estrés crónico). Mientras dormimos, además, se apaga el gen que hace que se produzca la grelina, la hormona que provoca la sensación de hambre, y se enciende el que garantiza la generación de leptina, que aplaca el apetito. Tanto es así, que hoy día está muy aceptada la idea de que perder horas de reposo está relacionado con la tendencia a comer demasiado.

Así pues, el ciclo sueño-vigilia interviene en algunos mecanismos que regulan el metabolismo. Por otra parte, varios estudios parecen indicar que no es solo la luz la que influye en el reloj, sino la comida. Una serie de experimentos de la Universidad de San Diego, cuyos resultados se publicaron en 2015 en *Science*, permitió observar que las moscas de la fruta a las que solo se les permitía comer en un intervalo de 12 horas dormían mejor, no ganaban peso y tenían un corazón más sano que las que tenían libre acceso a la comida las 24 horas al día. Según otro estudio americano, también de 2015, publicado en *Cell Metabolism*, la distribución de las comidas en el tiempo ayuda a no acumular grasas. En este caso, los investigadores pusieron a prueba la hipótesis con ratones: los roedores que comían a todas horas, aunque fuera poco, tendían a la obesidad y al desarrollo de enfermedades metabólicas, mientras que los otros, que tenían los mismos alimentos a su disposición, pero los consumían en un período de 9 o 12 horas, de día, estaban delgados y sanos, aunque de vez en cuando se saltasen el horario durante el fin de semana.

Una explicación sería que el ritmo regular de las comidas dentro de un marco temporal que coincide más o menos con la fase diurna es el que mejor sincroniza el metabolismo con el ritmo circadiano luz-oscuridad. Dicho de otra manera: asimilamos mejor los alimentos cuando el cuerpo es eficiente, mientras que al llegar la noche es como si también se pusieran a dormir el hígado y el intestino, de modo que no funcionan del todo los procesos para destruir el colesterol o gestionar la glucosa.

Por otra parte, se ha constatado que uno de los rasgos de las poblaciones más longevas es que toman las comidas siempre a la misma hora, dejando el cuerpo sin comida y en reposo muchas horas.

En espera de otros avances en este ámbito de la investigación, el consejo que puede darse coincide con el sentido común: por la noche, no hay que sentarse a la mesa demasiado tarde, a fin de tener tiempo para digerir antes de acostarse, y no irse a la cama con el estómago muy lleno, para no alterar un buen descanso. Para esto, en líneas generales, es mejor no saltarse las comidas anteriores.

No cabe duda, por otra parte, de que la teoría de un tiempo prolongado de ayuno durante la jornada coincide con los últimos estudios que vinculan la restricción calórica con el alargamiento de la vida. Significa dar tregua a los caminos genéticos del metabolismo, que coinciden con los del envejecimiento y la longevidad. No es difícil de seguir: hay que desayunar y cenar, por ejemplo, entre las ocho de la mañana y las ocho de la noche.

Es casi una obviedad subrayar que picotear mientras se está viendo la televisión, o lo que es peor, vaciar la nevera por la noche, son costumbres que hacen engordar.

Las técnicas de preparación

La preparación de un alimento puede influir en el sabor, en el índice glucémico y en la cantidad y calidad de los nutrientes.

En crudo. Casi todas las verduras y frutas conservan intactas sus vitaminas y fitocompuestos cuando se toman crudas, a excepción de los carotenoides de los tomates, las zanahorias y las calabazas, que se asimilan mejor cocinados. El pescado, la carne y los huevos crudos pueden transmitir microorganismos peligrosos, responsables de infecciones alimentarias. En el pescado, el problema se resuelve bajando la temperatura, es decir, con la congelación preventiva, obligatoria por ley en todos los restaurantes.

Marinado. Marinar es sumergir por cierto tiempo en un líquido ácido, es decir, en vinagre, zumo de limón o incluso yogur, con la posibilidad de aliñar ese líquido con aceite, especias y hierbas aromáticas. Si las carnes y los pescados no se cocinan, podemos tener problemas de seguridad alimentaria. El pescado, si ha sido congelado previamente, no supone ningún peligro. Marinar verduras como calabacines o pimientos es una manera de darles más sabor sin que pierdan sus nutrientes.

Al vapor. Al cocinar al vapor no se necesita aceite y se pierden menos nutrientes que al hervir. Por eso es la mejor manera para las verduras, aunque siempre hay que tener presente que el calor, por ejemplo, reduce la cantidad de vitamina C; es decir, que el período sobre los fogones debe ser corto. La preparación al vapor es lo ideal para las zanahorias, ya que aumenta la biodisponibilidad del betacaroteno. También es una solución idónea para el pescado.

Hervir. Cocinar en agua hirviendo es típico de la pasta, que debe escurrirse siempre al dente, y de los huevos duros y pasados por agua, que al igual que las patatas han de echarse cuando el agua aún esté fría. También las legumbres deben sumergirse en agua fría, calculando como cantidad de esta el doble o el triple de las legumbres frescas o secas ya remojadas.

Hervir es nefasto para casi todas las verduras, ya que algunos nutrientes se diluyen en el agua. Además el calor prolongado destruye varias moléculas de gran valor, como la vitamina C, vitaminas del grupo B como los folatos de las espinacas, sales minerales como el potasio y compuestos bioactivos como los glucosinolatos del brócoli y la coliflor.

¿Y el pescado? Un estudio demuestra que prepararlo en agua hirviendo hasta 20 minutos solo causa una pérdida mínima de omega-3.

Los cereales en grano no integrales experimentan un descenso de su índice glucémico si se usa la técnica del risotto, que consiste en añadir solo el agua necesaria para la cocción, o la oriental, es decir, en una olla con el doble de agua fría que de cereal, tapada, y sin escurrir después.

Escalfar. Mejor que hervir las verduras es escalfarlas, reduciendo en la práctica la cantidad de agua y el tiempo de cocción, por debajo de los 20 minutos. Así se conservan vitaminas, sales minerales y otras sustancias importantes. Los vegetales se introducen en el agua hirviendo, que casi no debe llegar a cubrir los alimentos. Hay que acostumbrarse a que las verduras estén un poco crujientes, ya que cuanto más reducidos sean los tiempos de cocción, mejor será el resultado:

–Para las verduras de hoja, como las espinacas y las acelgas, bastan un par de minutos.

–De 5-7 minutos para las zanahorias, el hinojo, las judías verdes y los calabacines.

–Unos 10 minutos para las brasicáceas (la familia del brócoli y las coles).

–Unos 15 minutos para las alcachofas.

El agua de la cocción, rica en vitaminas y sales, se puede reutilizar como caldo vegetal para sopas y menestras.

Cocinar a presión. Hay quien tiene miedo de la olla a presión cuando lo cierto es que gracias a ella pueden prepararse de forma sana y rápida los cereales integrales y las legumbres, que de lo contrario requieren tiempos de cocción más bien largos.

Saltear en la sartén. Este método consiste en dorar los ingredientes a fuego vivo, moviéndolos con una cuchara o sacudiendo la sartén. Está bien en las preparaciones rápidas de carnes blancas, pescados o verduras cortadas en trozos pequeños. Para un salteado más ligero, puede añadirse un poco de agua al aceite.

Estofar. El estofado, es decir, la cocción prolongada de un alimento, en su salsa y con tapa, se usa sobre todo para las carnes, aunque también hay recetas con verduras. En los platos tradicionales se utiliza una grasa de base para dar sabor a los ingredientes. En este sentido, diluir algo de aceite en caldo vegetal, agua o vino hace disminuir las grasas y el plato así resulta más ligero. En lo que respecta a las verduras, el calor acaba con muchas sustancias. Las coles, por ejemplo, pierden glucosinolatos, de posible efecto antitumoral. Conviene estofarlas poco tiempo y con la menor cantidad de agua posible.

También es una especie de estofado el proceso de elaboración de la salsa de tomate, perfecto en la medida en que libera el licopeno de las células vegetales y hace que sea más disponible. Se pueden cocer los tomates 20 minutos o más, con un chorro de agua y sin aceite, que se añadirá después, en crudo. También es muy aconsejable preparar una crema de calabaza en la olla, porque con la cocción el betacaroteno se hace más disponible.

Al horno. Uno de los platos más famosos en el mundo, la pizza, requiere el horno, pero es solo el ejemplo más inmediato de los miles que podrían ponerse. En algunas recetas, el uso de papel específico para revestir la bandeja o hacer el papillote permite ahorrar aceite. En todo caso, siempre hay que procurar no pasarse con los condimentos grasos, que en la mayoría de las recetas de todas formas no exigen dosis ciclópeas. En el caso de las verduras se aplican los mismos principios: con el calor se pierden una parte de los fitocompuestos. El pescado, por su parte, apenas pierde omega-3.

Cocinar con el microondas. Despejemos de antemano cualquier duda: la emisión de campos electromagnéticos en la radiofrecuencia de las microondas no es peligrosa para la salud ni provoca cáncer. Además de resultar práctico para calentar, este tipo de horno nunca genera un calor de cocción superior a los 100 °C y está indicado para la preparación del pescado, ya que no degrada sus omega-3. Lo malo es que estropea el sabor y la consistencia de las patatas y de muchas verduras.

A la parrilla. Cocinar a la parrilla permite no añadir grasas, por lo que sea bienvenida. Le va muy bien al pescado, que no pierde omega-3. En el caso de las verduras, tienen que estar poco tiempo sobre la parrilla. Es verdad que se genera una pequeña cantidad de sustancias cancerígenas, especialmente con la carne, en las partes chamuscadas, pero el riesgo para la salud, que hasta ahora solo se ha demostrado en modelos animales, aparece solo cuando el consumo de carnes preparadas de esta manera es diario, sobre todo si se han hecho en una barbacoa, en contacto directo con el fuego. La plancha, en cambio, sí es aconsejable. En cualquier caso, es mejor evitar las cocciones prolongadas y no requemar mucho los alimentos.

Freír. ¿Hay alguien que a estas alturas no sepa que freír debe relegarse al campo de las excepciones? Con aceite de oliva o de cacahuete no es tan perjudicial, pero sigue siendo un receptáculo de grasas y un multiplicador de calorías. Con esta técnica se destruye gran parte de los fitocompuestos de los vegetales y aproximadamente la mitad de los omega-3 del pescado. Cuando se fríen las patatas (al igual que otros alimentos con almidón), se genera acrilamida, una sustancia química que en estudios con animales se ha demostrado que es cancerígena.

Elogio de la frugalidad

Ya se sabe que comer demasiado engorda, y el caso es que esta aciaga ecuación la determina el propio ADN del *Homo industrialis*. Ya en la década de los sesenta el científico James Neel propuso la teoría del genotipo frugal, según la cual nuestro genoma fue seleccionado para procurar nuestra supervivencia en condiciones extremas, depositando la energía en los tejidos adiposos durante los períodos en que la comida abundaba.

Esta intuición ha sido sido confirmada por los últimos estudios sobre los caminos genéticos del envejecimiento y la longevidad, que intervienen en el metabolismo. Después de una comida abundante se activan los genes que llevan al almacenamiento de energía en las células y a la acumulación de grasa.

Podríamos decir que está escrito en el destino: demasiadas calorías hacen ganar peso y ponen en peligro la duración y calidad de la vida. En este sentido, no hay regímenes hipocalóricos que obren milagros, que seguidos una vez permitan no pensar en ellos nunca más. La única estrategia para mantenerse delgado es comer lo justo, lo que hace falta. Es probable que los *longevity smartfoods* ayuden a ello, a condición de que el día a día no consista en atiborrarse.

Si es frugal el ADN, lo será también forzosamente la mesa. La sobriedad afecta tanto a la cantidad como a la calidad de los alimentos. Nada de prohibiciones. Lo que sí tiene sentido es reformular una serie de hábitos que hemos heredado de nuestros antepasados.

La paradoja de las sociedades industrializadas es que la riqueza en el ámbito de la alimentación se ha traducido en automatismos que no resultan beneficiosos para la salud. Demasiadas harinas refinadas y demasiados alimentos envasados repletos de azúcar, sal y grasas saturadas, o lo que es peor, trans. Hasta la carne y el pescado, que en otros tiempos se consumían de modo saludable, han entrado en una vorágine de intereses comerciales.

El semiayuno. Practicar de vez en cuando un semiayuno permite, por decirlo de algún modo, resetear los procesos genéticos, neutralizar la hipernutrición que caracteriza la época contemporánea y reproducir las condiciones de nuestros ancestros cuando no encontraban presas a las que dar caza y tenían que contentarse con bayas. Así se aplacan los genes del envejecimiento y se activan los caminos de la longevidad.

Todos deberíamos programar, cuando pudiéramos y nos apeteciese, un día en el que solo comiéramos verduras, fruta, frutos secos y semillas, con pocos hidratos de carbono complejos y sin las proteínas de los platos principales.

No hay estudios científicos que cuantifiquen el número de días para la emulación de los períodos prehistóricos de escasez. Está claro que no conviene exagerar; tanto es así que la dieta que imita el ayuno, cuyos buenos resultados fueron comprobados hace poco en un experimento (véase el capítulo 1), no puede seguirse sin control médico. Digamos que un adulto en buen estado de salud puede dedicar tranquilamente 24 horas a abstenerse de comidas abundantes una vez por semana, una vez al mes o una vez cada dos meses.

MENÚS TIPO

* Los menús, adaptados a la estacionalidad de la fruta y la verdura, son ejemplos que pueden adaptarse a los condicionantes de cada persona. Las dos terceras partes de lo que se ingiere a lo largo del día deberían proceder del reino vegetal y la otra de alimentos de origen animal (pescado, huevos, leche, quesos frescos y carne, preferiblemente blanca). Los vegetarianos pueden prescindir de la carne y el pescado. Dosificación en la comida y la cena: la mitad de verdura y fruta (sobre todo verdura), un cuarto de cereales, si puede ser integrales, y otro cuarto de proteínas cuyo origen puede ser animal. La comida smart es 100 % vegetal cuando la cuota proteínica procede de las legumbres.

Día tipo en invierno

Desayuno
Leche con cereales inflados integrales (sin grasas ni azúcares añadidos)

Tentempié a media mañana
Zumo exprimido de naranja sanguina

Comida
Sopa de cebada y lentejas
Coliflor o col lombarda
Fruta (por ejemplo, mandarinas o una manzana)

Merienda
Un puñado de frutos secos

Cena
Un plato de lechuga y *radicchio rosso* con semillas y aceite de oliva virgen extra
Pescado azul fresco, cuanto se quiera
Pan integral
Fruta (por ejemplo un kiwi o una pera)
Dos porciones de chocolate negro con al menos un 70 % de cacao

Día tipo en primavera

Desayuno
Yogur con fruta fresca y frutos secos
Una rebanada de pan integral
Té negro (sin azúcar)

Tentempié a media mañana
Un puñado de semillas

Comida
Pasta integral con guisantes frescos
Alcachofas, cuantas se quiera

Merienda
Zumo de naranja exprimido
Una porción de chocolate negro con al menos un 70 % de cacao

Cena
Crudités (por ejemplo, rábanos y zanahorias)
Huevo y espárragos
Pan integral
Fresas al natural

Día tipo en verano

Desayuno
Leche de soja
Rebanada de pan integral con mermelada

Tentempié a media mañana
Licuado de fruta y verdura
Un puñado de semillas

Comida
Pimientos y pepinos
Ensalada de tomate y mozzarella
Pan integral
Fruta (por ejemplo, sandía o ciruelas negras)

Merienda
Un puñado de frutos secos

Cena
Sopa de verduras de verano con arroz integral
Pescado, cuanto se quiera
Fruta (por ejemplo, arándanos o cerezas)

Día tipo en otoño

Desayuno
Yogur vegetal con fruta fresca, frutos secos y cereales integrales
Té verde (sin azúcar)

Tentempié a media mañana
Dos porciones de chocolate negro con al menos un 70 % de cacao

Comida
Puré de calabaza
Carne blanca, cuanta se quiera (por ejemplo, de pollo o pavo)
Pan integral

Merienda
Caqui

Cena
Sopa de farro y legumbres
Espinacas
Un puñado de semillas

* Es preferible aliñar los platos con aceite de oliva virgen extra. También pueden probarse los de semillas de extracción en frío. Durante el día, hay que beber agua, entre un litro y medio y dos, así como té verde y té negro. A los amantes del café se les permiten hasta tres tazas diarias, evitando siempre el azúcar.

6

Las dos fases de la dieta

La dieta Smartfood está formulada para intentar vivir más tiempo, y bien, pero también ayuda a recuperar gradualmente el peso ideal o a mantenerlo. No podría ser de otra manera, puesto que todo indica que los caminos genéticos de la longevidad coinciden con los del metabolismo.

Los alimentos con grasas buenas, como las semillas, ocupan el lugar de los productos repletos de grasas saturadas. La fibra de los cereales integrales y de las legumbres protege el intestino y da sensación de saciedad. Las estrellas son los vegetales, con infinidad de propiedades y bajo contenido energético.

La incorporación de los *longevity smartfoods* podría revelarse como otra estrategia para no incrementar el tejido adiposo. Según los estudios que están realizándose en el IEO, los veinte alimentos con *smartmolecules* inhiben los genes del envejecimiento, responsables también de la acumulación de grasa.

Si solo quisiéramos centrarnos en las calorías, a continuación se dan algunos ejemplos de cuántas es posible ahorrarse con la adopción de una serie de pequeños trucos.

–Eliminar cuatro cucharaditas de azúcar de las tazas de té o café a lo largo del día = –160 kilocalorías.

–Sustituir un cruasán de chocolate por una rebanada de pan integral para desayunar = –100 kilocalorías.

–Comer una manzana en vez de cuatro galletas = –80 kilocalorías.

–Una ración de queso magro en vez de una de queso curado = –100 kilocalorías.

–Hervir o cocinar al vapor o a la parrilla en lugar de freír = –50/150 kilocalorías.

–Aliñar las ensaladas con aceite, vinagre o limón en vez de con mayonesas u otras salsas = 50 kilocalorías.

–Reducir la ración de arroz de 100 a 80 gramos = –73 kilocalorías.

–Reducir la ración de pasta integral de 100 a 80 gramos = –24 kilocalorías.

–Una ración (200 gramos) de patatas hervidas en vez de fritas = –234 kilocalorías.

–Reducir a la mitad el trozo de pastel = –100/200 kilocalorías.

–Sustituir un trozo de pastel por una fruta = –300/400 kilocalorías.

–Comer 25 almendras (30 gramos) en vez de una bolsa de patatas chips (100 gramos) = –330 kilocalorías.

–Beber un vaso de agua en vez de un refresco con azúcar = –100/120 kilocalorías.

–Beber una taza de té verde en vez de una cerveza = –120 kilocalorías.

De todas formas, hay que hacer hincapié en que no es solo una cuestión de calorías. Los frutos secos son calóricos, pero dentro de una alimentación equilibrada también saludables. El aceite es una grasa, pero las grasas de buena calidad son indispensables para el organismo. No se puede pretender adelgazar prescindiendo de categorías de alimentos basándose en el cómputo energético: somos máquinas complejas, que no funcionan con simples sustracciones. Además, con los regímenes hipocalóricos drásticos suele ocurrir que se recuperan los kilos con creces, si es que no generan problemas.

La dieta Smartfood establece un enfoque gradual encaminado a mejorar el estilo de vida. El plan de adopción se compone de dos fases: Start y Smart. La primera consiste en la autoevaluación, desde el peso hasta el test alimentario. La segunda sirve de guía para poner en práctica los esquemas expuestos en el capítulo 5.

En estos consejos no hay alimentos imposibles de encontrar, ni productos especiales que haya que comprar, tampoco recetas complicadas. Solo se requiere un compromiso individual para tomar conciencia de los propios hábitos, compararlos con los criterios ideales e ir mejorando poco a poco, sin rupturas, nuestra relación con la comida.

FASE START

La mejor forma de empezar es tomando conciencia de uno mismo. ¿Tengo sobrepeso? ¿Sigo hábitos equivocados? ¿De qué manera como? Es una etapa indispensable, ya que sería absurdo pretender cambiar nuestra alimentación ciñéndonos sin más a un plan prefabricado.

Somos únicos, tanto en nuestra relación con la báscula como en nuestros gustos. Hay que partir de uno mismo para que el camino que se emprende sea duradero; de lo contrario, acabaremos aburridos y nos resistiremos a ceñirnos a un hábito que no percibimos como nuestro.

La fase Start incluye una autoevaluación del peso, la distribución de la grasa corporal, la salud y los menús. Solo después, en la fase Smart, se podrá modificar poco a poco y sin grandes sobresaltos el estilo de vida.

EL ÍNDICE DE MASA CORPORAL

El primer paso en cualquier dieta es la evaluación del peso. Existe un criterio internacional que mide la relación entre los kilos y la estatura: es el Índice de Masa Corporal, o IMC (en inglés, *Body Mass Index*, BMI), estudiado para valorar los riesgos relativos al sobrepeso y la obesidad en adultos de entre 18 y 65 años.

La fórmula matemática para calcularlo consiste en dividir el peso, expresado en kilos, por el cuadrado de la estatura, expresada en metros. En el caso de una persona que mida 1,70 metros y pese 60 kilos, por ejemplo, la operación es la siguiente:

$$60 / (1,70 \times 1,70) = 60 / 2,89 = 20,7$$

Hay normopeso cuando el número obtenido se encuentra entre 18,5 y 24,9, y sobrepeso cuando va del 25 al 29,9; la obesidad, por su parte, está representada por una cifra igual o superior a 30.

Los kilos de más son un peligro para la salud, y hay que tener en cuenta que incluso una pérdida de peso leve, de entre el 5 y el 10 %, reduce el riesgo de desarrollar diabetes de tipo B, patologías cardiovasculares, enfermedades articulares por sobrecarga, disfunciones hormonales, tumores y, en las mujeres en edad fértil, alteraciones del ciclo menstrual, dificultades para concebir y complicaciones durante el embarazo. También una delgadez excesiva se asocia a varias patologías, como la anorexia nerviosa.

El índice de masa corporal es un instrumento eficaz, pero incapaz de evaluar la composición corporal de un individuo. Es importante saber que:

–no distingue la masa grasa de la magra, con el riesgo de sobreestimar el peso en los deportistas, cuya constitución es musculosa;

–no permite conocer la distribución de la grasa corporal, que es importante identificar, y

–no puede usarse en embarazadas, menores de 18 años (para los niños y los adolescentes hay curvas de crecimiento por edad y sexo) y mayores de 65-70, entre otras cosas porque los ancianos tienen menos masa muscular y ósea.

La distribución de las grasas

El índice de masa corporal no da indicaciones sobre la distribución de la grasa, importante para definir los tipos posibles de obesidad.

En un cuerpo «de manzana», el tejido adiposo está presente sobre todo en la barriga, el tórax y los hombros. En este caso, hablamos de distribución de la grasa androide, típicamente masculina, aunque tienda a aparecer también en las mujeres tras la menopausia.

La forma «de pera», característica del sexo femenino, por lo que recibe el nombre de ginoide, se distingue por una concentración del tejido adiposo en la mitad inferior del abdomen, los glúteos y los muslos.

La distribución de la grasa que más expone a trastornos cardiovasculares y metabólicos es la androide, la del cuerpo «de manzana». Para evaluar la grasa visceral existen dos mediciones: la circunferencia abdominal y la proporción entre cintura y caderas, llamada WHR (siglas de *Waist to Hip Ratio*).

Ambas se pueden medir en casa. Para averiguar la circunferencia abdominal se rodea el cuerpo con un metro de sastre dos dedos por encima del ombligo. Los valores por encima de 94 centímetros en el hombre y de 80 en la mujer indican un riesgo moderado de desarrollar enfermedades metabólicas. Se considera de riesgo elevado una circunferencia superior a 102 centímetros en ellos y a 88 centímetros en ellas.

La segunda medición, menos frecuente, es la del WHR, es decir, la relación entre lo que mide la parte más estrecha del tronco (cintura) y la más ancha (caderas). En este caso hay que dividir el perímetro de la cintura por el de las caderas (por ejemplo, 65/90). Los resultados normales no llegan a 0,9 en los varones y a 0,8 en las mujeres.

LA FICHA PERSONAL

A partir de este momento el protagonista de la dieta eres tú. En esta ficha hay que anotar los datos que formarán tu perfil

personal, como recordatorio y para actualizarlos o enseñárse-
los al médico. Una vez rellenados todos los campos, hay que
leer las indicaciones que te correspondan.

Nombre _____

Fecha _____

Edad _____ Sexo _____

Estatura _____ Peso _____

A. Tu índice de masa corporal (IMC) _____
Calcula tu IMC a partir de las indicaciones de la página 324. En la siguiente clasificación, marca con una X a qué franja perteneces.

☐ Infrapeso (IMC inferior a 18,5)

☐ Normopeso (IMC 18,5-24,9)

☐ Sobrepeso (IMC 25-29,9)

☐ Obesidad de grado I (IMC 30-34,9)

☐ Obesidad de grado II (IMC 35-39,9)

☐ Obesidad extrema (IMC igual o superior a 40)

B. Tu circunferencia abdominal _____
Marca con una X, si procede, una de las dos categorías de aquí abajo,
que indican una circunferencia de cintura con riesgo moderado de enfermedades metabólicas.

☐ Hombres: superior a 94 centímetros

☐ Mujeres: superior a 80 centímetros

C. Si en función del IMC (punto A) resulta que tienes sobrepeso u obesidad, marca con una X el problema que te corresponda en la siguiente
lista, compuesta por una serie de factores de riesgo, sobre todo si se
asocian a los kilos de más. La combinación puede exponer a la diabetes
y a patologías como las cardiovasculares. Los primeros cinco factores
(hipertensión, niveles altos y bajos de colesterol, glucemia y triglicéri-

dos) se evalúan tras un diagnóstico médico basado en la medición de la tensión y un análisis de sangre. Si hace tiempo que no te sometes a un chequeo, te aconsejamos que lo hagas.

☐ Hipertensión

☐ Niveles altos de colesterol LDL

☐ Niveles bajos de colesterol HDL

☐ Niveles altos de glucemia

☐ Niveles altos de triglicéridos

☐ Sedentarismo (no practicar ningún tipo de actividad física diaria)

☐ Fumar

☐ Antecedentes familiares de patologías cardiovasculares antes de los 65 años

☐ Edad superior a los 45 años para los hombres y los 55 para las mujeres

D. ¿Sufres alguna alergia o intolerancia alimentaria? Escribe cuál:

_____

Nota: Se entienden por alergias e intolerancias las reconocidas por la comunidad científica internacional, como la World Allergy Organization, y que se diagnostican mediante las pruebas de la medicina oficial. Las alergias provocan una reacción en cadena que afecta al sistema inmunitario, mientras que las intolerancias, debido a un fallo en el funcionamiento de las enzimas responsables, impiden que el organismo asimile un determinado nutriente (como en el caso de la intolerancia a la lactosa o de la celiaquía) o determinadas sustancias químicas usadas en la preparación de algunos alimentos, como los aditivos.

E. ¿Sufres alguna patología crónica, como la diabetes, el síndrome del intestino irritable o el reflujo gastroesofágico? Escribe cuál:

_____

F. Tu nivel de motivación: marca con una X cuántas ganas tienes de empezar la dieta Smartfood.

☐ Pocas
☐ Oscilantes
☐ Muchas

Indicaciones para ti. Una vez que hayas rellenado la ficha personal, lee la siguiente lista de consejos según la franja en que te inscribas.

1. No tienes sobrepeso, pero quieres comer de manera más saludable.
Completa la fase Start y empieza la Smart. Si sufres alguna patología o intolerancia, pide consejo al médico.

2. Deberías perder peso y tus ganas de hacerlo son muchas.
–Si no tienes dos o más factores de riesgo (punto C) y no sufres ninguna patología en especial, puedes completar la fase Start y empezar la Smart.
–Si en el punto B has marcado con una X el parámetro sobre la circunferencia abdominal, y tienes dos o más factores de riesgo (punto C), es necesario que te asesore un médico o un equipo especializado durante tu evolución. Con el apoyo adecuado podrás adaptar la dieta Smartfood a tus condiciones físicas y de salud, incrementar tu actividad física y perder peso. Si crees que necesitas una referencia, puedes iniciar una terapia conductual con un psicólogo.
–También se aconseja el asesoramiento de un médico si sufres alguna patología (punto E), alergia o intolerancia alimentaria (punto D).

3. Deberías perder peso o comer mejor, pero tu motivación para cambiar de estilo alimentario es poca o insuficiente. *Esfuérzate por comprender cuáles son tus obstáculos. Completa la fase Start y trata de usar los instrumentos suministrados en la fase Smart. Puede serte de ayuda anotar en tu diario de alimentación los estados de ánimo que se apoderan de ti cuando picoteas algo calórico y luego te arrepientes, o cuando te excedes en la mesa. Un avance gradual, que es el que se busca, te servirá para modificar tu alimentación y perder peso sin hacer sacrificios extenuantes. Ten en cuenta que puedes contemplar la posibilidad de ponerte en manos de un psicólogo para una terapia conductual, cuya duración suele ser breve.*

Advertencias generales. El programa de la dieta Smartfood expuesto en el capítulo 5 está pensado para adultos de entre 18 y 65 años. En el caso de un niño, o de un adolescente, los regímenes de adelgazamiento siempre deben ser supervisados por el nutricionista y el pediatra. Las personas mayores, por su parte, deberían pedir la opinión de un médico antes de adoptar el esquema o un programa para recuperar el peso ideal. Quien se esté medicando por algún problema específico no debe plantearse en modo alguno la sustitución de las indicaciones de su médico por el programa de este libro.

TEST DE AUTOEVALUACIÓN ALIMENTARIA

El camino para tomar conciencia en la mesa pasa por la autoevaluación. Este test es adecuado para cualquier adulto como tira reactiva para hacerse una idea de cómo se alimenta. Completa el test rodeando con un círculo azul las puntuaciones entre 4 y 5, negro entre 2 y 3 y rojo entre 0 y 1.

1. **Mi dieta contiene cereales, pan y pastas integrales:**
   a diario — 5
   5 días por semana — 4
   3 días por semana — 3
   1 día por semana — 1
   nunca o casi nunca — 0

2. **Como dos piezas de fruta:**
   a diario — 5
   5 días por semana — 4
   3 días por semana — 2
   1 día por semana — 1
   nunca o casi nunca — 0

3. **Mi alimentación incluye dos platos a base de verdura:**
   a diario — 5
   5 días por semana — 4
   3 días por semana — 3
   1 día por semana — 1
   nunca o casi nunca — 0

4. **Consumo legumbres:**
   3 veces o más por semana — 5
   2 veces por semana — 4
   1 vez por semana — 2
   nunca o casi nunca — 0

5. **Como una ración de carne roja:**
   a diario — 0
   5 días por semana — 1

3 días por semana	2
1 día por semana	3
nunca o casi nunca	5

6. **Como embutidos y salchichas:**

a diario	0
4-6 días por semana	1
3 días por semana	2
1 día por semana	3
nunca o casi nunca	5

7. **Como quesos curados:**

a diario	0
4 veces por semana	1
2 veces por semana	2
1 vez por semana	3
nunca o casi nunca	5

8. **Uso a menudo las siguientes grasas para condimentar:**

margarina con alto grado de grasas saturadas	0
mantequilla	1
aceite de semillas cualquiera	1
aceite de semillas de extracción en frío	4
aceite de oliva o de orujo no virgen extra	1
aceite de oliva virgen extra	5

9. **Consumo frutos secos, como nueces o almendras:**

a diario	5
5 días por semana	4
3 días por semana	3
1 día por semana	2
nunca o casi nunca	0

10. **Consumo semillas oleaginosas:**
    a diario   5
    5 días por semana   4
    3 días por semana   3
    1 día por semana   2
    nunca o casi nunca   0

11. **Como fritos:**
    a diario   0
    4-6 días por semana   1
    3 días por semana   1
    1 día por semana   2
    nunca o casi nunca   5

12. **En promedio, como una ración de patatas fritas, chucherías o snacks salados:**
    a diario   0
    5 días por semana   1
    3 días por semana   2
    1 día por semana   3
    nunca o casi nunca   5

13. **Bebo refrescos con gas y/o azúcares:**
    a diario   0
    5 días por semana   1
    3 días por semana   2
    1 día por semana   3
    nunca o casi nunca   5

14. **Tomo bebidas alcohólicas:**
    más de 1 vaso (mujeres) / de 2 (hombres) al día   0
    1 vaso al día (2 para los hombres)   3
    1 vaso a la semana   5
    nunca o casi nunca   5

Calcula la puntuación. Suma las respuestas en las que hayas obtenido entre 4 y 5 puntos, luego las que estén entre 2 y 3 y por último las de 0 y 1.

–Si las puntuaciones altas, entre 4 y 5, forman más de la mitad de las respuestas, es decir, más de 7, puedes darte por bastante satisfecho. Aun así puedes mejorar.

–Si la mayoría de las respuestas (más de 7) te han dado puntuaciones de 2 y 3, estás a medio camino: con poco esfuerzo podrás llegar a una alimentación *smart*.

–En caso de que la mayor parte de las respuestas tenga puntuaciones de 0 y 1, tendrás que esforzarte un poco más, pero no te desanimes, que lo importante es ir poco a poco.

El control mensual. Si el resultado obtenido en la ficha personal te permite pasar directamente a la fase Smart, busca en las preguntas de puntuación mínima (0-1) o mediana (2-3) la opción correspondiente al número inmediatamente superior, y trata de ir acercándote al máximo (4-5). Controla tus progresos de mes en mes.

Las respuestas *smartfood* al Test de Autoevaluación Alimentaria. Esto es, en resumen, lo que estipula la alimentación *smart*, punto por punto.

1. **Los cereales integrales** y sus derivados son la fuente por excelencia de hidratos de carbono complejos en la dieta Smartfood, por su contenido en micronutrientes y fibra. Si no sustituyen del todo a los cereales refinados, deberían consumirse al menos una vez al día.

2. 3. Comer diariamente **fruta y verdura** asegura el aporte adecuado de muchas vitaminas, minerales, fitocompuestos y fibra: en la dieta Smartfood constituyen la mitad de la comida y la cena.

4. Comer **legumbres** al menos tres veces por semana aporta una cantidad idónea de proteínas (junto con hidratos de carbono complejos), diversos nutrientes y fibra.

5. 6. La comunidad científica aconseja no excederse en el consumo de carne roja y limitar al máximo el de embutidos, salchichas y otros productos cárnicos.

7. Deben limitarse los quesos curados, ricos en sal y con un contenido en grasas superior al 25 %.

8. Hay que dar preferencia al **aceite de oliva virgen extra**, rico en grasas monoinsaturadas y polifenoles: se calculan 4-6 cucharadas al día para aliñar, preferiblemente en crudo. En algunas recetas pueden ser una alternativa los aceites de semillas de extracción en frío. La mantequilla, los demás aceites y las margarinas de alto contenido en grasas saturadas deben limitarse.

9. 10. La dieta Smartfood aconseja el consumo cotidiano de **semillas oleaginosas** y **frutos secos**. En ambos casos, la ración sugerida es de 30 gramos al día.

11. Freír y usar la barbacoa deben considerarse un regalo para el paladar, no una costumbre. Métodos como **cocinar al vapor y al horno** o **el escaldado** permiten aliñar con aceite en crudo.

12. Siguiendo las indicaciones del Fondo Mundial para la Investigación del Cáncer, deben limitarse al máximo los productos industriales con demasiadas grasas saturadas, azúcares y sal, y también los que lleven grasas trans.

13. Los refrescos con gas y/o azúcares solo pueden beberse de vez en cuando, si es que gustan, nunca a diario.

14. Las bebidas alcohólicas son toleradas por el organismo con moderación, ya que el etanol es una molécula tóxica: una mujer no debería superar una copa de vino al día y un hombre, dos.

Nota sobre las fuentes proteicas. Aparte de las legumbres y los frutos secos, en la dieta Smartfood está presente el pescado, que contiene omega-3, ácidos grasos beneficiosos. Se calculan tres o más raciones semanales (es preferible el azul de pequeñas dimensiones, como la caballa, la sardina y el boquerón). Si se es vegetariano, o poco amante del pescado, puede sustituirse por nueces, semillas de lino, aceite de semillas de lino o aceite de soja, ambos de extracción en frío. Huevos: la ración es de un huevo dos veces por semana (cuatro huevos por semana para los vegetarianos). Luz verde a entre una y dos raciones diarias de leche y derivados. En el cómputo se pueden incluir quesos frescos y magros, pero dos veces por semana, como fuente proteica en la comida o la cena (tres veces por semana para los vegetarianos). Pueden incluirse dos raciones de carne por semana, preferiblemente blanca. No comerla, como en la opción vegetariana, no ocasiona problemas.

FASE SMART

La fase Smart nos orienta en la adopción de un plan encaminado a la salud y el peso ideal. En este caso, Smart es el acrónimo en italiano de: *Specifica* (específica), *su Misura* (a medida), *Appagante* (saciante), *Realista* y con *Tempi di sca-denza* (plazos).

1. Específica. En esta fase se encuentran los instrumentos para adoptar la dieta Smartfood, formulada a partir de los resultados de miles de estudios científicos y de las indicaciones de las instituciones mundiales más autorizadas.

2. A medida. Se puede adaptar el esquema Smartfood a todos los gustos y elecciones. Si a alguien no le gusta el pescado, que lo sustituya. Si no le gustan las alcachofas, qué vamos a hacerle. Si alguien odia el ajo, que lo elimine. Si alguien es vegetariano, que prescinda de las indicaciones sobre el consumo de carne. Para lo que hay que esforzarse es para recurrir a las categorías de alimentos aconsejadas, *longevity* y *protective*. Solo con un plan a medida se puede seguir de por vida una cultura Smartfood.

3. Saciante. Combinando los alimentos a partir del esquema del capítulo 5 nunca se pasa hambre. En todo caso, la adopción del nuevo estilo será progresiva y sin traumas. Además, comprometerse con el propio bienestar es algo satisfactorio de por sí. Estamos hechos para adaptarnos a nuestro entorno. Cuanto más avances por el camino *smart*, más fácil resultará cambiar los viejos hábitos por otros nuevos. El paladar se adecua a los sabores menos salados y menos dulces, las neuronas dejan de pedir algo de picoteo y el cuerpo aprende a moverse más. Lo que ahora parecen sacrificios dentro de unas semanas dejarán de serlo.

4. Realista. Los efectos duraderos no se obtienen con revoluciones súbitas en la alimentación. Hay que ir cambiando de manera gradual. Si ahora uno come una ración de vegetales al día, hay que pasar a dos. Eliminar 10 gramos de la pasta que se tome. Y no hay que fustigarse por ceder a la tentación de un pastelito. Es necesario recordar que los alimentos que se coman en un día determinado pueden corresponder a una categoría más que a otra, o que es posible saltarse una comida sin mayor problema.

5. Con plazos. Fijarse objetivos, plazos para las pequeñas metas, desde la actividad física hasta la adopción de las raciones. No hay que ver su cumplimiento como un castigo que tachar de la lista, sino como una victoria de nuestra fuerza de voluntad. Si se cree que pueda ser de ayuda, puede establecerse un pequeño premio (nunca en forma de comida) para cuando se llegue a la meta: una tarde de relax, comprar algún objeto, una salida... Algo que guste.

EL DIARIO DE ALIMENTACIÓN

El diario de alimentación es un instrumento dietético que se ha revelado en varios estudios como de gran importancia para tomar conciencia de lo que se come y cambiar los menús a mejor. Es útil para quien desee cambiar su alimentación en clave saludable y también para quien quiera perder peso. Hay quien desayuna, come y cena con suma parquedad, y se extraña de no adelgazar. Muchas veces el problema es lo que se picotea entre horas. El diario ayuda a no inventarse coartadas, engaños que el cerebro es un maestro en idear.

Es aconsejable llevar este diario mientras no se hayan memorizado los consejos básicos y uno no sea capaz de orientarse a ojo. No cabe duda de que es necesario en la semana inicial, para poder comparar nuestros hábitos con el esquema Smartfood (véase el capítulo 5).

No es solo cuestión de comida. El diario que proponemos también sirve para realizar un seguimiento de la actividad física y los estados emocionales. Hacer constar por escrito si un momento de tristeza nos ha llevado a estar todo el día comiendo chucherías o helados, y puede hacernos reconocer nuestras debilidades y encontrar un camino de salida. Anotar nuestra relación con la mesa, y con los caprichos que nos damos entre horas, nos obliga a reflexionar sobre nosotros mismos y, si queremos, a cambiar lo que no funciona.

Algo que no hay que descuidar: los horarios en que nos sentamos a la mesa. No es una buena idea cenar poco antes de acostarse. Lo ideal, en lo posible, es destinar a la comida más o menos 12 horas de las 24.

Lo mejor es comprarse una buena libreta y escribir a lo largo de la jornada cuánto y cómo se come. Por la noche, hacer un balance rápido. El fin de semana, un cotejo con el esquema Smartfood para planificar con mayor precisión los siete días siguientes.

El modelo que reproducimos a continuación es un simple ejemplo. La dieta Smartfood es hija de la libertad y no podría imponer un simple formulario que cumplir a pies juntillas. Que cada cual lo adapte a sus necesidades, escribiéndolo en un bloc de notas, en un pósit, en el ordenador o en un correo electrónico que se manda a sí mismo con el móvil.

No hace falta indicar los gramos exactos. Es más fácil usar medidas caseras.

Tu día

Fecha: _____

Desayuno

Hora: _____

Dónde: _____

He comido y bebido: _____

Ejemplo: Media taza de leche, una rebanada de pan integral con una cucharadita de mermelada, un café con una cucharadita de azúcar.

Comida

Hora: _____

Dónde: _____

He comido y bebido: _____

Ejemplo: Arroz con lentejas (un puñado de arroz integral, lentejas y un chorrito de aceite en crudo), un cuenco de lechuga con limón y una cucharadita de aceite de oliva virgen extra, una rodaja de melón.

Cena

Hora: _____

Dónde: _____

He comido y bebido: _____

Ejemplo: Un huevo duro, una rebanada de pan integral, un plato de judías verdes al vapor con vinagre y aceite de oliva virgen extra en crudo, una pera.

Entre horas

Hora: _____

Dónde: _____

He comido y bebido: _____

Ejemplo: Cuatro nueces; una taza de té verde sin azúcar; un puñado de semillas.

Actividad física

Cuál: _____

Cuánto tiempo: _____

Ejemplo: Un paseo, 30 minutos – Tareas de la casa, 10 minutos.

Humor y circunstancias

¿Ha influido el humor de hoy en el tipo y la cantidad de los alimentos? Responde sí o no, y en caso afirmativo, explica por qué.

_____

Ejemplo: Para cenar estaba solo, no tenía ganas de cocinar, estaba cansado y he comido en el sofá un bocadillo y algo de picar.

¿Ha pasado hoy algo que haya influido en el tipo y la cantidad de los alimentos? Responde sí o no, y en caso afirmativo, explica por qué.

_____

Ejemplo: He ido a comer a casa de mis suegros y, como no me atrevía a decir que no a nada, he comido lasaña, estofado con guisantes y un trozo de pastel. O: Mi hija había dejado la mitad de una bolsa de patatas chips y me la he acabado yo.

Esquema de los ingredientes

Al final del día, marca con una X las categorías alimentarias de las que hayas comido algún alimento.

☐ Verduras y hortalizas

Recuerda que las legumbres y las patatas no entran en esta categoría.

☐ Fruta

☐ Hidratos de carbono integrales

☐ Legumbres

☐ Leche o yogures

☐ Queso fresco o curado _____

Especifica si es fresco o curado.

☐ Pescado

☐ Carne blanca o roja, embutidos _____

Especifica qué tipo de carne, o si has comido embutidos. Por carne roja se entienden el buey, la ternera, el cerdo y el cordero.

☐ Huevos

☐ Frutos secos

☐ Semillas

☐ Aceite de oliva virgen extra, aceites de semillas de extracción en frío

☐ Mantequilla, nata, salsas envasadas como la mayonesa

☐ Snacks y postres envasados, bebidas azucaradas

_____

Indica qué has comido o bebido.

☐ Dulces

☐ Azúcar _____

Marca el número de cucharaditas que te has puesto en el café, la leche o el té.

CONSEJOS RÁPIDOS *SMARTFOOD*. Al final de la semana, relee los diarios y coteja las raciones, los horarios y la actividad física con estos consejos rápidos *smartfood*.

Verdura y fruta: Para desayunar; entre horas; la mitad del almuerzo y de la cena (más verdura que fruta). Una ración de verduras cocidas llena un plato plano y una de lechuga, un cuenco; también equivale a un hinojo crudo o dos alcachofas cocidas. 1 ración de fruta = 1 fruta mediana (naranja, manzana) o 2 frutas pequeñas (mandarinas, albaricoques). **Hidratos de carbono:** Para desayunar (por ejemplo, 30 gramos de cereales o una rebanada de pan, preferiblemente integral); una cuarta parte de la comida y de la cena. Como mínimo una ración diaria de cereales integrales. Las patatas están previstas entre una y dos veces por semana: 1 ración de 200 gramos = 2 patatas pequeñas. Una ración de pan son 50 gramos = 1 rebanada mediana de pan de hogaza, 1 panecillo redondo, medio panecillo largo, una quinta parte de una baguette. Una ración mediana de pasta o de cereales en grano son 80 gramos, 40 en menestra o sopa. Ni la una ni la otra llenan del todo un plato hondo de dimensiones estándar.

Legumbres: 5 o más veces por semana, mínimo 3.

Leche y derivados: 1-2 raciones al día. En las raciones se incluye el queso, previsto solo 2 veces por semana como fuente proteica. Hay que dar prioridad a los quesos frescos y magros (1 ración mediana = 1 mozzarella pequeña), y limitar los curados. El cálculo no tiene en cuenta el parmesano espolvoreado en la pasta.

Pescado: Mínimo 3 veces por semana si no se es vegetariano.

Carne y embutidos: Máximo 2 raciones por semana. Limitar la carne roja y los embutidos. Una ración de carne = aproximadamente como una baraja de cartas. Una ración de embutidos (50 gramos) = 2-4 lonchas de jamón. Los vegetarianos pueden prescindir de ello.

Huevos: La ración aconsejada es de 1 huevo 2 veces por semana.

Frutos secos y semillas: A diario.

Snacks y postres envasados, bebidas azucaradas, bebidas alcohólicas: Limitarlos. Por lo que respecta a las bebidas alcohólicas, las mujeres no deberían superar una copa de vino al día y los hombres, dos.

Dulces y helados: En ocasiones especiales. En cambio, bienvenidas sean una o dos porciones diarias de chocolate negro con un mínimo de 70 % de cacao.

Azúcar: Máximo 2 cucharaditas rasas al día.

Condimentos: Dar preferencia al aceite de oliva virgen extra, sobre todo en crudo (4-6 cucharadas al día). Probar los aceites de semillas de extracción en frío. Evitar el consumo diario de mantequilla, nata y salsas envasadas.

Horarios: Desayuno y cena en un arco aproximado de 12 horas, la cena no mucho después de la puesta de sol, ni muy cerca de la hora de acostarse.

Actividad física: Al menos 30 minutos de actividad física moderada diaria o la mayoría de los días de la semana.

UNA REVOLUCIÓN PACÍFICA

Ya solo queda pisar el embrague y arrancar. Modificar la alimentación es como una revolución que subvierte un orden vigente desde hace años. Será pacífica. No es necesario violentarse. En los siguientes párrafos se verá cómo adoptar los principios de la dieta Smartfood de una manera progresiva y fácil.

Con los resultados del Test de Autoevaluación Alimentaria, rellenado durante la fase Start, y el diario de una semana ya pueden verse cuáles son los puntos débiles de cada uno. Hay que ponerse objetivos a corto plazo y siempre graduales por escrito, si resulta útil.

Si no se come fruta, puede empezarse con un zumo recién exprimido en el desayuno o con una fruta que guste como parte de la comida o como merienda. Hay que ir limitando poco a poco las cucharaditas de azúcar en el té o el café. Hay que reducir la ración de carne roja que solíamos servirnos.

Introducir una ración de cereales integrales diaria y dos comidas vegetarianas a la semana.

De la nueva dieta eres tú el artífice.

–Recuerda que algunos días los alimentos que comes pueden corresponder a una categoría más que a otra.

–No te preocupes porque puedan faltarte proteínas, si no comes legumbres ni pescado en las comidas, por ejemplo: la leche, los frutos secos y los cereales integrales contienen proteínas.

–No es obligatorio hacer tres comidas principales y comer algo entre horas. Cada cual puede seguir las pautas que prefiera. Ahora bien, si se llega a la cena muerto de hambre, para no atiborrarse es mejor atenerse a las horas establecidas.

–Cuando te sientas saciado, no te esfuerces por comer más para alcanzar la cantidad indicada en las raciones.

–No es ningún drama caer de vez en cuando en la tentación de un cruasán, un poco de embutido antes de la comida o unas patatas chips de aperitivo. El problema son las malas costumbres rutinarias.

–**La comida no es el centro del universo. El centro eres tú.**

Cómo no comer demasiado

A partir del momento en que empezamos a comer, las señales de saciedad tardan unos 20 minutos en viajar del estómago al hipotálamo, de donde salen las órdenes que bloquean el apetito.

No es lo mismo sentirse saciado que lleno. Las células del aparato digestivo generan las llamadas hormonas de la saciedad, no tanto a partir del volumen de comida ingerido, sino del momento en que registran la llegada de nutrientes, es decir, la glucosa de los hidratos de carbono, las proteínas y las grasas. De hecho, la señal que llega al cerebro tarda un poco en salir. De ahí derivan una serie de trucos para comer lo justo.

–Empezar por un plato de pasta, o por el pan, induce a intentar calmar el hambre con hidratos de carbono. Un truco fácil de poner en práctica, en casa, en el comedor de la empresa o en el restaurante, es **empezar por un entrante de verdura: cruda, cocida o en ensalada**. El estómago comienza a llenarse de fibra y la pequeña cuota de hidratos de carbono de los vegetales interactúa con las células gastrointestinales. Todavía es mejor si la verdura va acompañada de un chorrito de aceite: las grasas son uno de los nutrientes que ponen en marcha el proceso de la saciedad.

–Nos entran ganas de comer lo que vemos. Somos así. Es un impulso ancestral. Para no caer en la tentación de desmigajar el panecillo o picar de varios platos a la vez, **conviene llevar en orden a la mesa los platos y el acompañamiento**. Resulta más difícil para quien cocina, pero tener a mano tomates cherry, pepino, apio, hinojo o semillas oleaginosas puede ser útil para resistir.

–**Hay que masticar mucho y, por tanto, comer despacio.** Según varios experimentos realizados con voluntarios, si en vez de engullir el bocado lo mantenemos entre los dientes y lo trituramos hasta veinte veces, los gramos de comida se reducen en un 10-20 %. Otro dato que han puesto de relieve las investigaciones es que cuando se comen productos ricos en fibra, como los cereales integrales, hay que trabajar automáticamente más con los molares. Lo exige la textura de los propios alimentos. Por otra parte, una comida *slow* es una forma estupenda de degustar un plato a fondo. Saborear es un acto de amor a la comida, mientras que atiborrarse recuerda a los depredadores famélicos.

–Con la expresión «comer con los ojos antes que con la boca» se hace referencia a una persona que cree tener mucho apetito, pero que luego deja el plato a medias. Lo más común es lo contrario: acabarse todo el plato, aunque esté muy lleno. Por eso conviene regularse, y **no servirse raciones excesivas**. Siempre se está a tiempo de repetir.

–**Cuidado con las dimensiones de los platos**: cuanto mayores son, más aumenta la ración servida. El problema lo tienen sobre todo los platos hondos, que deben elegirse *small size*, de pequeñas dimensiones.

–Las verduras poseen un valor incalculable, pero por sí solas no sacian. Llenan, pero no activan los mecanismos bioquímicos que generan una saciedad prolongada. Aliñar con aceite permite absorber sus vitaminas liposolubles e ingerir una cuota de grasas que, por decirlo de alguna manera, tranquiliza a las células gastrointestinales. Las grasas, junto con las proteínas y los hidratos de carbono, prolongan la sensación de saciedad.

–Tener la tele encendida durante la comida o la cena distrae y no permite escuchar las señales del cuerpo. Se come de forma inconsciente, sin parar.

–En general **habría que acabar las comidas antes de sentirse llenos del todo**, para dar tiempo a que actúen los procesos que regulan el hambre. Con confianza: ya llegará la saciedad y nos sentiremos satisfechos, pero sin sentirnos pesados.

–**Los frutos secos y las semillas son tentempiés saludables** que ayudan a matar el hambre a lo largo del día.

Cómo reducir el azúcar

Acostumbrar el paladar a un sabor dulce menos intenso es la única manera de que no nos tiente un sabor que gusta demasiado al cerebro. No parece que la sacarosa esté relacionada de por sí con ninguna patología, pero un exceso de alimentos glucídicos hace que el peso se dispare.

Una cucharadita rasa de azúcar, 5 gramos, aporta 20 calorías. Para una dieta de 2.100 calorías, la cantidad de hidratos de carbono simples, restando los que deberían proceder de un consumo adecuado de fruta, sería de entre 10-15 gramos al día, el equivalente a 2-4 cucharaditas rasas. Todo incluido, desde la sacarosa del café a los pasteles. Estas son algunas triquiñuelas para reducir el azúcar en nuestras vidas:

–**La reducción de los azúcares debe ser gradual.** El cerebro considera lo dulce una recompensa. Eliminarlo de manera brusca se configura como un castigo, con lo que es muy probable que los mejores propósitos salten por los aires.

–**Acostumbrarse a no endulzar nada, o casi nada, las be-**

bidas como el café y el té, prescindiendo gradualmente del azúcar.

–No pensar que se pueda abusar de las alternativas naturales a la sacarosa, desde el jarabe de arce hasta la malta. Para el organismo son azúcares y, en caso de exceso, el riesgo de diabetes y obesidad es idéntico.

–Cuando se usan edulcorantes artificiales como la sacarina o los extraídos de plantas como la estevia, no se reeduca el paladar, sino que solo se evitan momentáneamente las calorías. El peligro es buscar siempre un nivel alto de sabor dulce.

–**Considerar los refrescos con azúcar como una excepción.** No ponerlos nunca en la mesa en vez del agua. Las bebidas con gas están cargadas de azúcares y no aportan ningún nutriente. Las versiones con cero calorías no ayudan a distanciarse de los sabores dulces. Los zumos con un pequeño extracto de fruta guardan pocos nutrientes de la pera o del melocotón, frente a una gran cantidad de azúcares.

–**Limitar poco a poco, de manera creciente, los productos industriales de alta densidad energética**, como galletas, bollos, caramelos, pastelitos, helados y cremas para untar. No hay que dejarse engañar por las proclamas del envase: también un producto biológico y vegano, de aspecto saludable, puede contener demasiados azúcares añadidos. En cuanto a la indicación de «solo azúcares de la fruta», puede querer decir que no lleva azúcar blanco de cocina, pero sí jarabes como el zumo de uva o de melocotón concentrado, que contienen glucosa, fructosa y sacarosa.

–Ojo con las versiones *light* de los productos, que a menudo compensan la menor cantidad de azúcar con una mayor presencia de grasas. Hay que leer la etiqueta antes de comprar.

–Los cereales para el desayuno pueden ser una orgía de jarabe de glucosa y similares. Incluso si son integrales o llevan escrito «bajo en grasas». **Una estratagema para pasarse a los cereales sin azúcar es empezar a mezclarlos, en cantidades crecientes, con los copos que nos gustan.**

–Considerar los bollos de pastelería o las tartas caseras como una ocasión especial.

–Buscar recetas de postres alternativas, más saludables que las clásicas. Hay tiramisú hecho con ricota o pasteles de harina integral.

–Aprender a satisfacer las ganas de dulce con los *smartfoods*: fruta fresca y chocolate negro con al menos 70 % de cacao (hasta dos porciones al día). También, por qué no, fruta deshidratada como albaricoques, ciruelas, higos y pasas, sin superar los 20-30 gramos al día.

CÓMO MODERAR LA SAL

La Organización Mundial de la Salud aconseja no superar los 5 gramos diarios de sal, correspondientes a unos 2,4 gramos de sodio. Hoy día es bien sabido que el riesgo de sufrir hipertensión está directamente relacionado con este exceso. Demasiada sal aumenta la excreción urinaria de calcio y, por tanto, podría favorecer la osteoporosis. También hay datos que indican con bastante probabilidad que excederse con los productos conservados ricos en sodio hacer crecer el peligro de tumor de estómago.

–Aproximadamente un tercio de la sal que se consume es la que se usa para elaborar los platos. Reducir la parte de sal de los menús no es difícil, porque **nuestro paladar se adapta enseguida a los gustos más insípidos**. Como en el caso del azúcar, dicha reducción debería ser gradual. En pocos meses, por no decir semanas, parecerán sabrosas las comidas, mientras que si se condimentan siguiendo los criterios anteriores, se nos antojarán muy saladas.

–**Las especias y las hierbas aromáticas permiten usar menos sal en la cocina**, incluso sustituirla del todo. Cayena, tomillo, albahaca, cúrcuma o salvia: un festín de olores y micronutrientes que anima los primeros y segundos platos y las guarniciones. Una idea es sacar a la mesa un bote de especias, en vez del salero.

–**El zumo de limón y el vinagre resaltan los sabores** y permiten reducir la sal a la mitad. El limón también aumenta la disponibilidad de hierro en los vegetales.

–Los alimentos ya contienen sodio de manera natural. Se calcula que en promedio aportan el 10 % de la sal que consumimos. La verdad es que no hace falta añadir más a la ensalada. Las verduras escalfadas, y que no se cuecen demasiado tiempo en la olla, mantienen un sabor genuino. También las legumbres frescas son en sí mismas sabrosas. En las carnes blancas, los huevos y muchas especies de pescado de agua dulce, como la trucha, o de agua salada, como la dorada o la caballa, se podría prescindir asimismo de sal, dejando a los otros condimentos la tarea de honrar las sensaciones gustativas.

–Cuidado con la sal oculta: **la mitad o más del sodio que tomamos procede de productos transformados**. Pueden comprarse, por ejemplo, hogazas de pan sin sal.

Cuidado con las galletas saladas, los grisines, los biscotes, los productos de panadería, los snacks, las patatas chips, las salsas como la mayonesa y el kétchup y las pastillas de caldo; hay que limitarlos, al igual que los embutidos y los quesos curados. Por otra parte, muchos productos industriales dulces, como las galletas, la bollería o los cereales para el desayuno, llevan sal añadida. También se halla muy presente en alimentos envasados que en principio parecen saludables. Es importante leer las etiquetas, donde se indican los gramos de sal o el contenido en sodio (que hay que multiplicar por 2,5 para traducirlo en cantidad de sal).

–Hay que pasar por agua las legumbres en conserva, para eliminar un poco de sal.

–Las conservas de pescado tienen el mismo problema. No hay que comer más de una vez a la semana atún o caballa, incluso al natural.

CÓMO DOSIFICAR LOS HIDRATOS DE CARBONO

Para mantener la línea no hay que caer en el error de eliminar por completo los hidratos de carbono o imponerse recortes drásticos, aunque si se está acostumbrado a platos de pasta pantagruélicos y se tiene sobrepeso, habrá que llegar a un promedio de 80 gramos de pasta o cereales al día. La ración de un deportista será superior, mientras que una mujer sedentaria no pasará de los 60-70 gramos de pasta o arroz, aunque por otra parte debería empezar a moverse más. Los cereales y las harinas integrales tienen un índice glucémico más bajo.

–**Es mejor reducir las cantidades de pan y pasta de manera gradual**, a razón de 10-20 gramos semanales, por ejemplo, hasta alcanzar la ración correcta.

–De los cereales integrales y sus derivados tampoco hay que abusar.

–En cualquier caso, es evidente que no hay que preparar los platos de pasta con salsas demasiado grasas ni con exceso de sal. Las especias y las hierbas aromáticas contribuyen a reducir ambas cosas.

–En una dieta de 1.700 calorías, por comodidad, **se puede optar por alternar la pasta y el pan en la comida o la cena**, a fin de no excederse: si se come un plato de pasta, no se toca el pan, y por la misma regla de tres, si se come pan, nada de espaguetis. Con las patatas, lo mismo. Otra posibilidad es dividir por dos las respectivas raciones y distribuirlas entre las comidas principales.

–La pasta demasiado hecha tiene un índice glucémico más alto. Debe estar al dente, al igual que los cereales en grano.

–La cocción prolongada en agua abundante incrementa mucho el índice glucémico de los cereales en grano refinados, mientras que una elaboración análoga a la del risotto, es decir, añadiendo solo el agua necesaria para la cocción y sin escurrir el arroz, lo reduce. También puede recurrirse al método del cuscús, basado en un vaso de agua por cada vaso de producto: cuando rompe a hervir el agua, se echa el cereal, se apaga el fuego y se tapa sin escurrir.

–**Si se come pasta, u otros cereales refinados, una salsa de verduras o un plato de ensalada añaden fibra,** que bloquea la absorción rápida de los azúcares. Por la misma razón, las pizzas deberían acompañarse de un plato de verdura.

–Durante la elaboración de un plato en la cocina se puede modificar el índice glucémico aumentando el contenido en fibra, lo cual se logra sustituyendo de manera parcial la harina por salvado de avena o de arroz o copos de avena, o usando directamente harina integral.

–Los tubérculos, como las patatas y la tapioca, no se consideran igual que un acompañamiento de los que pueden tomarse a diario. Su contenido en almidón los asemeja más a los cereales que a las verduras. Poseen un índice glucémico elevado y, por tanto, una mayor capacidad de aumentar la glucemia y estimular la secreción de insulina. Por comodidad, en una dieta de 1.700 calorías **una ración de patatas debe considerarse alternativa al plato de pasta o al pan en una comida a la semana**.

–El truco para volver, por decirlo así, integrales las patatas, o sea, con un menor índice glucémico, es tomarlas frías una vez hervidas. También en los hidratos de carbono se reduce el potencial de azúcar cuando se enfrían. Luz verde, por tanto, a las ensaladillas de pasta y de arroz.

–Las legumbres tienen una parte de almidón; contienen, por tanto, hidratos de carbono complejos, pero la absorción de los azúcares se ve ralentizada por la fibra, que destaca también por su capacidad saciante.

Cómo acostumbrarse al sabor integral

Incorporar los cereales integrales y sus derivados a la dieta no reviste la complicación de un asunto de Estado. Solo hay que sustituir los alimentos refinados por su versión intacta.

- —La introducción de los cereales integrales debe ser progresiva, para que el paladar pueda hacerse con el sabor y el organismo adaptarse a la fibra de más. También **habría que beber mucha agua**, a fin de expulsar la fibra con mayor facilidad.
- —Prohibido prohibir: no hay que abolir de nuestra vida por decreto las harinas refinadas y la pasta más vendida en el súper, pero puede llegarse a una solución de compromiso. Por otra parte, basándose en la práctica clínica, los nutricionistas explican que **a medida que el cuerpo se acostumbra a lo integral, siente una menor necesidad de hincarle el diente al pan blanco** y la bollería industrial.
- —Para acortar los tiempos de cocción de los granos integrales se puede usar la olla a presión.
- —Consultar las etiquetas: aunque en el envase ponga «pan de centeno», la harina integral de centeno puede aparecer en tercer lugar entre los ingredientes, en un porcentaje irrisorio, precedida por harinas refinadas. Por ley, los ingredientes figuran en orden decreciente de cantidad.
- —La fibra puede ser un problema para las personas aquejadas de colon irritable u otras enfermedades del intestino. En tal caso puede probarse con lo semiintegral y evaluar qué se tolera mejor.

–Los celíacos pueden tomar una serie de granos no refinados y, por supuesto, carentes de gluten, como el arroz, la quinua, el trigo sarraceno, la polenta integral y la polenta *taragna*.

Cómo dosificar las grasas

El aceite de oliva virgen extra es un auténtico dechado de virtudes, pero hay que ser precavido, ya que tomarlo en exceso no ayuda a mantener la línea. Las grasas son esenciales para el cuerpo: un exceso de las saturadas es perjudicial, pero la cantidad justa de monoinsaturadas y poliinsaturadas beneficia la salud. Veamos a qué hay que dar preferencia y qué es mejor evitar.

–La cantidad aconsejada de aceite de oliva virgen extra llega a las 4-6 cucharadas al día, preferiblemente en crudo. **Quizá resulte práctico aliñar vertiendo el aceite en una cuchara pequeña (8-10 al día)**, para no pasarse. También podemos ingeniárnoslas con las diversas técnicas que no necesitan aceite para la cocción, desde el agua hirviendo hasta el vapor. Las sartenes antiadherentes permiten cocinar sin aceite.

–Aparte del aceite virgen extra, son fuentes de grasas buenas los frutos secos, las semillas oleaginosas y los aceites de semillas de extracción en frío. El pescado, las nueces, las semillas de lino y el aceite de soja de extracción en frío son fuentes de omega-3, ácidos grasos esenciales que cuesta más encontrar en los alimentos y de los que no podemos prescindir.

–Los quesos curados contienen muchas grasas saturadas, por lo que se aconseja consumirlos con moderación.

–**Es mejor quitar la grasa blanca visible de la carne roja, y la piel y la grasa amarilla del pollo y el pavo.**

–Hay que eliminar los fritos.

–Para condimentar, en vez de mantequilla se puede usar aceite y de vez en cuando una margarina vegetal de alta calidad con omega-3.

–**La nata puede reemplazarse por productos a base de leche magra, como los yogures.**

–Hay muchas recetas para preparar una mayonesa *light*, por ejemplo, sin huevo.

–Los embutidos y las carnes conservadas y elaboradas deben reducirse al máximo.

–Es imprescindible leer las etiquetas de los alimentos, ya que podemos encontrarnos con productos de alto contenido en grasas saturadas. A menudo proceden de aceites y grasas vegetales cuyo origen debe especificarse por ley, como es el caso del aceite de palma o el de coco. En la lista de valores nutricionales figura el contenido de grasas saturadas por cada 100 gramos. Según las tablas elaboradas por Eurodiet (el proyecto promovido por la UE), **para una dieta media de 2.000 calorías las grasas saturadas no deberían superar los 20 gramos de ingestión diaria**. Hay que realizar un cálculo mental, aunque sea aproximado, para hacernos una idea de la cantidad que comeremos a través del alimento que nos disponemos a comprar. Las expresiones «grasas trans» o «grasas hidrogenadas» deberían hacernos dejar el producto en el estante.

PONERSE EN MOVIMIENTO

No basta con cuidar la alimentación. También hay que moverse. Se aconsejan al menos 30 minutos diarios de actividad física de intensidad moderada. Por moderado se entiende adecuado a la forma física: un futbolista no preparará una carrera como quien nunca ha entrenado. La idea, para entendernos, es que uno respire con algo de dificultad, sude y sienta que el pulso se acelera.

El diario permite evaluar hasta qué punto nos aproximamos a la media hora ideal. Hay que considerar actividades comunes como subir las escaleras, caminar a paso rápido, montar en bicicleta o cuidar el jardín, y sacar provecho de trucos fáciles como ir un poco a pie en vez de en coche y evitar el ascensor.

Aparte de los 30 minutos diarios puede incorporarse alguna actividad más intensa entre dos y tres veces por semana. Sean bienvenidos los cursillos de gimnasia, natación o tenis.

¿Se apunta uno al gimnasio, o empieza a practicar jogging? Hay que elegir algo que nos guste, por supuesto, para no desistir. El ejercicio siempre es útil, ya se trate de acquagym o de baile.

Actividad física: cuánto se quema (en 30 minutos)	
Correr	430 kcal
Bicicleta	300 kcal
Jogging	300 kcal
Subir escaleras	260 kcal
Nadar	260 kcal

Tenis	225 kcal
Senderismo	225 kcal
Aeróbic	190 kcal
Baile	170 kcal
Paseo	150 kcal
Jardinería	140 kcal
Tareas domésticas	130 kcal

Hay que tener cuidado con el mecanismo psicológico que se genera en algunas personas: como he hecho algo importante para mi cuerpo, puedo concederme el premio de un helado. Gratificaciones sí, pero jamás en forma de comida.

Todo aquel que tenga un problema crónico de salud, dolor de espalda o de articulaciones, o antecedentes familiares de dolencias cardíacas a edad temprana, debe hablar con el médico antes de embarcarse en una nueva actividad física.

Para los sedentarios. Si te mueves poco, construye un programa gradual, con plazos. Recuerda que empezar por un entrenamiento demasiado difícil puede desmotivarte y hacer que desistas.

1. Para empezar puedes planificar una caminata a paso rápido de un cuarto de hora, aunque sea alrededor de tu manzana. Comprométete a hacerla a diario. Ve añadiendo 5 minutos cada semana hasta llegar a los 30. Si lo consigues, intenta acercarte a una hora de caminata al menos tres días a la semana.
2. Puede ser útil apuntar en una ficha los objetivos a corto plazo. Hay que ser realistas y no pasarse de la raya: anota

cuántas veces por semana puedes caminar de verdad, o practicar alguna otra actividad, y durante cuánto tiempo.
3. Convence a un amigo o pariente de que se una a ti. Así os motivaréis mutuamente.
4. Date una recompensa. Al final de cada mes de tu programa de ejercicios, prémiate con algo que desees, pero nunca con comida. Si te pones el objetivo de incrementar la actividad física, anota qué tipo de actividad planificas, cuántas veces es realista pensar que la practicarás por semana y por cuánto tiempo. Empieza con objetivos pequeños y fáciles a corto plazo.

¿DESLICES? NO HAY QUE ANGUSTIARSE

La dieta Smartfood es una nueva senda alimentaria para toda la vida. No hay nada prohibido, ya que resultaría injusto y antisocial pedir la renuncia total a platos deliciosos, aunque no sean del todo saludables. Al contrario: saltarse la regla hace más fácil seguir una rutina sana.

¿Has cometido algún desliz? Le pasa a cualquiera. Por ello no se acaba el mundo. Ahora bien, no hay que dejar que se multipliquen las lagunas en tu alimentación. Retoma tus propósitos. Respecto a la actividad física, otro tanto.

Pregúntate más bien por qué te has descarriado. ¿Estabas en una fiesta? ¿Estresado, en casa o en el trabajo? Pero no te preocupes más de la cuenta. Tómatelo como una ocasión para aprender algo sobre ti mismo. Recuerda que cambiar de estilo de vida es un proceso a largo plazo. Quizá hayas intentado conseguir demasiado de una sola vez. Ve poco a poco, sin prisas.

Si has comido demasiado durante varios días seguidos, como a veces sucede, resérvate 24 horas de semiayuno, con comidas escasas y vegetarianas. Eso te ayudará a volver al buen camino.

Conclusiones

La dieta Smartfood da consejos partiendo de las conclusiones de la ciencia y de las implicaciones, tan diversas como fascinantes, de una disciplina que está empezando: la nutrigenómica.

A partir de ahí, cada persona será quien elija su propio itinerario y decida escuchándose a sí misma. No es lo habitual, porque nos han acostumbrado a esquemas rígidos, con prohibiciones categóricas y especificaciones milimétricas. Se apela a ideologías, filosofías y modas, nuevas religiones alimentarias que pretenden que nos sumemos a dogmas indemostrables por definición.

Amoldarse a conceptos dictados por las costumbres, sin embargo, va en menoscabo de la curiosidad y la libertad, los rasgos que hacen grande al ser humano. Supone dar la razón al dicho latino *Vulgus vult decipi, ergo decipiatur*, que se traduciría como: «El pueblo quiere que lo engañen; engañémoslo, pues». Es el reino dictatorial de teorías bien elaboradas que van ganando adeptos solo para el bien de quien las concibió.

La dieta Smartfood es todo menos una doctrina. Antes incluso que un conjunto de propuestas respecto a la comida, es una cultura, una *forma mentis*, enemiga de los apriorismos e hija de la experiencia y la investigación científica.

No aspira a la fe (faltaría más), sino que lleva en sí una invitación a ver la ciencia como fuente de información capaz de explicarnos cómo influye la alimentación en nuestra salud, a partir de los datos disponibles. Hasta que se demuestre lo contrario. Y aun así es una fuente más sólida que cualquier otra. Porque pasa por el severo juicio de la experimentación y la verificación. Porque es una empresa colectiva, sujeta siempre al escrutinio de una comunidad capacitada para reconocer cualquier error posible. Porque está *in fieri*, abierta al progreso que se gesta en los laboratorios de todo el mundo.

Comer forma parte de nuestra vida más íntima. ¿Queremos que elija otra persona por nosotros? ¿El gurú del momento o los estrategas de la publicidad? En la gran mesa puesta de la sociedad, la dieta Smartfood da la posibilidad de distinguir entre falsos mitos y conocimientos fiables, entre visiones ideológicas y hechos comprobados. Es un patrimonio de comprensión que merece la pena tenerse en cuenta.

LOS CONSEJOS, EN RESUMEN

–Al menos tres cuartas partes de la comida o la cena deben ser de procedencia vegetal: la mitad formada por verdura y fruta (más verdura que fruta) y un cuarto por cereales, preferiblemente integrales. El otro cuarto restante debe estar integrado por las proteínas. La comida *smart* puede ser vegetal al 100 % con la cuota proteínica que se extrae de las legumbres, los frutos secos o las semillas. También puede incluir una ración de pescado, huevos, quesos (mejor magros) o carne, mejor blanca.

–Verdura y más verdura. Al preparar la comida o la cena, pensemos en primera instancia en los vegetales, no en la pasta o el escalope, como suele ocurrir. Lo mismo a la hora de la compra, haciendo acopio de hortalizas para mordisquear a lo largo del día o antes de las comidas. Empezar con lechuga, un plato de espinacas cocidas o hinojo crudo ayuda a comer menos.

–La fruta, el postre de la naturaleza. Las fresas, los melocotones o las peras deben considerarse la parte dulce de la alimentación, a fin de completar los nutrientes, dar gusto al paladar y mantener a raya el deseo de alimentos con azúcares añadidos.

–Variar los tipos de vegetales para conseguir un abanico lo más amplio posible de fitocompuestos, vitaminas y minerales. Cualquier producto de la huerta está bien. Puede ser útil distinguirlos por colores.

–Las mujeres no deberían prescindir de 200 gramos diarios de verdura de hoja verde, que protege del tumor de mama.

–La fuente prioritaria de hidratos de carbono complejos son los cereales integrales. Lo ideal sería sustituir del todo los hidratos de carbono refinados, y lo mínimo es consumir una ración al día. Moderación, en cualquier caso, respecto a las cantidades: la ración media de pasta o arroz es de 80 gramos una vez al día y la de pan de 50 gramos entre tres y cinco veces al día.

–Una buena fuente de proteínas son las legumbres (al menos tres veces por semana), que junto con los cereales aportan todos los aminoácidos esenciales. También los frutos secos y las semillas oleaginosas (30 gramos la ración diaria) pueden contribuir a la aportación proteínica cotidiana.

–Puede consumirse unas dos piezas de carne semanales, preferentemente las carnes blancas.

–No hay que superar las dos raciones al día entre leche, yogures y lácteos. Hay que limitar los quesos curados.

–Luz verde al pescado tres veces por semana, y a los huevos, dos.

–Las grasas son indispensables. Las mejores son las insaturadas del aceite de oliva virgen extra, de los frutos secos, de las semillas y de los aceites de semillas de extracción en frío. El pescado contiene ácidos grasos poliinsaturados omega-3, importantísimos, que pueden obtenerse (como alternativa, o por añadidura) de las semillas de lino y las nueces.

–Absorber más fibra, procurando llegar a los 30 gramos diarios, mediante el consumo de cereales integrales, legumbres, verdura, fruta y frutos secos.

–Aderezar con hierbas aromáticas y especias, ricas en oligoelementos y útiles para reducir la sal; usar, si gustan, el ajo y la cebolla.

–Aliñar con guindilla fresca o limón; su contenido en vitamina C ayuda a absorber el hierro de los alimentos.

–Limitar: el azúcar y los productos azucarados; la sal y los productos demasiado salados; los embutidos y las carnes elaboradas y conservadas; la carne roja; los alimentos ricos en grasas saturadas; los alimentos que contienen grasas trans e hidrogenadas; los refrescos con azúcar; las bebidas alcohólicas.

–Sustituir diariamente los snacks y las chucherías por alguna fruta o un puñado de frutos secos o semillas.

–Beber sobre todo agua y té (negro y verde), pero también zumo exprimido de naranja sanguina.

–Si nos gusta, tomar a diario una o dos porciones de chocolate negro con al menos un 70 % de cacao.

–No hay que sentirse totalmente saciados al final de una comida. No es lo mismo la sensación de estar lleno que la de estar saciado, la cual se produce unos 20 minutos después de que empiece la comida y no se debe solo a la cantidad, sino a las cualidades de los alimentos.

–Controlar las raciones, reduciéndolas, si es necesario, y comer despacio, masticando bien.

–Procurar comer en un intervalo de 12 horas y no cenar más tarde de las ocho, a poder ser.

–Aunque no se profese ninguna religión, dedicar de vez en cuando un día al semiayuno, con comidas a base de fruta y verdura.

–Moverse: la actividad física es parte integrante de un programa para la salud y contra el sobrepeso.

Pequeño glosario de nutrigenómica

Ácido desoxirribonucleico. Así se llama la sustancia química de la que están compuestos los genes. Su abreviatura es ADN. Se trata de una cadena de doble filamento cuyos eslabones reciben el nombre de nucleótidos. Cada nucleótido está formado por una base nitrogenada (adenina, guanina, citosina o timina), un grupo fosfato y una molécula de azúcar (desoxirribosa).

Ácido ribonucleico. Al igual que el ADN, el ácido ribonucleico (cuya abreviatura es ARN) es una cadena de nucleótidos. Se trata, sin embargo, de una cadena de un solo filamento, cuyos nucleótidos se diferencian de los del ADN por dos características: el azúcar es la ribosa (en el ADN es la desoxirribosa) y la timina es sustituida por el uracilo. El ácido ribonucleico es una copia del ácido desoxirribonucleico que en su función más conocida transporta la información de cada gen a los ribosomas, donde se produce la síntesis de las proteínas. Esquemáticamente: 1 gen -1 ARN - 1 proteína.

Adenina, citosina, guanina y timina. Son las cuatro bases nitrogenadas que componen los nucleótidos (o filamentos) del ácido desoxirribonucleico. Cada nucleótido contiene una de las cuatro bases unida a una molécula de azúcar y una de fosfato. A su vez, los nucleótidos se unen entre sí como los eslabones de una cadena, formando un largo filamento. El ADN está compuesto por el enlace de dos cadenas de filamentos. Este no es casual: la adenina (A) de un filamento solo se une a la timina (T) del otro, y la guanina (G) solo a la citosina (C). Es imposible cambiar las parejas. El resultado es una estructura ordenada del ADN que adopta la forma de una espiral de doble hélice. El ADN del ser humano se compone de unos 3.000 millones de bases.

Adipogénesis. Es la formación de grasa corporal, que en la persona adulta se produce cuando las calorías de más se convierten en grasas en el tejido adiposo. Al parecer puede ser estimulada por los genes del envejecimiento, que regulan el metabolismo. Cuando se activan estos genes, tras una comida abundante, ordenan que una parte de las calorías se acumule en depósitos de grasa. En los modelos animales donde se ha silenciado un gen del envejecimiento, se ha inhibido la adipogénesis incluso con una alimentación hipercalórica.

ADN. Es el material hereditario de los organismos vivos, desde las plantas hasta las moscas de la fruta, las bacterias y los leones. En los seres humanos, el ADN nuclear, también llamado genoma, se encuentra en el interior del núcleo de cada célula, organizado en cromosomas. Los datos para construir y mantener el organismo se almacenan como un código, el código genético, determinado por la secuencia de las cuatro bases (adenina, guanina, citosina y timina). Es un proceso similar al de las letras, que en función de su orden forman tal o cual palabra o frase: el alfabeto de la vida se articula en los genes. Los mensajes del ADN nuclear son transcritos y, una vez leídos, se usan para la producción de proteínas. Sin embargo, los genes que codifican proteínas representan una parte ínfima del genoma (sobre el 15%). ¿El resto es ADN basura? Por lo visto, no. El ADN no codificante, es decir, que no codifica proteínas, desempeña al parecer funciones igual de imprescindibles, que aún están investigándose.

Age-1. Fue el primer gen del envejecimiento que se identificó. En 1988 se descubrió que un gusano vivía un 65% más si se desactivaba el age-1 en su ADN.

Aminoácidos. Son los elementos que constituyen las proteínas. Se entienden por aminoácidos esenciales los que el ser humano no puede sintetizar por sí solo en cantidades suficientes y que, por tanto, debe adquirir mediante la alimentación.

AMPK. Es una proteína, presente en muchos tejidos, que funciona como un sensor energético: cuando escasea la comida, silencia al gen del envejecimiento Tor y favorece los procesos de manutención y reparación celular.

Antioxidantes. Las moléculas antioxidantes de nuestro organismo cumplen la función de neutralizar los radicales libres, evitando que dañen los componentes moleculares de las células (envejecimiento celular). Lo que no está científicamente demostrado es que absorber antioxidantes a través de la comida o de algún suplemento alimenticio detenga el envejecimiento celular.

ARN. Es la copia de un gen. El ADN funciona como un molde, que lleva unido un filamento de ARN para transcribir las órdenes. En su núcleo, la célula hace una copia del gen que no es del todo idéntica al original: en vez de la base timina (T) tenemos el uracilo (U). A continuación, sale del núcleo la copia del gen y, siempre dentro de la célula, es leída por los ribosomas, pequeñas fábricas que producen la proteína basándose en las instrucciones contenidas en el ARN.

Caminos genéticos de la longevidad. Regulan el metabolismo e influyen en la duración de la vida. Desde 1988 hasta hoy en día se han identificado unos veinte gerontogenes, o genes del envejecimiento, y genes de la longevidad en todas las especies donde se han buscado, desde las levaduras hasta los ratones. La hipótesis es que en el ser humano son un centenar. Cuando se expresan los genes de la longevidad, los del envejecimiento se callan, y viceversa. Si los animales han sobrevivido, desde los organismos inferiores hasta los mamíferos, es porque este mecanismo ha asegurado que se adaptasen a las oscilaciones entre disponer de alimentos y ayunar durante largos períodos. No parece que en el ser humano sea distinto. Cuando se come mucho, el organismo aprovecha para obtener energía de uso inmediato y formar reservas adiposas que sirvan para protegerlo también del frío. Hablan los gerontogenes. Cuando escasea la comida, se expresan los genes de la longevidad, que activan procesos de reparación de las células y extraen energía de las reservas de grasa. Según los estudios más avanzados, algunas moléculas derivadas de los alimentos imitan el ayuno (*smartmolecules*).

Célula. Las células son los ladrillos con que está construido cualquier tejido de los seres vivos pluricelulares. Sería imposible hacer un cálculo exacto de cuántas componen el cuerpo humano; probablemente del orden de millones. Están especializadas en varios tipos de funciones: células nerviosas, musculares, de la piel, de las glándulas —que producen hormonas— y células del intestino —que absorben nutrientes—. Todas, a excepción de los glóbulos rojos y las plaquetas de la sangre, contienen dentro de su núcleo material hereditario, el ADN. La célula está rodeada de una fina membrana, formada de grasas, que posee la doble función de aislarla del exterior y al mismo tiempo permitir un intercambio controlado de moléculas. Gracias a esta capacidad de intercambio selectivo, la célula, por ejemplo, puede absorber los nutrientes derivados de la comida o hacerse con la glucosa, que se convertirá en energía.

Cromatina. Así se llama la estructura formada de ADN y proteínas. Si se extendiera al máximo el ADN de cada célula, formaría un filamento de unos 2 metros de longitud, mientras que el núcleo celular que lo contiene posee un diámetro de solo 7 micras. Por eso los filamentos de ADN se condensan enrollándose en torno a proteínas que reciben el nombre de histonas, como un ovillo de lana. La cromatina contiene muchas otras proteínas, llamadas no histónicas, y tiene la función de encender o apagar los genes, cosa que hace modificando su estructura alrededor de ellos, con lo que permite que se expresen (copien ARN) o los silencia. Estos mecanismos, llamados epigenéticos, son esenciales; no en vano nuestros genes son idénticos en todas las células del cuerpo, mientras que su actividad varía en cada célula. Gracias a estos mecanismos pueden especializarse las células en neuronas, células del intestino, de la sangre, etcétera. Es como si el material hereditario fuera una enorme biblioteca donde las células de la sangre solo leyeran el libro sobre la sangre y las del intestino, el tomo que trata de ellas.

Cromosomas. El cromosoma es la unidad en la que se organiza el ADN. Cada cromosoma contiene los dos filamentos de ADN enroscados en torno a una estructura de proteínas (la cromatina). El número de cromosomas en una célula humana es de 46, de los cuales 44, desde el 1 al 22, forman parejas. Dicho de otro modo: existen dos cromosomas 1, dos cromosomas 2 y así hasta llegar al cromosoma 22 (cromosomas homólogos). Cada pareja de cromosomas contiene los mismos genes. Así pues, la célula dispone de dos copias de cada gen, una por cada uno de los dos cromosomas homólogos, heredados de ambos padres. Los dos últimos cromosomas, el 45 y el 46, son los cromosomas sexuales, llamados cromosoma X y cromosoma Y. Vendría a ser como si nuestro ADN se dividiera en las diversas secciones de una biblioteca y contuviera dos volúmenes por cada tema. Esta compleja organización encierra todo el secreto de lo que se hereda. El óvulo y el espermatozoide llevan un solo ejemplar de cada cromosoma (23 cromosomas). Cuando se unen, se crea el ovocito fecundado, que contiene dos ejemplares de los 23 cromosomas (46), al igual que cada célula del embrión que se formará. Al tener dos copias de cada cromosoma, poseemos también dos copias de cada gen (alelos), una derivada del padre y otra de la madre. En la vida de toda célula hay un momento en que se duplican los cromosomas, convirtiéndose en 96, y adoptan la forma de bastoncitos. De hecho, antes de dividirse, cada célula crea una copia de los 46 cromosomas a fin de distribuir el ADN a partes iguales entre las dos células hijas.

Doble hélice. Nombre que recibe la estructura del ADN, similar a una escalera de caracol: los peldaños están formados por las parejas de bases nitrogenadas y la baranda está hecha de azúcares y fosfatos. La estructura de doble hélice fue descubierta en 1953 por el biólogo James Watson y el físico Francis Crick.

Duplicación del ADN. Una importante propiedad del ADN es su capacidad de hacer una copia de sí mismo. El mecanismo molecular se llama duplicación (o replicación). Cada vez que una célula está a punto de dividirse, los dos filamentos que forman la doble hélice del ADN se separan y sirven de sendos moldes para la síntesis del segundo filamento, formando así dos dobles hélices, una por cada célula hija. La copia de cada filamento se produce gracias a la complementariedad de las bases nitrogenadas: adenina con timina y citosina con guanina. De este modo, cada nueva célula obtiene una copia exacta del ADN presente en la célula madre.

Epigenoma. Es el término con que se designa la cromatina (el ADN más las proteínas que lo rodean) al referirse al conjunto del genoma. Algunas proteínas especializadas de la cromatina, los factores de transcripción, modifican la estructura de la propia cromatina; estas modificaciones, que reciben el nombre de epigenéticas, determinan si el gen estará activo o inactivo. En ese sentido, son auténticos interruptores que decretan el *on* y el *off* de los genes. Las modificaciones epigenéticas no alteran la secuencia de las bases del ADN (no son mutaciones permanentes), pero sí el funcionamiento de los genes. Entre los factores que ocasionan modificaciones epigenéticas están los nutrientes: algunas sustancias absorbidas con los alimentos pueden influir en el epigenoma y, por tanto, en la función del genoma; vaya, que no somos esclavos de los genes que hemos heredado. A través del estilo de vida, desde la alimentación hasta cuánto nos movemos, logramos modificar el epigenoma y, por consiguiente, la actividad de nuestros genes. Estos cambios en el epigenoma originados por el estilo de vida pueden ser de larga duración. Se ha demostrado que se mantienen cuando las células se dividen a lo largo de la vida y que en ciertos casos hasta pueden transmitirse a los hijos. Hay varias maneras de adormecer un gen (o de activarlo). Una de ellas es la metilación del ADN, consistente en la adición de un pequeño grupo químico, el metilo, a la citosina, una de las bases nitrogenadas del ADN. Actúa como una especie de pegamento que aglutina el rasgo genético alrededor de las histonas. Los genes ya no pueden ser transcritos por la maquinaria que produce el ARN y quedan inactivos. El gen silenciado puede reactivarse, ya que existen proteínas capaces de quitar el pegamento (desmetilación). Otro mecanismo epigenético es la modificación de las histonas, como en la acetilación (véase la entrada «Histonas»).

Estaminales (células). Son células primitivas que aún no han adoptado una función definitiva y que dan origen a las células especializadas de nuestros tejidos. Las hay de varios tipos. Las primerísimas células estaminales que se forman a partir del ovocito fecundado por un espermatozoide reciben el nombre de totipotentes: pueden convertirse en cualquier parte del organismo, dividiéndose y especializándose en neuronas, células óseas o cardíacas. Durante el desarrollo del embrión disminuye poco a poco el potencial de diferenciación: las estaminales se especializan en formar muchos tejidos, pero ya no todos (pasan a ser pluripotentes). En el adulto también hay estaminales unipotentes, programadas para generar un tipo celular específico. Un ser humano adulto produce 25 millones de células nuevas por segundo, que sirven, por ejemplo, para sustituir los glóbulos rojos o curar las heridas. La sangre o la piel se renuevan sin cesar. Sus estaminales son «profesionales», mientras que en el cerebro o el corazón trabajan «estaminales diletantes», al igual que en los músculos, que solo se renuevan dos o tres veces en la vida. No es de extrañar que los ámbitos donde se han logrado éxitos con las estaminales sean en los tratamientos de grandes quemaduras, reconstrucciones de la córnea, tratamientos de enfermedades inmunohematológicas y trasplantes de médula.

Estrés oxidativo. Se considera uno de los culpables del cáncer, el envejecimiento y las enfermedades degenerativas. Ocurre cuando en una célula hay demasiados radicales libres, producidos en los procesos de oxidación y potencialmente dañinos para las estructuras biológicas.

Expresión génica. Se produce cuando un gen es transcrito en el ARN y puede enviar su mensaje en código para la producción de proteínas.

Fenotipo. Indica las características externas de un organismo, desde la estatura hasta el color de los ojos. Está determinado por el tipo de genes de cada individuo y por el entorno donde vive, es decir, por el genoma y el epigenoma, respectivamente.

Gen. Es un rasgo determinado del ADN, una secuencia de bases que contiene la información para codificar una proteína específica. Se calcula que en el ser humano hay unos 25.000 genes. Cada individuo posee dos ejemplares (alelos) de cada gen, uno del padre y el otro de la madre. Los dos genes o alelos de cada pareja controlan el mismo carácter, como el color de los ojos, por ejemplo, pero cada gen tiene un efecto distinto en el carácter en cuestión: el color de los ojos puede ser azul, verde o castaño. Depende del tipo de alelos, o de qué gen domina al otro (alelos dominantes o recesivos). La variabilidad de los fenotipos, es decir, de las características externas, es enorme; piénsese, sin ir más lejos, que la mayoría de los caracteres están determinados por un número muy alto de parejas de genes y que cada individuo hereda una combinación prácticamente única. Un gen no se expresa siempre. Hay mecanismos epigenéticos que hacen que su transcripción sea mayor o menor. Todos los alimentos que consumimos contienen genes, sean vegetales o animales.

Genes de la longevidad. Aún se sabe poco sobre ellos, pero a juzgar por los primeros datos inciden en el metabolismo y prolongan la vida. Los genes de la longevidad (*longevity assurance genes*) se activan en momentos de carencia de comida, al contrario que los del envejecimiento. Ordenan que la energía almacenada o disponible solo se use para reparar los daños en los tejidos. Obligan, por tanto, a aprovechar toda la energía disponible para el mantenimiento de la salud del cuerpo, a fin de que este pueda superar la fase de ayuno y posponer la reproducción, alargando la existencia.

Genoma. Es toda la información hereditaria que se halla en el ADN presente en el núcleo de cada célula. El genoma humano contiene la información sobre las características de nuestra especie y las peculiaridades de cada individuo (determinadas por menos del 1% del ADN). Lo heredamos y es inmutable: la secuencia de las bases no cambia.

Lo único que puede modificarse es la expresión de los genes, dado que la activa o desactiva el epigenoma. En el año 2000 se hizo por primera el mapa del genoma humano, es decir, se identificó la secuencia de las parejas de bases nitrogenadas que forman el ADN. Se descubrió que más del 99% de las bases son idénticas en todas las personas y que los genes son unos 25.000, no 200.000, como se esperaba.

Genotipo. Designa el conjunto de la información genética y, por tanto, hereditaria, presente en un organismo.

Gerontogenes. Los genes del envejecimiento, o gerontogenes, ponen en marcha el deterioro físico y las enfermedades ligadas a la senescencia. En realidad, estos genes, que se estudian desde hace poco, no existen para que nos marchitemos, sino que controlan el metabolismo energético. El envejecimiento es un efecto secundario. Se activan, por ejemplo, cuando abunda la comida y aceleran el metabolismo para que las células obtengan energía y se proceda al almacenamiento de grasa. Sin embargo, la hiperproducción de energía comporta la generación de radicales libres, que a largo plazo provocan la muerte de la célula, y la acumulación de grasa favorece la producción de hormonas y de sustancias inflamatorias, desencadenando procesos que pueden provocar cáncer y otras patologías. Los gerontogenes no están activos cuando lo están los genes de la longevidad, y viceversa.

Histonas. Son proteínas que se adhieren al ADN, formando la cromatina (o epigenoma). La unidad estructural es el nucleosoma, una especie de bolas alrededor de las cuales se enrolla el filamento. Las histonas no sirven solo para dar una estructura compacta al ADN. También contribuyen a que los genes estén activos o no. Son una especie de trampilla que permite que las múltiples señales procedentes del interior o el exterior de la célula modulen la actividad de los genes. La comunicación entre las señales y el ADN se produce en la cola de las histonas, una especie de antena que puede modificarse por las señales e influir en la actividad de los genes. El ejecutor de la señal suele ser por lo general una proteína especializada (factor de transcripción) que se une al ADN y provoca modificaciones químicas en la cola de las histonas. Cuando, por ejemplo, la cola histónica queda modificada por la incorporación de un grupo acetílico (acetilación), la región de ADN se distiende y el gen puede ser copiado en el ARN: puede transmitir su información mediante la transcripción. Cuando, por el contrario, se elimina el grupo (desacetilación), el ADN se comprime alrededor de la histona y el rasgo genético que queda aglutinado de este modo no puede ser transcrito.

Longevity smartfoods. Se trata de alimentos que podrían alargar la vida, debido a que contienen moléculas (*smartmolecules*) que en los experimentos se han mostrado capaces de inhibir los genes del envejecimiento y activar los de la longevidad. Los *longevity smartfoods* estudiados en el IAO de Milán son los siguientes: naranja sanguina, espárrago, caqui, alcaparra, col lombarda, cereza, chocolate negro, cebolla, cúrcuma, fresa, frutos del bosque, lechuga, berenjena, manzana, guindilla y pimentón picante, patata violeta, ciruela negra, *radicchio*, té verde y té negro y uva.

Metabolismo. Es el conjunto de las transformaciones bioquímicas que se desarrollan en el organismo para producir energía y nueva materia, las macromoléculas, indispensables para mantener la vida. Comprende procesos de degradación (catabolismo) y de síntesis (anabolismo). Por un lado, millones de reacciones químicas reducen las sustancias nutritivas a moléculas simples y, combinando la comida con el oxígeno del aire, extraen toda la energía necesaria para el cuerpo. Por el otro, inversamente, mediante la absorción de energía se construyen componentes esenciales de las células, como las proteínas, los lípidos, el ADN o el ARN. Los ciclos catabólicos y anabólicos permiten, pues, transformar la comida que ingerimos en el desayuno o la cena en energía que hace latir el corazón, en materiales de recambio para el tejido óseo, en grasas almacenadas y demás. Las operaciones del metabolismo están reguladas por genes, algunos de los cuales, según parece, influyen en la longevidad.

Microbioma. Es el universo de microbios que albergamos en el intestino, la piel y el árbol respiratorio. Somos metaorganismos, y lo que absorbemos también interactúa con los millones de microorganismos que nos acompañan. La comida influye en los microbios y estos en nosotros. Se trata de un mundo poco conocido todavía, pero que cada vez está recibiendo más atención por parte de los científicos.

Mitocondrias. Son como pequeñas centrales eléctricas dentro de las células: transforman la glucosa en adenosina trifosfato (ATP), la fuente de energía del cuerpo para usos inmediatos. Una curiosidad: las mitocondrias son orgánulos dotados de un ADN propio, que recibe el nombre de mitocondrial y solo se hereda de la madre.

Nutrientes. Los principios nutritivos, o nutrientes, son las sustancias indispensables para la vida que se absorben mediante la alimentación. Los macronutrientes, como los hidratos de carbono, las grasas y las proteínas, se absorben en mayores cantidades, mientras que el organismo requiere los micronutrientes, como las vitaminas y los minerales, en muy pequeñas cantidades.

Nutrigenética. Es la disciplina que estudia la influencia de los genes en la manera que tiene nuestro organismo de asimilar los nutrientes. Si, por ejemplo, el gen responsable de la producción de la enzima lactasa, necesaria para dividir la lactosa, está inactivo, la persona no logra digerir la leche.

Nutrigenómica. Esta disciplina, con un gran horizonte por delante, pretende descubrir el modo como algunas moléculas derivadas de la comida consiguen influir en la expresión de segmentos de ADN, protegiendo el organismo. A largo plazo, determinadas sustancias pueden modificar el funcionamiento de uno o varios genes; se llama modificaciones genéticas. Los estudios más recientes parecen indicar que algunas moléculas (*smartmolecules*) llegan a silenciar los genes del envejecimiento y activar los de la longevidad. Los alimentos que las contienen han recibido en este libro el nombre de *longevity smartfoods*.

P66. Es un gen del envejecimiento que, entre otras cosas, induce la apoptosis, la muerte programada de la célula. Fue identificado en 1999 por el equipo de Pier Giuseppe Pelicci, que descubrió que su supresión prolongaba en un 30% la vida de los ratones. Fue la primera prueba de que los gerontogenes también existían en los mamíferos. Pelicci demostró asimismo que los modelos animales privados de p66 no solo vivían más tiempo, sino que estaban más delgados y ni siquiera se volvían obesos con un régimen alimentario hipercalórico. Por si fuera poco, desarrollaban menos tumores y enfermedades cardiovasculares y neurodegenerativas propias del envejecimiento.

Radicales libres. Son moléculas de oxígeno inestables que aparecen dentro de las células a causa de los procesos de oxidación: cuando respiramos, cuando la célula produce energía o debido a la contaminación, el tabaco o las radiaciones ultravioletas. Los átomos de estas moléculas tienen un solo electrón en su orbital externo (normalmente hay dos o ninguno), e intentan volver a una situación de equilibrio cediendo este electrón suelto o recuperando otro a costa de las moléculas presentes en la célula. Algunas enzimas funcionan como barrera antioxidante, neutralizando los radicales libres antes de que dañen las estructuras biológicas. Si hay demasiados radicales, sin embargo, sus efectos perniciosos pueden llegar a alterar el ADN.

Restricción calórica. Va ligada a la longevidad. En animales (desde moscas hasta monos) se ha demostrado que una dieta pobre en calorías, sin llegar a la malnutrición, prolonga la vida y reduce, en los mamíferos, las patologías seniles: activa los genes de la longevidad e inhibe los del envejecimiento, ligados a su vez al metabolismo. En los mamíferos, la restricción calórica (CR, *Caloric Restriction*) consiste en una reducción del 30-40% de las calorías. En el ser humano no parece practicable. Con todo, se han obtenido resultados positivos en una primera experimentación con voluntarios sometidos a una dieta que imitaba el ayuno, mediante una forma de restricción calórica aplicada durante pocos días y bajo estricto control médico.

Síntesis proteínica. Es el proceso bioquímico que lleva a la producción de las proteínas, gracias a la lectura del ADN.

Podríamos decir que las proteínas son las obreras de las células, encargadas de casi todas las funciones vitales del cuerpo. Formadas por aminoácidos, desempeñan gran cantidad de tareas: por citar algunas, son los ladrillos con que se construyen los huesos, los músculos, la piel y los órganos; son enzimas, que gobiernan diversas funciones (como la digestión), y constituyen el material para las hormonas, los neurotransmisores y otras moléculas. El organismo humano logra sintetizar algunos de los aminoácidos necesarios para construir las proteínas a través de la síntesis proteínica; otras, sin embargo, no puede fabricarlas y es necesario introducirlas mediante la alimentación.

Sirt. En los mamíferos se han identificado siete genes pertenecientes a la familia Sirt (Sirt 1-7). Son los de la longevidad, que están en el punto de mira de los científicos. Codifican las sirtuinas, una clase de proteínas que da el pistoletazo de salida a una avalancha de acontecimientos moleculares. Hacen, por ejemplo, que viva más la célula, activando mecanismos de reparación, y no solo eso, sino que por lo visto las sirtuinas provocan el traslado de las reservas de grasa desde las células adiposas hasta la sangre, para convertirlas después en energía dentro de los diversos tejidos. Todas estas acciones tienen su lógica, ya que los genes de la longevidad regulan el metabolismo y se activan durante el ayuno: en respuesta a una fase en la que escasea la comida, procuran hacer que el organismo sobreviva y buscan energía de cualquier forma posible. El equivalente de los Sirt en los organismos inferiores es el Sir2, descubierto en 1995. Con su silenciamiento se acortó la vida de la levadura.

Smartmolecules. En este libro se ha denominado así a las moléculas de origen vegetal que parecen capaces de inhibir los genes del envejecimiento y activar los de la longevidad. Se trata de sustancias que imitan el ayuno, capaces, pues, de provocar los mismos efectos que la restricción calórica en los caminos genéticos de la longevidad. Esto es posible porque entran en el núcleo de la célula y se combinan con la cromatina, poniendo en marcha mecanismos epigenéticos. Con la metilación, por ejemplo, los genes se aglutinan y se vuelven ilegibles, mientras que con la acetilación se distienden los segmentos de ADN y es posible transcribirlos. Las moléculas *smart* identificadas hasta el momento en la comida son las siguientes: las antocianinas (presentes en la naranja sanguina, la col lombarda, la cereza, las fresa, los frutos del bosque, la berenjena, la manzana roja, la patata violeta, la ciruela negra, el *radicchio* y la uva negra), la capsaicina (presente en la guindilla y el pimentón picante), la curcumina (presente en la cúrcuma), la epigalocatequina galato (presente en el té verde y el té negro), la fisetina (presente en el caqui, la fresa, la miel), la quercetina (presente en el espárrago, la alcaparra, el chocolate negro, la cebolla, la lechuga y la manzana) y el resveratrol (presente en la uva).

Telómeros. Se llaman así las extremidades de los cromosomas, rodeados por una especie de casco proteínico que las protege. Los telómeros son frágiles y de vida breve. Se acortan con cada división celular hasta que pierden el casco protector y los cromosomas quedan sin protección. Entonces el ADN libre de los cromosomas se lee alterado dentro de las células, lo cual da pie a la senescencia celular, a la apoptosis (muerte programada de la célula) o, con menor frecuencia, a cromosomas aberrantes (con lo que se pone en marcha el proceso que lleva a la transformación tumoral de una célula).

Tor. Es uno de los genes del envejecimiento, sensible a los aminoácidos de la dieta: después de una comida abundante y rica en proteínas, desencadena un mecanismo de crecimiento y proliferación celular. En ayunas, por el contrario, enmudece. Sin embargo, por lo visto también pueden inhibirlo algunas *smartmolecules*, como las antocianinas, la epigalocatequina galato, la capsaicina y la curcumina. Cuando Tor se calla, el programa genético de la longevidad se activa.

Artículos publicados

Las fuentes para la elaboración de la dieta Smartfood son las investigaciones más acreditadas sobre nutrición y caminos genéticos de la longevidad. Estos son los principales artículos científicos que recogen sus resultados. Todos están contenidos en la base de datos online de la PubMed de la US National Library of Medicine, adscrita al organismo estadounidense National Institutes of Health.

1. UNA DIETA PARA TODA LA VIDA

Berniakovich, I.; Trinei, M.; Stendardo, M.; Migliaccio, E.; Minucci, S.; Bernardi, P.; Pelicci, P. G., y Giorgio, M., «p66Shc-generated oxidative signal promotes fat accumulation», *The Journal of Biological Chemistry*, vol. 283 (5 de diciembre de 2008), pp. 34283-34293.

Berry, A.; Carnevale, D.; Giorgio, M.; Pelicci, P. G.; De Kloet, E. R.; Alleva, E.; Minghetti, L., y Cirulli, F., «Greater resistance to inflammation at adulthood could contribute to extended life span of p66(Shc-/-) mice», *Experimental Gerontology*, vol. 45 (mayo de 2010), pp. 343-350.

Brandhorst, S.; Choi, I. Y.; Wei, M.; Cheng, C. W.; Sedrakyan, S.; Navarrete, G.; Dubeau, L.; Yap, L. P.; Park, R.; Vinciguerra,

M.; Di Biase, S.; Mirzaei, H.; Mirisola, M. G.; Childress, P.; Ji, L.; Groshen, S.; Penna, F.; Odetti, P.; Perin, L.; Conti, P. S.; Ikeno, Y.; Kennedy, B. K.; Cohen, P.; Morgan, T. E.; Dorff, T. B., y Longo, V. D., «A Periodic Diet that Mimics Fasting Promotes Multi-System Regeneration, Enhanced Cognitive Performance, and Healthspan», *Cell Metabolism*, vol. 22 (7 de julio de 2015), pp. 86-99.

Butelli, E.; Titta, L.; Giorgio, M.; Mock, H. P.; Matros, A.; Peterek, S.; Schijlen, E. G.; Hall, R. D.; Bovy, A. G.; Luo, J., y Martin, C., «Enrichment of tomato fruit with health-promoting anthocyanins by expression of select transcription factors», *Nature Biotechnology*, vol. 26 (noviembre de 2008), pp. 1301-1308.

Dilworth, S. M.; Brewster, C. E.; Jones, M. D.; Lanfrancone, L.; Pelicci, G., y Pelicci, P. G., «Transformation by polyoma virus middle T-antigen involves the binding and tyrosine phosphorylation of Shc», *Nature*, vol. 367 (6 de enero de 1994), pp. 87-90.

Ekelund, U.; Ward, H. A.; Norat, T.; Luan, J.; May, A. M.; Weiderpass, E.; Sharp, S. J.; Overvad, K.; Ostergaard, J. N.; Tjonneland, A.; Johnsen, N. F.; Mesrine, S.; Fournier, A.; Fagherazzi, G.; Trichopoulou, A.; Lagiou, P.; Trichopoulos, D.; Li, K.; Kaaks, R.; Ferrari, P.; Licaj, I.; Jenab, M.; Bergmann, M.; Boeing, H.; Palli, D.; Sieri, S.; Panico, S.; Tumino, R.; Vineis, P.; Peeters, P. H.; Monnikhof, E.; Bueno-de-Mesquita, H. B.; Quirós, J. R.; Agudo, A.; Sánchez, M. J.; Huerta, J. M.; Ardanaz, E.; Arriola, L.; Hedblad, B.; Wirfalt, E.; Sund, M.; Johansson, M.; Key, T. J.; Travis, R. C.; Khaw, K. T.; Brage, S.; Wareham, N. J., y Riboli, E., «Physical activity and all-cause mortality across levels of overall and abdominal adiposity in European men and women: the European Prospective Investigation into Cancer and Nutrition Study (EPIC)», *The American Journal of Clinical Nutrition*, vol. 101 (marzo de 2015), pp. 613-621.

Fontana, L., y Partridge, L., «Promoting health and longevity through diet: from model organisms to humans», *Cell*, vol. 161 (26 de marzo de 2015), pp. 106-118. ·

Fontana, L.; Partridge, L., y Longo, V. D., «Extending healthy life span-from yeast to humans», *Science*, vol. 328 (16 de abril de 2010), pp. 321-326.

Giorgio, M.; Berry, A.; Berniakovich, I.; Poletaeva, I.; Trinei, M.; Stendardo, M.; Hagopian, K.; Ramsey, J. J.; Cortopassi, G.; Migliaccio, E.; Notzli, S.; Amrein, I.; Lipp, H. P.; Cirulli, F., y Pelicci, P. G. «The p66Shc knocked out mice are short lived under natural conditions», *Aging Cell*, vol. 11 (febrero de 2012), pp. 162-168.

Giorgio, M.; Migliaccio, E.; Orsini, F.; Paolucci, D.; Moroni, M.; Contursi, C.; Pelicci, G.; Luzi, L.; Minucci, S.; Marcaccio, M.; Pinton, P.; Rizzuto, R.; Bernardi, P.; Paolucci, F., y Pelicci, P. G., «Electron transfer between cytochrome c and p66Shc generates reactive oxygen species that trigger mitochondrial apoptosis», *Cell*, vol. 122 (29 de julio de 2005), pp. 221-233.

Lee, C., y Longo, V. D., «Fasting vs. dietary restriction in cellular protection and cancer treatment: from model organisms to patients», *Oncogene*, vol. 30 (28 de julio de 2011), pp. 3305-3316.

Pallavi, R.; Giorgio, M., y Pelicci, P. G., «Insights into the beneficial effect of caloric/dietary restriction for a healthy and prolonged life», *Frontiers in Physiology*, vol. 3 (2012), p. 318.

Pelicci, G.; Lanfrancone, L.; Grignani, F.; McGlade, J.; Cavallo, F.; Forni, G.; Nicoletti, I.; Pawson, T., y Pelicci, P. G., «A novel transforming protein (SHC) with an SH2 domain is implicated in mitogenic signal transduction», *Cell*, vol. 70 (10 de julio de 1992), pp. 93-104.

Pinton, P.; Rimessi, A.; Marchi, S.; Orsini, F.; Migliaccio, E.; Giorgio, M.; Contursi, C.; Minucci, S.; Mantovani, F.; Wieckowski, M. R.; Del Sal, G.; Pelicci, P. G., y Rizzuto R., «Protein kinase

C beta and prolyl isomerase 1 regulate mitochondrial effects of the life-span determinant p66Shc», *Science*, vol. 315 (2 de febrero de 2007), pp. 659-663.

Pischon, T.; Boeing, H.; Hoffmann, K.; Bergmann, M.; Schulze, M. B.; Overvad, K.; Van der Schouw, Y. T.; Spencer, E.; Moons, K. G.; Tjonneland, A.; Halkjaer, J.; Jensen, M. K.; Stegger, J.; Clavel-Chapelon, F.; Boutron-Ruault, M. C.; Chajes, V.; Linseisen, J.; Kaaks, R.; Trichopoulou, A.; Trichopoulos, D.; Bamia, C.; Sieri, S.; Palli, D.; Tumino, R.; Vineis, P.; Panico, S.; Peeters, P. H.; May, A. M.; Bueno-de-Mesquita, H. B.; Van Duijnhoven, F. J.; Hallmans, G.; Weinehall, L.; Manjer, J.; Hedblad, B.; Lund, E.; Agudo, A.; Arriola, L.; Barricarte, A.; Navarro C.; Martínez, C.; Quirós, J. R.; Key, T.; Bingham, S.; Khaw, K. T.; Boffetta, P.; Jenab, M.; Ferrari, P., y Riboli, E., «General and abdominal adiposity and risk of death in Europe», *The New England Journal of Medicine*, vol. 359 (13 de noviembre de 2008), pp. 2105-2120.

Ribaric, S., «Diet and aging», *Oxidative Medicine and Cellular Longevity*, vol. 2012 (2012).

Salamone, F.; Li Volti, G.; Titta, L.; Puzzo, L.; Barbagallo, I.; La Delia, F.; Zelber-Sagi, S.; Malaguarnera, M.; Pelicci, P. G.; Giorgio, M., y Galvano, F., «More orange juice prevents fatty liver in mice», *World Journal of Gastroenterology*, vol. 18 (7 de agosto de 2012), pp. 3862-3868.

Titta, L.; Trinei, M.; Stendardo, M.; Berniakovich I.; Petroni, K.; Tonelli, C.; Riso, P.; Porrini, M.; Minucci, S.; Pelicci, P. G.; Rapisarda, P.; Reforgiato Recupero, G., y Giorgio, M., «Blood orange juice inhibits fat accumulation in mice», *International Journal of Obesity*, vol. 34 (marzo de 2010), pp. 578-588.

Trinei, M.; Berniakovich I.; Beltrami, E.; Migliaccio, E.; Fassina, A.; Pelicci, P. G., y Giorgio, M., «p66Shc signals to age», *Aging*, vol. 1 (junio de 2009), pp. 503-510.

World Cancer Research Fund International y American Institute for Cancer Research, *Food, Nutrition, Physical Activity, and the Prevention of Cancer: A Global Perspective*, Washington, WCRF/AICR, 2007.

2. LOS *LONGEVITY SMARTFOODS*

Aggarwal, B. B., «Targeting inflammation-induced obesity and metabolic diseases by curcumin and other nutraceuticals», *Annual Review of Nutrition*, vol. 30 (21 de agosto de 2010), pp. 173-199.

Ahuja, K. D., y Ball, M. J., «Effects of daily ingestion of chilli on serum lipoprotein oxidation in adult men and women», *The British Journal of Nutrition*, vol. 96 (agosto de 2006), pp. 239-242.

Ballistreri, G.; Continella, A.; Gentile, A.; Amenta, M.; Fabroni, S., y Rapisarda, P., «Fruit quality and bioactive compounds relevant to human health of sweet cherry (Prunus avium L.) cultivars grown in Italy», *Food Chemistry*, vol. 140 (15 de octubre de 2013), pp. 630-638.

Beevers, C. S.; Li, F.; Liu, L., y Huang, S., «Curcumin inhibits the mammalian target of rapamycin-mediated signaling pathways in cancer cells», *International Journal of Cancer-Journal International du Cancer*, vol. 119 (15 de agosto de 2006), pp. 757-764.

Beevers, C. S.; Zhou, H., y Huang, S., «Hitting the golden TORget: curcumin' effects on mTOR signaling», *Anti-cancer Agents in Medicinal Chemistry*, vol. 13 (septiembre de 2013), pp. 988-994.

Bell, P. G.; McHugh, M. P.; Stevenson, E., y Howatson, G., «The role of cherries in exercise and health», *Scandinavian Journal of Medicine & Science in Sports*, vol. 24 (junio de 2014), pp. 477-490.

Bonora, M.; Wieckowsk, M. R.; Chinopoulos, C.; Kepp, O.; Kroemer, G.; Galluzzi, L., y Pinton P., «Molecular mechanisms of cell death: central implication of ATP synthase in mitochondrial permeability transition», *Oncogene*, vol. 34 (19 de marzo de 2015), p. 1608.

Butt, M. S.; Imran, A.; Sharif, M. K.; Ahmad, R. S.; Xiao, H.; Imran, M., y Rsool, H. A., «Black tea polyphenols: a mechanistic treatise», *Critical Reviews in Food Science and Nutrition*, vol. 54 (2014), pp. 1002-1011.

Cassidy, A.; O'Reilly, E. J.; Kay, C.; Sampson, L.; Franz, M.; Forman, J. P.; Curhan, G., y Rimm, E. B., «Habitual intake of flavonoid subclasses and incident hypertension in adults», *The American Journal of Clinical Nutrition*, vol. 93 (febrero de 2011), pp. 338-347.

Cavagnaro, P. F., y Galmarini, C. R., «Effect of processing and cooking conditions on onion (Allium Cepa L.) induced antiplatelet activity and thiosulfinate content», *Journal of Agricultural and Food Chemistry*, vol. 60 (5 de septiembre de 2012), pp. 8731-8737.

Cerletti, C.; Gianfagna, F.; Tamburrelli, C.; De Curtis, A.; D'Imperio, M.; Coletta, W.; Giordano, L.; Lorenzet, R.; Rapisarda, P.; Reforgiato Recupero, G.; Rotilio, D.; Iacoviello. L.; De Gaetano, G., y Donati, M. B., «Orange juice intake during a fatty meal consumption reduces the postprandial low-grade inflammatory response in healthy subjects», *Thrombosis Research*, vol. 135 (febrero de 2015), pp. 255-259.

D'Evoli, L.; Morroni, F.; Lombardi-Boccia, G.; Lucarini, M.; Hrelia, P.; Cantelli-Forti, G., y Tarozzi, A., «Red chicory (Cichorium Intybus L. cultivar) as a potential source of antioxidant anthocyanins for intestinal health», *Oxidative Medicine and Cellular Longevity*, vol. 2012 (2013), p. 704310.

Del Bo, C.; Riso, P.; Brambilla, A.; Gardana, C.; Rizzolo, A.; Simonetti, P.; Bertolo, G.; Klimis-Zacas, D., y Porrini, M., «Blanching improves anthocyanin absorption from highbush blueberry (Vaccinium Corymbosum L.) puree in healthy human volunteers: a pilot study», *Journal of Agricultural and Food Chemistry*, vol. 60 (12 de septiembre de 2012), pp. 9298-9304.

Derry, S., y Moore, R. A., «Topical capsaicin (low concentration) for chronic neuropathic pain in adults», *The Cochrane Database of Systematic Reviews*, vol. 9 (2012), p. CD010111.

Dong, J.; Zhang, X.; Zhang, L.; Bian, H. X.; Xu, N.; Bao, B., y Liu, J., «Quercetin reduces obesity-associated ATM infiltration and inflammation in mice: a mechanism including AMPKalpha1/SIRT1», *Journal of Lipid Research*, vol. 55 (marzo de 2014), pp. 363-374.

Edirisinghe, I.; Banaszewski, K.; Cappozzo, J.; Sandhya, K.; Ellis, C. L.; Tadapaneni, R.; Kappagoda, C. T., y Burton-Freeman, B. M., «Strawberry anthocyanin and its association with post-prandial inflammation and insulin», *The British Journal of Nutrition*, vol. 106 (septiembre de 2011), pp. 913-922.

Feringa, H. H.; Laskey, D. A.; Dickson, J. E., y Coleman, C. I., «The effect of grape seed extract on cardiovascular risk markers: a meta-analysis of randomized controlled trials», *Journal of the American Dietetic Association*, vol. 111 (agosto de 2011), pp. 1173-1181.

Galeone, C.; Pelucchi, C.; Levi, F.; Negri, E.; Franceschi, S.; Talamini, R.; Giacosa, A., y La Vecchia, C., «Onion and garlic use and human cancer», *The American Journal of Clinical Nutrition*, vol. 84 (noviembre de 2006), pp. 1027-1032.

Grosso, G.; Galvano, F.; Mistretta, A.; Marventano, S.; Nolfo, F.; Calabrese, G.; Buscemi, S.; Drago, F.; Veronesi, U., y Scuderi, A., «Red orange: experimental models and epidemiological evidence of its benefits on human health», *Oxidative Medicine and Cellular Longevity*, vol. 2013 (2013), p. 157240.

Habib, M.; Bhat, M.; Dar, B. N., y Wani, A. A., «Sweet cherries from farm to table: a review», *Critical Reviews in Food Science and Nutrition*, 26 de junio de 2015.

Hanschen, F. S.; Lamy, E.; Schreiner, M., y Rohn, S., «Reactivity and stability of glucosinolates and their breakdown products in foods», *Angewandte Chemie*, vol. 53 (20 de octubre de 2014), pp. 11430-11450.

Hitaka, Y.; Nakano, A.; Tsukigawa, K.; Manabe, H.; Nakamura, H.; Nakano, D.; Kinjo, J.; Nohara, T., y Maeda, H., «Characterization of carotenoid fatty acid esters from the peels of the persimmon Diospyros kaki», *Chemical & Pharmaceutical Bulletin*, vol. 61 (2013), pp. 666-669.

Hooshmand, S., y Arjmandi, B. H., «Viewpoint: dried plum, an emerging functional food that may effectively improve bone health», *Ageing Research Reviews*, vol. 8 (abril de 2009), pp. 122-127.

Huebbe, P.; Giller, K.; De Pascual-Teresa, S.; Arkenau, A.; Adolphi, B.; Portius, S.; Arkenau, C. N., y Rimbach, G., «Effects of black-currant-based juice on artherosclerosis-related biomarkers in cultured macrophages and in human subjects after consumption of a high-energy meal», *The British Journal of Nutrition*, vol. 108 (julio de 2012), pp. 234-244.

Huseini, H. F.; Hasani-Rnjbar, S.; Nayebi, N.; Heshmat, R.; Sigaroodi, F. K.; Ahvazi, M.; Alaei, B. A., y Kianbakht, S., «Capparis spinosa L. (Caper) fruit extract in treatment of type 2 diabetic patients: a randomized double-blind placebo-controlled clinical trial», *Complementary Therapies in Medicine*, vol. 21 (octubre de 2013), pp. 447-452.

Jager, R.; Lowery, R. P.; Calvanese, A. V.; Joy, J. M.; Purpura, M., y Wilson, J. M., «Comparative absorption of curcumin formulations», *Nutrition Journal*, vol. 13 (2014), p. 11.

Jeong, H. S.; Hong, S. J.; Lee, T. B.; Kwon, J. W.; Jeong, J. T.; Joo, H. J.; Park, J. H.; Ahn, C. M.; Yu, C. W., y Lim, D. S., «Effects of black raspberry on lipid profiles and vascular endothelial function in patients with metabolic syndrome», *Phytotherapy Research: PTR*, vol. 28 (octubre de 2014), pp. 1492-1498.

Johnson, R.; Bryant, S., y Huntley, A. L., «Green tea and green tea catechin extracts: an overview of the clinical evidence», *Maturitas*, vol. 73 (diciembre de 2012), pp. 280-287.

Johnson, S. A.; Figueroa, A.; Navaei, N.; Wong, A.; Kalfon, R.; Ormsbee, L. T.; Feresin, R. G.; Elam, M. L.; Hooshmand, S.; Payton, M. E., y Arjmandi, B. H., «Daily blueberry consumption improves blood pressure and arterial stiffness in postmenopausal women with pre- and stage 1-hypertension: a randomized, double-blind, placebocontrolled clinical trial», *Journal of the Academy of Nutrition and Dietetics*, vol. 115 (marzo de 2015), pp. 369-377.

Keck, A. S., y Finley, J. W., «Cruciferous vegetables: cancer protective mechanisms of glucosinolate hydrolysis products and selenium», *Integrative Cancer Therapies*, vol. 3 (marzo de 2004), pp. 5-12.

Kerimi, A., y Williamson, G., «The cardiovascular benefits of dark chocolate», *Vascular Pharmacology*, vol. 71 (agosto de 2015), pp. 11-15.

Khan, N.; Syed, D. N.; Ahmad, N., y Mukhtar, H., «Fisetin: a dietary antioxidant for health promotion», *Antioxidants & Redox Signaling*, vol. 19 (10 de julio de 2013), pp. 151-162.

Koutsos, A.; Tuohy, K. M., y Lovegrove, J. A., «Apples and cardiovascular health–is the gut microbiota a core consideration?», *Nutrients*, vol. 7 (junio de 2015), pp. 3.959-3.998.

Lane, M. A.; Roth, G. S., y Ingram D. K., «Caloric restriction mimetics: a novel approach for biogerontology», *Methods in Molecular Biology*, vol. 371 (2007), pp. 143-149.

Lemos, M. A.; Aliyu, M. M., y Hungerford, G., «Influence of cooking on the levels of bioactive compounds in Purple Majesty potato observed via chemical and spectroscopic means», *Food Chemistry*, vol. 173 (15 de abril de 2015), pp. 462-467.

Lever, E.; Cole, J.; Scott, S. M.; Emery, P. W., y Whelan, K., «Systematic review: the effect of prunes on gastrointestinal function»,

Alimentary Pharmacology & Therapeutics, vol. 40 (octubre de 2014), pp. 750-758.

Liu, D.; Li, P.; Song, S.; Liu, Y.; Wang, Q.; Chang, Y.; Wu, Y.; Chen, J.; Zhao, W.; Zhang, L., y Wei, W., «Pro-apoptotic effect of epigallo-catechin-3-gallate on B lymphocytes through regulating BAFF/PI3K/Akt/mTOR signaling in rats with collagen-induced arthritis», *European Journal of Pharmacology*, vol. 690 (5 de septiembre de 2012), pp. 214-225.

Liu, G.; Mi, X. N.; Zheng, X. X.; Xu, Y. L.; Lu, J., y Huang, X. H., «Effects of tea intake on blood pressure: a meta-analysis of randomised controlled trials», *British Journal of Nutrition*, vol. 112 (14 de octubre de 2014), pp. 1043-1054.

Lo Piero, A. R., «The state of the art in biosynthesis of anthocyanins and its regulation in pigmented sweet oranges [(Citrus sinensis) L. Osbeck]», *Journal of Agricultural and Food Chemistry*, vol. 63 (29 de abril de 2015), pp. 4031-4041.

Lo Scalzo, R.; Fibiani, M.; Mennella, G.; Rotino, G. L.; Dal Sasso, M.; Culici, M.; Spallino, A., y Braga, P. C., «Thermal treatment of eggplant (Solanum melongena L.) increases the antioxidant content and the inhibitory effect on human neutrophil burst», *Journal of Agricultural and Food Chemistry*, vol. 58 (24 de marzo de 2010), pp. 3371-3379.

Lopresti, A. L.; Maes, M.; Maker, G. L.; Hood, S. D., y Drummond, P. D., «Curcumin for the treatment of major depression: a randomised, double-blind, placebo controlled study», *Journal of Affective Disorders*, vol. 167 (2014), pp. 368-375.

Ludy, M. J.; Moore, G. E., y Mattes, R. D., «The effects of capsaicin and capsiate on energy balance: critical review and meta-analyses of studies in humans», *Chemical Senses*, vol. 37 (febrero de 2012), pp. 103-121.

Lv, J.; Qi, L.; Yu, C.; Yang, L.; Guo, Y.; Chen, Y.; Bian, Z.; Sun, D.; Du, J.; Ge, P.; Tang, Z.; Hou, W.; Li, Y.; Chen, J.; Chen, Z., y Li, L., «Consumption of spicy foods and total and cause-specific mortality: population based cohort study», *British Medical Journal*, vol. 351 (2015), p. h3942.

Madeo, F.; Pietrocola, F.; Eisenberg, T., y Kroemer, G., «Caloric restriction mimetics: towards a molecular definition», *Nature Reviews. Drug Discovery*, vol. 13 (octubre de 2014), pp. 727-740.

Massee, L. A.; Ried, K.; Pase, M.; Travica, N.; Yoganathan, J.; Scholey, A.; Macpherson, H.; Kennedy, G.; Sali, A., y Pipingas, A., «The acute and sub-chronic effects of cocoa flavanols on mood, cognitive and cardiovascular health in young healthy adults: a randomized, controlled trial», *Frontiers in Pharmacology*, vol. 6 (2015), p. 93.

Matthijs Dekker, R. V. a. W. M. F. J., «Predictive modelling of health aspects in the food production chain: a case study on glucosinolates in cabbage», *Trends in Food Science & Technology*, vol. 11 (2000), pp. 174-181.

Nishimuro, H.; Ohnishi, H.; Sato, M.; Ohnishi-Kameyama, M.; Matsunaga, I.; Naito, S.; Ippoushi K.; Oike, H.; Nagata, T.; Akasaka, H.; Saitoh, S.; Shimamoto, K., y Kobori, M., «Estimated daily intake and seasonal food sources of quercetin in Japan», *Nutrients*, vol. 7 (abril de 2015), pp. 2345-2358.

O'Neil, C. E.; Nicklas, T. A., y Fulgoni III, V. L., «Consumption of apples is associated with a better diet quality and reduced risk of obesity in children: National Health and Nutrition Examination Survey (NHANES) 2003-2010», *Nutrition Journal*, vol. 14 (2015), p. 48.

Pelchat, M. L.; Bykowski, C.; Duke, F. F., y Reed, D. R., «Excretion and perception of a characteristic odor in urine after asparagus ingestion: a psychophysical and genetic study», *Chemical Senses*, vol. 36 (enero de 2011), pp. 9-17.

Rahbar, A. R.; Mahmoudabadi, M. M., y Islam, M. S., «Comparative effects of red and white grapes on oxidative markers and lipidemic parameters in adult hypercholesterolemic humans», *Food & Function*, vol. 6 (junio de 2015), pp. 1992-1998.

Ramírez Anaya, P.; Samaniego Sánchez, C.; Castañeda Saucedo, M. C.; Villalón Mir, M., y De la Serrana, H. L., «Phenols and the antioxidant capacity of Mediterranean vegetables prepared with extra virgin olive oil using different domestic cooking techniques», *Food Chemistry*, vol. 188 (1 de diciembre de 2015), pp. 430-438.

Rollyson, W. D.; Stover, C. A.; Brown, K. C.; Perry, H. E.; Stevenson, C. D.; McNees, C. A.; Ball, J. G.; Valentovic, M. A., y Dasgupta, P., «Bioavailability of capsaicin and its implications for drug delivery», *Journal of Controlled Release: Official Journal of the Controlled Release Society*, vol. 196 (28 de diciembre de 2014), pp. 96-105.

Rosales-Soto, M. U.; Powers, J. R., y Alldredge, J. R., «Effect of mixing time, freeze-drying and baking on phenolics, anthocyanins and antioxidant capacity of raspberry juice during processing of muffins», *Journal of the Science of Food and Agriculture*, vol. 92 (mayo de 2012), pp. 1511-1518.

Roth, G. S.; Lane, M. A.; Ingram, D. K.; Mattison, J. A.; Elahi, D.; Tobin, J. D.; Muller, D., y Metter, E. J., «Biomarkers of caloric restriction may predict longevity in humans», *Science*, vol. 297 (2 de agosto de 2002), p. 811.

Sangiovanni, E.; Vrhovsek, U.; Rossoni, G.; Colombo, E.; Brunelli, C.; Brembati, L.; Trivulzio, S.; Gasperotti, M.; Mattivi, F.; Bosisio, E., y Dell'Agli, M., «Ellagitannins from Rubus berries for the control of gastric inflammation: in vitro and in vivo studies», *Plos One*, vol. 8 (2013), p. e71762.

Schar, M. Y.; Curtis, P. J.; Hazim, S.; Ostertag, L. M.; Kay, C. D.; Potter, J. F., y Cassidy, A., «Orange juice-derived flavanone and phenolic metabolites do not acutely affect cardiovascular risk biomarkers: a randomized, placebo-controlled, crossover trial in men at moderate risk of cardiovascular disease», *The American Journal of Clinical Nutrition*, vol. 101 (mayo de 2015), pp. 931-938.

Schumacher, E.; Vigh, E.; Molnar, V.; Kenyeres, P.; Feher, G.; Kesmarky, G.; Toth, K., y Garai, J., «Thrombosis preventive potential of chicory coffee consumption: a clinical study», *Phytotherapy Research: PTR*, vol. 25 (mayo de 2011), pp. 744-748.

Sinclair, D. A., «Toward a unified theory of caloric restriction and longevity regulation», *Mechanisms of Ageing and Development*, vol. 126 (septiembre de 2005), pp. 987-1002.

Spindler, S. R.; Mote, P. L.; Flegal, J. M., y Teter, B., «Influence on longevity of blueberry, cinnamon, green and black tea, pomegranate, sesame, curcumin, morin, pycnogenol, quercetin, and taxifolin fed iso-calorically to long-lived, F1 hybrid mice», *Rejuvenation Research*, vol. 16 (abril de 2013), pp. 143-151.

Taj Eldin, I. M.; Ahmed, E. M., y Elwahab, H. M. A., «Preliminary Study of the Clinical Hypoglycemic Effects of Allium cepa (Red Onion) in Type 1 and Type 2 Diabetic Patients», *Environmental Health Insights*, vol. 4 (2010), pp. 71-77.

Tennen, R. I.; Michishita-Kioi, E., y Chua, K. F., «Finding a target for resveratrol», *Cell*, vol. 148 (3 de febrero de 2012), pp. 387-389.

Tlili, N.; Elfalleh, W.; Saadaoui, E.; Khaldi, A.; Triki, S., y Nasri, N., «The caper (Capparis L.): ethnopharmacology, phytochemical and pharmacological properties», *Fitoterapia*, vol. 82 (marzo de 2011), pp. 93-101.

Tollefsbol, T. O., «Techniques for analysis of biological aging», *Methods in Molecular Biology*, vol. 371 (2007), pp. 1-7.

Vendrame, S.; Guglielmetti, S.; Riso, P.; Arioli, S.; Klimis-Zacas, D., y Porrini, M., «Six-week consumption of a wild blueberry powder drink increases bifidobacteria in the human gut», *Journal of Agricultural and Food Chemistry*, vol. 59 (28 de diciembre de 2011), pp. 12815-12820.

Weindruch, R.; Keenan, K. P.; Carney, J. M.; Fernandes, G.; Feuers, R. J.; Floyd, R. A.; Halterl J. B.; Ramsey, J. J.; Richardson, A.; Roth, G. S., y Spindler, S. R., «Caloric restriction mimetics: metabolic interventions», *The Journals of Gerontology. Series A, Biological Sciences and Medical Sciences*, vol. 56, Spec. n.° 1 (marzo de 2001), pp. 20-33.

Westerterp-Plantenga, M. S.; Smeets, A., y Lejeune, M. P., «Sensory and gastrointestinal satiety effects of capsaicin on food intake», *International Journal of Obesity*, vol. 29 (junio de 2005), pp. 682-688.

Xie, C.; Xie, Z.; Xu, X., y Yang, D., «Persimmon (Diospyros kaki L.) leaves: a review on traditional uses, phytochemistry and pharmacological properties», *Journal of Ethnopharmacology*, vol. 163 (2 de abril de 2015), pp. 229-240.

Xu, F.; Zheng, Y.; Yang, Z.; Cao, S.; Shao, X., y Wang, H., «Domestic cooking methods affect the nutritional quality of red cabbage», *Food Chemistry*, vol. 161 (15 de octubre de 2014), pp. 162-167.

Yakoot, M.; Helmy, S., y Fawal, K., «Pilot study of the efficacy and safety of lettuce seed oil in patients with sleep disorders», *International Journal of General Medicine*, vol. 4 (2011), pp. 451-456.

Yang, J., y Xiao, Y. Y., «Grape phytochemicals and associated health benefits», *Critical Reviews in Food Science and Nutrition*, vol. 53 (2013), pp. 1202-1225.

Ying, H.; Wang, Z.; Zhang, Y.; Yang, T. Y.; Ding, Z. H.; Liu, S. Y.; Shao, J.; Liu, Y., y Fan, X. B., «Capsaicin induces apoptosis in human osteosarcoma cells through AMPK-dependent and AMPK-independent signaling pathways», *Molecular and Cellular Biochemistry*, vol. 384 (diciembre de 2013), pp. 229-237.

Yun, J. W.; Lee, W. S.; Kim, M. J.; Lu, J. N.; Kang, M. H.; Kim, H. G.; Kim, D. C.; Choi, E. J.; Choi, J. Y.; Lee, Y. K.; Ryu, C. H.; Kim, G.; Choi, Y. H.; Park, O. J., y Shin, S. C., «Characterization of a profile of the anthocyanins isolated from Vitis coignetiae Pulliat and their anti-invasive activity on HT-29 human colon cancer cells», *Food and Chemical Toxicology: An interna-*

tional journal published for the British Industrial Biological research Association, vol. 48 (marzo de 2010), pp. 903-909.

Zafrilla, P.; Ferreres, F., y Tomás-Barberán, F. A., «Effect of processing and storage on the antioxidant ellagic acid derivatives and flavonoids of red raspberry (Rubus idaeus) jams», *Journal of Agricultural and Food Chemistry*, vol. 49 (agosto de 2001), pp. 3651-3655.

Zhang, W.; Xiang, Y. B.; Li, H. L.; Yang, G.; Cai, H.; Ji, B. T.; Gao, Y. T.; Zheng, W., y Shu, X. O., «Vegetable-based dietary pattern and liver cancer risk: results from the Shanghai women's and men's health studies», *Cancer Science*, vol. 104 (octubre de 2013), pp. 1353-1361.

Zomer, E.; Owen, A.; Magliano, D. J.; Liew, D., y Reid, C. M., «The effectiveness and cost-effectiveness of dark chocolate consumption as prevention therapy in people at high risk of cardiovascular disease: best case scenario analysis using a Markov model», *British Medical Journal*, vol. 344 (2012), p. e3657.

Zunino, S. J.; Parelman, M. A.; Freytag, T. L.; Stephensen, C. B.; Kelley, D. S.; Mackey, B. E.; Woodhouse, L. R., y Bonnel, E. L., «Effects of dietary strawberry powder on blood lipids and inflammatory markers in obese human subjects», *The British Journal of Nutrition*, vol. 108 (septiembre de 2012), pp. 900-909.

3. Los *PROTECTIVE SMARTFOODS*

Akhtar, S.; Khalid, N.; Ahmed, I.; Shahzad, A., y Suleria, H. A., «Physicochemical characteristics, functional properties, and nutritional benefits of peanut oil: a review», *Critical Reviews in Food Science and Nutrition*, vol. 54 (2014), pp. 1562-1575.

Alasalvar, C., y Bolling, B. W., «Review of nut phytochemicals, fat-soluble bioactives, antioxidant components and health effects», *The British Journal of Nutrition*, vol. 113, supl. 2 (abril de 2015), pp. S68-78.

Alipoor, B.; Haghighian, M. K.; Sadat, B. E., y Asghari, M., «Effect of sesame seed on lipid profile and redox status in hyperlipidemic patients», *International Journal of Food Sciences and Nutrition*, vol. 63 (septiembre de 2012), pp. 674-678.

Anderson, C. A.; Cobb, L. K.; Miller III, E. R.; Woodward, M.; Hottenstein, A.; Chang, A. R.; Mongraw-Chaffin, M.; White, K.; Charleston, J.; Tanaka, T.; Thomas, L., y Appel, L. J., «Effects of a behavioral intervention that emphasizes spices and herbs on adherence to recommended sodium intake: results of the SPICE randomized clinical trial», *The American Journal of Clinical Nutrition*, vol. 102 (septiembre de 2015), pp. 671-679.

Arranz, S.; Martínez Huélamo, M.; Vallverdú Queralt, A.; Valderas Martínez, P.; Illán, M.; Sacanella, E.; Escribano, E.; Estruch, R., y Lamuela Raventós, R. M., «Influence of olive oil on carotenoid absorption from tomato juice and effects on postprandial lipemia», *Food Chemistry*, vol. 168 (1 de febrero de 2015), pp. 203-210.

Aune, D.; Chan, D. S.; Lau, R.; Vieira, R.; Greenwood, D. C.; Kampman, E., y Norat, T., «Dietary fibre, whole grains, and risk of colorectal cancer: systematic review and dose-response meta-analysis of prospective studies», *British Medical Journal*, vol. 343 (2011), p. d6617.

Banel, D. K., y Hu, F. B., «Effects of walnut consumption on blood lipids and other cardiovascular risk factors: a meta-analysis and systematic review», *The American Journal of Clinical Nutrition*, vol. 90 (julio de 2009), pp. 56-63.

Bao, Y.; Han, J.; Hu, F. B.; Giovannucci, E. L.; Stampfer, M. J.; Willett, W. C., y Fuchs, C. S., «Association of nut consumption with total and cause-specific mortality», *The New England Journal of Medicine*, vol. 369 (21 de noviembre de 2013), pp. 2001-2011.

Bazzano, L. A.; Thompson, A. M.; Tees, M. T.; Nguyen, C. H., y Winham, D. M., «Non-soy legume consumption lowers cholesterol levels: a meta-analysis of randomized controlled trials», *Nutrition, Metabolism and Cardiovascular Diseases: NMCD*, vol. 21 (febrero de 2011), pp. 94-103.

Beato, V. M.; Sánchez, A. H.; De Castro, A., y Montano, A., «Effect of processing and storage time on the contents of organosulfur compounds in pickled blanched garlic», *Journal of Agricultural and Food Chemistry*, vol. 60 (4 de abril de 2012), pp. 3485-3491.

Berryman, C. E.; West, S. G.; Fleming, J. A.; Bordi, P. L., y Kris-Etherton, P. M., «Effects of daily almond consumption on cardiometabolic risk and abdominal adiposity in healthy adults with elevated LDL-cholesterol: a randomized controlled trial», *Journal of the American Heart Association*, vol. 4 (enero de 2015), p. e000993.

Boeing, H.; Bechthold, A.; Bub, A.; Ellinger, S.; Haller, D.; Kroke, A.; Leschik-Bonnet, E.; Muller, M. J.; Oberritter, H.; Schulze, M.; Stehle, P., y Watzl, B., «Critical review: vegetables and fruit in the prevention of chronic diseases», *European Journal of Nutrition*, vol. 51 (septiembre de 2012), pp. 637-663.

Bolling, B. W.; Chen, C. Y.; McKay, D. L., y Blumberg, J. B., «Tree nut phytochemicals: composition, antioxidant capacity, bioactivity, impact factors. A systematic review of almonds, Brazils, cashews, hazelnuts, macadamias, pecans, pine nuts, pistachios and walnuts», *Nutrition Research Reviews*, vol. 24 (diciembre de 2011), pp. 244-275.

Bosetti, C.; Filomeno, M.; Riso, P.; Polesel, J.; Levi, F.; Talamini, R.; Montella, M.; Negri, E.; Franceschi, S., y La Vecchia, C., «Cruciferous vegetables and cancer risk in a network of case-control studies», *Annals of Oncology, Official Journal of the European Society for Medical Oncology (ESMO)*, vol. 23 (agosto de 2012), pp. 2198-2203.

Bosi, P.; Sarli, G.; Casini, L.; De Filippi, S.; Trevisi, P.; Mazzoni, M., y Merialdi, G., «Effect of dietary addition of free or fat-protected calcium formate on growth, intestinal morphology and health of Escherichia coli k88 challenged weaning pigs», *Italian Journal of Animal Science*, vol. 4 (2005), pp. 452-454.

Bullo, M.; Juanola Falgarona, M.; Hernández Alonso, P., y Salas Salvadó, J., «Nutrition attributes and health effects of pistachio nuts», *The British Journal of Nutrition*, vol. 113, supl. 2 (abril de 2015), pp. S79-93.

Callaway, J.; Schwab, U.; Harvima, I.; Halonen, P.; Mykkanen, O.; Hyvonen, P., y Jarvinen, T., «Efficacy of dietary hempseed oil in patients with atopic dermatitis», *The Journal of Dermatological Treatment*, vol. 16 (abril de 2005), pp. 87-94.

Carter P.; Gray, L. J.; Troughton, J.; Khunti, K., y Davies, M. J., «Fruit and vegetable intake and incidence of type 2 diabetes mellitus: systematic review and meta-analysis», *British Medical Journal*, vol. 341 (2010), p. c4229.

Cavagnaro, P. F.; Camargo, A.; Galmarini, C. R., y Simon, P. W., «Effect of cooking on garlic (Allium sativum L.) antiplatelet activity and thiosulfinates content», *Journal of Agricultural and Food Chemistry*, vol. 55 (21 de febrero de 2007), pp. 1280-1288.

Chen, Z. Y.; Peng, C.; Jiao, R.; Wong, Y. M.; Yang, N., y Huang, Y., «Anti-hypertensive nutraceuticals and functional foods», *Jour-

nal of Agricultural and Food Chemistry, vol. 57 (10 de junio de 2009), pp. 4485-4499.

Cooper, A. J.; Forouhi, N. G.; Ye, Z.; Buijsse, B.; Arriola, L.; Balkau, B.; Barricarte, A.; Beulens, J. W.; Boeing, H.; Buchner, F. L.; Dahm, C. C.; De Lauzon-Guillain, B.; Fagherazzi, G.; Franks, P. W.; González, C.; Grioni, S.; Kaaks, R.; Key, T. J.; Masala, G.; Navarro, C.; Nilsson, P.; Overvad, K.; Panico, S.; Quirós, J. R.; Rolandsson, O.; Roswall, N.; Sacerdote, C.; Sánchez, M. J.; Slimani, N.; Sluijs, I.; Spijkerman, A. M.; Teucher, B.; Tjonneland, A.; Tumino, R.; Sharp, S. J.; Langenberg, C.; Feskens, E. J.; Riboli, E., y Wareham, N. J., «Fruit and vegetable intake and type 2 diabetes: EPIC-InterAct prospective study and meta-analysis», *European Journal of Clinical Nutrition*, vol. 66 (octubre de 2012), pp. 1082-1092.

Costabile, A.; Kolida, S.; Klinder, A.; Gietl, E.; Bauerlein, M.; Frohberg, C.; Landschutze, V., y Gibson, G. R., «A double-blind, placebo-controlled, cross-over study to establish the bifidogenic effect of a very-long-chain inulin extracted from globe artichoke (Cynara Scolymus) in healthy human subjects», *The British Journal of Nutrition*, vol. 104 (octubre de 2010), pp. 1007-1017.

Deckelbaum, R. J., y Torrejón, C., «The omega-3 fatty acid nutritional landscape: health benefits and sources», *The Journal of Nutrition*, vol. 142 (marzo de 2012), pp. 587S-591S.

Del Río, D.; Rodríguez Mateos, A.; Spencer, J. P.; Tognolini, M.; Borges, G., y Crozier, A., «Dietary (poly)phenolics in human health: structures, bioavailability, and evidence of protective effects against chronic diseases», *Antioxidants & Redox Signaling*, vol. 18 (10 de mayo de 2013), pp. 1818-1892.

Dias, M. G.; Camoes, M. F., y Oliveira, L., «Carotenoid stability in fruits, vegetables and working standards – effect of storage temperature and time», *Food Chemistry*, vol. 156 (1 de agosto de 2014), pp. 37-41.

Dutta, D.; Chaudhuri, U. R., y Chakraborty, R., «Degradation of total carotenoids and texture in frozen pumpkins when kept for storage under varying conditions of time and temperature», *International Journal of Food Sciences and Nutrition*, vol. 2, supl. 1 (2009), pp. 17-26.

Estruch, R.; Ros, E.; Salas Salvadó, J.; Covas, M. I.; Corella, D.; Aros, F.; Gómez Gracia, E.; Ruiz Gutiérrez, V.; Fiol, M.; Lapetra, J.; Lamuela Raventós, R. M.; Serra Majem, L.; Pinto, X.; Basora, J.; Muñoz, M. A.; Sorli, J. V.; Martínez, J. A., y Martínez González, M. A., «Primary prevention of cardiovascular disease with a Mediterranean diet», *The New England Journal of Medicine*, vol. 368 (4 de abril de 2013), pp. 1279-1290.

Fukumitsu, S.; Villareal, M. O.; Onaga, S.; Aida, K.; Han, J., y Isoda, H., «Alpha-Linolenic acid suppresses cholesterol and triacylglycerol biosynthesis pathway by suppressing SREBP-2, SREBP-1a and -1c expression», *Cytotechnology*, vol. 65 (diciembre de 2013), pp. 899-907.

Gorrepati, K.; Balasubramanian, S., y Chandra, P., «Plant based butters», *Journal of Food Science and Technology*, vol. 52 (julio de 2015), pp. 3965-3976.

Guasch Ferré, M.; Hu, F. B.; Martínez González ,M. A.; Fitó, M.; Bullo, M.; Estruch, R.; Ros, E.; Corella, D.; Recondo, J.; Gómez Gracia, E.; Fiol, M.; Lapetra, J.; Serra Majem, L.; Muñoz, M. A.; Pinto, X.; Lamuela Raventós, R. M.; Basora, J.; Buil Cosiales, P.; Sorli, J. V.; Ruiz Gutiérrez, V.; Martínez, J. A., y Salas Salvadó, J., «Olive oil intake and risk of cardiovascular disease and mortality in the PREDIMED Study», *BMC Medicine*, vol. 12 (2014), p. 78.

Ho, S. C.; Guldan, G. S.; Woo, J.; Yu, R.; Tse, M. M.; Sham, A., y Cheng, J., «A prospective study of the effects of 1-year calciumfortified soy milk supplementation on dietary calcium intake and bone health in Chinese adolescent girls aged 14 to 16», *Osteoporosis International*, vol. 16 (diciembre de 2005), pp. 1907-1916.

Leroy, G.; Grongnet, J. F.; Mabeau, S.; Corre, D. L., y Baty-Julien, C., «Changes in inulin and soluble sugar concentration in artichokes (Cynara Scolymus L.) during storage», *Journal of the Science of Food and Agriculture*, vol. 90 (mayo de 2010), pp. 1203-1209.

Lin, X.; Ma, L.; Racette, S. B.; Anderson Spearie, C. L., y Ostlund, Jr., R. E., «Phytosterol glycosides reduce cholesterol absorption in humans», *American Journal of Physiology, Gastrointestinal and Liver Physiology*, vol. 296 (abril de 2009), pp. G931-935.

Lombardi-Boccia, G.; Martínez Domínguez, B., y Aguzzi, A., «Total heme and non-heme iron in raw and cooked meats», *Journal of Food Science*, vol. 67 (junio-julio de 2002), pp. 1738-1741.

Luu, H. N.; J. Blot, W.; Xiang, Y. B.; Cai, H.; Hargreaves, M. K.; Li, H.; Yang, G.; Signorello, L.; Gao, Y. T.; Zheng, W., y Shu, X. O., «Prospective evaluation of the association of nut/peanut consumption with total and cause-specific mortality», *JAMA Internal Medicine*, vol. 175 (mayo de 2015), pp. 755-766.

Malhotra, A.; Shafiq, N.; Arora, A.; Singh, M.; Kumar, R., y Malhotra, S., «Dietary interventions (plant sterols, stanols, omega-3 fatty acids, soy protein and dietary fibers) for familial hypercholesterolaemia», *The Cochrane Database of Systematic Reviews*, vol. 6 (2014), p. CD001918.

Martínez González, M. A.; Toledo, E.; Aros, F.; Fiol, M.; Corella, D.; Salas Salvadó, J.; Ros, E.; Covas, M. I.; Fernández Crehuet, J.; Lapetra, J.; Muñoz, M. A.; Fitó, M.; Serra Majem, L.; Pinto, X.; Lamuela Raventós, R. M.; Sorli, J. V.; Babio, N.; Buil Cosiales, P.; Ruiz Gutiérrez, V.; Estruch, R., y Alonso A., «Extravirgin olive oil consumption reduces risk of atrial fibrillation: the PREDIMED trial», *Circulation*, vol. 130 (1 de julio de 2014), pp. 18-26.

Masala, G.; Assedi, M.; Bendinelli, B.; Ermini, I.; Sieri, S.; Grioni, S.; Sacerdote, C.; Ricceri, F.; Panico, S.; Mattiello, A.; Tumino,

R.; Giurdanella, M. C.; Berrino, F.; Saieva, C., y Palli, D., «Fruit and vegetables consumption and breast cancer risk: the EPIC Italy study», *Breast Cancer Research and Treatment*, vol. 132 (abril de 2012), pp. 1127-1136.

Meikle, P. J.; Barlow, C. K.; Mellett, N. A.; Mundra, P. A.; Bonham, M. P.; Larsen, A.; Cameron-Smith, D.; Sinclair, A.; Nestel, P. J., y Wong, G., «Postprandial Plasma Phospholipids in Men Are Influenced by the Source of Dietary Fat», *The Journal of Nutrition*», vol. 145 (septiembre de 2015), pp. 2012-2018.

Mercanligil, S. M.; Arslan, P.; Alasalvar, C.; Okut, E.; Akgul, E.; Pinar, A.; Geyik, P. O.; Tokgozoglu, L., y Shahidi, F., «Effects of hazelnut-enriched diet on plasma colesterol and lipoprotein profiles in hypercholesterolemic adult men», *European Journal of Clinical Nutrition*, vol. 61 (2007), pp. 212-220.

Mohammadifard, N.; Salehi-Abargouei, A.; Salas Salvadó, J.; Guasch Ferré, M.; Humphries, K., y Sarrafzadegan, N., «The effect of tree nut, peanut, and soy nut consumption on blood pressure: a systematic review and meta-analysis of randomized controlled clinical trials», *The American Journal of Clinical Nutrition*, vol. 101 (mayo de 2015), pp. 966-982.

Montserrat de la Paz, S.; Marín Aguilar, F.; García Giménez, M. D., y Fernández Arche, M. A., «Hemp (Cannabis Sativa L.) seed oil: analytical and phytochemical characterization of the unsaponifiable fraction», *Journal of Agricultural and Food Chemistry*, vol. 62 (5 de febrero de 2014), pp. 1105-1110.

Mozaffarian, D.; Micha, R., y Wallace, S., «Effects on coronary heart disease of increasing polyunsaturated fat in place of saturated fat: a systematic review and meta-analysis of randomized controlled trials», *PLOS Medicine*, vol. 7 (marzo de 2010), p. e1000252.

Orsavova, J.; Misurcova, L.; Ambrozova, J. V.; Vicha, R., y Mlcek, J., «Fatty Acids Composition of Vegetable Oils and Its Contribution to Dietary Energy Intake and Dependence of Cardiovascular Mortality on Dietary Intake of Fatty Acids», *International Journal of Molecular Sciences*, vol. 16 (2015), pp. 12871-12890.

Palozza, P.; Catalano, A.; Simone, R. E.; Mele, M. C., y Cittadini, A., «Effect of lycopene and tomato products on cholesterol metabolism», *Annals of Nutrition & Metabolism*, vol. 61 (2012), pp. 126-134.

Pellegrini, N.; Chiavaro, E.; Gardana, C.; Mazzeo, T.; Contino, D.; Gallo, M.; Riso, P.; Fogliano, V., y Porrini, M., «Effect of different cooking methods on color, phytochemical concentration, and antioxidant capacity of raw and frozen brassica vegetables», *Journal of Agricultural and Food Chemistry*, vol. 58 (14 de abril de 2010), pp. 4310-4321.

Pellegrini, N.; Miglio, C.; Del Río, D.; Salvatore, S.; Serafini, M., y Brighenti, F., «Effect of domestic cooking methods on the total antioxidant capacity of vegetables», *International Journal of Food Sciences and Nutrition*, vol. 60, supl. 2 (2009), pp. 12-22.

Ramnani, P.; Gaudier, E.; Bingham, M.; Van Bruggen, P.; Tuohy, K. M., y Gibson, G. R., «Prebiotic effect of fruit and vegetable shots containing Jerusalem artichoke inulin: a human intervention study», *The British Journal of Nutrition*, vol. 104 (julio de 2010), pp. 233-240.

Riboli, E., y Kaaks, R., «The EPIC Project: rationale and study design. European Prospective Investigation into Cancer and Nutrition», *International Journal of Epidemiology*, vol. 26, supl. 1 (1997), pp. S6-14.

Ried, K., y Fakler, P., «Protective effect of lycopene on serum cholesterol and blood pressure: Meta-analyses of intervention trials», *Maturitas*, vol. 68 (abril de 2011), pp. 299-310.

Ried, K.; Frank, O. R.; Stocks, N. P.; Fakler, P., y Sullivan, T., «Effect of garlic on blood pressure: a systematic review and meta-analysis», *BMC Cardiovascular Disorders*, vol. 8 (2008), p. 13.

Sabaté, J.; Oda, K., y Ros, E., «Nut consumption and blood lipid levels: a pooled analysis of 25 intervention trials», *Archives of Internal Medicine*, vol. 170 (10 de mayo de 2010), pp. 821-827.

Sadiq Butt, M.; Tahir-Nadeem, M.; Khan, M. K.; Shabir, R., y Butt, M. S., «Oat: unique among the cereals», *European Journal of Nutrition*, vol. 47 (marzo de 2008), pp. 68-79.

Salas Salvadó, J.; Bullo, M.; Babio, N.; Martínez González, M. A.; Ibarrola Jurado, N.; Basora, J.; Estruch, R.; Covas, M. I.; Corella, D.; Aros, F.; Ruiz Gutiérrez, V., y Ros, E., «Reduction in the incidence of type 2 diabetes with the Mediterranean diet: results of the PREDIMED-Reus nutrition intervention randomized trial», *Diabetes Care*, vol. 34 (enero de 2011), pp. 14-19.

Schmidt, J. A.; Rinaldi, S.; Scalbert, A.; Ferrari, P.; Achaintre, D.; Gunter, M. J.; Appleby, P. N.; Key, T. J., y Travis, R. C., «Plasma concentrations and intakes of amino acids in male meat-eaters, fish-eaters, vegetarians and vegans: a cross-sectional analysis in the EPIC-Oxford cohort», *European Journal of Clinical Nutrition* (23 de septiembre de 2015).

Siano, F.; Straccia, M. C.; Paolucci, M.; Fasulo, G.; Boscaino, F., y Volpe, M. G., «Physicochemical properties and fatty acid composition of pomegranate, cherry and pumpkin seed oils», *Journal of the Science of Food and Agriculture* (1 de junio de 2015).

Smith, J. D.; Hou, T.; Ludwig, D. S.; Rimm, E. B.; Willett, W.; Hu, F. B., y Mozaffarian, D., «Changes in intake of protein foods, carbohydrate amount and quality, and long-term weight change: results from 3 prospective cohorts», *The American Journal of Clinical Nutrition*», vol. 101 (junio de 2015), pp. 1216-1224.

Snoeijs, T.; Dauwe, T.; Pinxten, R.; Darras, V. M.; Arckens, L., y Eens, M., «The combined effect of lead exposure and high or low dietary calcium on health and immunocompetence in the zebra finch (Taeniopygia guttata)», *Environmental Pollution*, vol. 134 (marzo de 2005), pp. 123-132.

Stabler, S. N.; Tejani, A. M.; Huynh, F., y Fowkes, C., «Garlic for the prevention of cardiovascular morbidity and mortality in hypertensive patients», *The Cochrane Database of Systematic Reviews*, vol. 8 (2012), p. CD007653.

Talaei, M., y Pan, A., «Role of phytoestrogens in prevention and management of type 2 diabetes», *World Journal of Diabetes*, vol. 6 (15 marzo de 2015), pp. 271-283.

Tan, S. Y., y Mattes, R. D., «Appetitive, dietary and health effects of almonds consumed with meals or as snacks: a randomized, controlled trial», *European Journal of Clinical Nutrition*, vol. 67 (noviembre de 2013), pp. 1205-1214.

Tang, G.; Wang, D.; Long, J.; Yang, F., y Si, L., «Meta-analysis of the association between whole grain intake and coronary heart disease risk», *The American Journal of Cardiology*, vol. 115 (1 de marzo de 2015), pp. 625-629.

Theobald, H. E., «Dietary calcium and health», *Nutrition Bulletin*, vol. 30 (2005), pp. 237-277.

Thielecke, F., y Jonnalagadda, S. S., «Can whole grain help in weight management?», *Journal of Clinical Gastroenterology*, vol. 48, supl. 1 (noviembre-diciembre de 2014), pp. S70-77.

Tokede, O. A.; Onabanjo, T. A.; Yansane, A.; Gaziano, J. M., y Djousse, L., «Soya products and serum lipids: a meta-analysis of randomised controlled trials», *The British Journal of Nutrition*, vol. 114 (28 de septiembre de 2015), pp. 831-843.

Ursoniu, S.; Sahebkar, A.; Andrica, F.; Serban, C., y Banach, M., «Effects of flaxseed supplements on blood pressure. A systematic review and meta-analysis of controlled clinical trial», *Clinical Nutrition* (29 de mayo de 2015).

Vahlensieck, W.; Theurer, C.; Pfitzer, E.; Patz, B.; Banik, N., y Engelmann, U., «Effects of pumpkin seed in men with lower urinary tract symptoms due to benign prostatic hyperplasia in the one-year, randomized, placebo-controlled GRANU study», *Urologia Internationalis*, vol. 94 (2015), pp. 286-295.

Viguiliouk, E.; Kendall, C. W.; Blanco Mejía, S.; Cozma, A. I.; Ha, V.; Mirrahimi, A.; Jayalath, V. H. L.; Augustin, S.; Chiavaroli,

L.; Leiter, L. A.; De Souza, R. J.; Jenkins, D. J., y Sievenpiper, J. L., «Effect of tree nuts on glycemic control in diabetes: a systematic review and meta-analysis of randomized controlled dietary trials», *PLOS One*, vol. 9 (2014), pp. e103376.

Wang, Y.; Wang, Z.; Fu, L.; Chen, Y., y Fang, J., «Legume consumption and colorectal adenoma risk: a meta-analysis of observational studies», *PLOS One*, vol. 8 (2013), p. e67335.

Wedick, N. M.; Pan, A.; Cassidy, A.; Rimm, E. B.; Sampson, L.; Rosner, B.; Willett, W.; Hu, F. B.; Sun, Q., y Van Dam, R. M., «Dietary flavonoid intakes and risk of type 2 diabetes in US men and women», *The American Journal of Clinical Nutrition*, vol. 95 (abril de 2012), pp. 925-933.

Weikert, C.; Walter, D.; Hoffmann, K.; Kroke, A.; Bergmann, M. M., y Boeing, H., «The relation between dietary protein, calcium and bone health in women: Results from the EPIC-Potsdam cohort», *Annals of Nutrition and Metabolism*, vol. 49 (2005), pp. 312-318.

Wu, L.; Wang, Z.; Zhu, J.; Murad, A. L.; Prokop, L. J., y Murad, M. H., «Nut consumption and risk of cancer and type 2 diabetes: a systematic review and meta-analysis», *Nutrition Reviews*, vol. 73 (julio de 2015), pp. 409-425.

4. Hechos y mitos

Abid, Z.; Cross, A. J., y Sinha R., «Meat, dairy, and cancer», *American Journal of Clinical Nutrition*, vol. 100 (julio de 2014), pp. 386S-393S.

Baranski, M.; Srednicka-Tober, D.; Volakakis, N.; Seal, C.; Sanderson, R.; Stewart, G. B.; Benbrook, C.; Biavati, B.; Markellou, E.; Giotis, C.; Gromadzka-Ostrowska, J.; Rembialkowska, E.; Skwarlo-Sonta, K.; Tahvonen, R.; Janovska, D.; Niggli, U.; Nicot, P., y Leifert, C., «Higher antioxidant and lower cadmium concentrations and lower incidence of pesticide residues in organically grown crops: a systematic literature review and meta-analyses», *British Journal of Nutrition*, vol. 112 (14 de septiembre de 2014), pp. 794-811.

Chung, H.; Nettleton, J. A.; Lemaitre, R. N.; Barr, R. G.; Tsai, M. Y.; Tracy, R. P., y Siscovick, D. S., «Frequency and type of seafood consumed influence plasma (n-3) fatty acid concentrations», *The Journal of Nutrition*, diciembre de 2008, vol. 138, pp. 2422-2427.

De Souza R. J.; Mente, A.; Maroleanu, A.; Cozma, A. I.; Ha, V.; Kishibe, T.; Uleryk, E.; Budylowski, P.; Schunemann, H.; Beyene, J., y Anand, S. S., «Intake of saturated and trans unsaturated fatty acids and risk of all cause mortality, cardiovascular disease, and type 2 diabetes: systematic review and meta-analysis of observational studies», *BMJ-British Medical Journal*, vol. 351 (12 de agosto de 2015).

Ding, M.; Bhupathiraju, S. N.; Satija, A. R.; Van Dam, M., y Hu, F. B., «Long-term coffee consumption and risk of cardiovascular disease : A systematic review and a dose-response meta-analysis of prospective cohort studies», *Circulation*, vol. 129 (11 de febrero de 2014), pp. 643-659.

Farvid, M. S.; Cho, E.; Chen, W. Y.; Eliassen, A. H., y Willett, W. C., «Dietary protein sources in early adulthood and breast cancer incidence: prospective cohort study», *BMJ-British Medical Journal*, vol. 348 (10 de junio de 2014).

Fattore, E.; Bosetti, C.; Brighenti, F.; Agostoni, C., y Fattore, G., «Palm oil and blood lipid-related markers of cardiovascular disease: a systematic review and meta-analysis of dietary intervention trials», *The American Journal of Clinical Nutrition*, vol. 99 (junio de 2014), pp. 1331-1350.

Ferrari, P.; Licaj, I.; Muller, D. C.; Andersen, P. K.; Johansson, M.; Boeing, H.; Weiderpass, E.; Dossus, L.; Dartois, L.; Fagherazzi, G.; Bradbury, K. E.; Khaw, K. T.; Wareham, N.; Duell, E.

J.; Barricarte, A.; Molina Montes, E.; Sánchez, C. N.; Arriola, L.; Wallstrom, P.; Tjonneland, A.; Olsen, A.; Trichopoulou, A.; Benctou, V.; Trichopoulos, D.; Tumino, R.; Agnoli, C.; Sacerdote, C.; Palli, D.; Li, K. R.; Kaaks, R.; Peeters, P.; Beulens, J. W. J.; Nunes, L.; Gunter, M.; Norat, T.; Overvad, K.; Brennan, P.; Riboli E., y Romieu, I., «Lifetime alcohol use and overall and cause-specific mortality in the European Prospective Investigation into Cancer and nutrition (EPIC) study», *British Medical Journal Open*, vol. 4 (2014).

Freedman, N. D.; Park, Y.; Abnet, C. C.; Hollenbeck, A. R., y Sinha, R., «Association of coffee drinking with total and cause-specific mortality», *The New England Journal of Medicine*, vol. 366 (17 de mayo de 2012), pp. 1891-1904.

Johnston, B. C.; Kanters, S.; Bandayrel, K.; Wu, P.; Naji, F.; Siemieniuk, R. A.; Ball, G. D. C.; Busse, J. W.; Thorlund, K.; Guyatt, G.; Jansen, J. P., y Mills, E. J., «Comparison of weight loss among named diet programs in overweight and obese adults: A meta-analysis», *Journal of the American Medical Association*, vol. 312 (3 de septiembre de 2014), pp. 923-933.

Klatsky, A. L., y Udaltsova, N., «Alcohol drinking and total mortality risk», *Annals of Epidemiology*, vol. 17 (mayo de 2007), pp. S63-S67.

Kratz, M.; Baars, T., y Guyenet, S., «The relationship between high-fat dairy consumption and obesity, cardiovascular, and metabolic disease», *European Journal of Nutrition*, vol. 52 (febrero de 2013), pp. 1-24.

Larsson, S. C., «Coffee, tea, and cocoa and risk of stroke», *Stroke. A journal of Cerebral Circulation*, vol. 45 (enero de 2014), pp. 309-314.

Lustig, R. H.; Schmidt, L. A., y Brindis, C. D., «The toxic truth about sugar», *Nature*, vol. 482 (2 de febrero de 2012), pp. 27-29.

Mahaffey, K. R.; Sunderland, E. M.; Chan, H. M.; Choi, A. L.;

Grandjean, P.; Marien, K.; Oken, E.; Sakamoto, M.; Schoeny, R.; Weihe, P.; Yan, C. H., y Yasutake, A., «Balancing the benefits of n-3 polyunsaturated fatty acids and the risks of methylmercury exposure from fish consumption», *Nutrition Reviews*, vol. 69 (septiembre de 2011), pp. 493-508.

Orlich, M. J.; Singh, P. N.; Sabate, J.; Jaceldo-Siegl, K.; Fan, J.; Knutsen, S.; Beeson ,W. L., y Fraser, G. E., «Vegetarian dietary patterns and mortality in adventist health study 2», *JAMA Internal Medicine*, vol. 173 (8 de julio de 2013), pp. 1230-1238.

Rohrmann, S.; Overvad, K.; Bueno de Mesquita, H. B.; Jakobsen, M. U.; Egeberg, R.; Tjonneland, A.; Nailler, L.; Boutron-Ruault, M. C.; Clavel-Chapelon, F.; Krogh, V.; Palli, D.; Panico, S.; Tumino, R.; Ricceri, F.; Bergmann, M. M.; Boeing, H.; Li, K. R.; Kaaks, R.; Khaw, K. T.; Wareham, N. J.; Crowe, F. L.; Key, T. J.; Naska, A.; Trichopoulou, A.; Trichopoulos, D.; Leenders, M.; Peeters, P. H. M.; Engeset, D.; Parr, C. L.; Skeie, G.; Jakszyn, P.; Sánchez, M. J.; Huerta, J. M.; Redondo, M. L.; Barricarte, A.; Amiano, P.; Drake, I.; Sonestedt, E.; Hallmans, G.; Johansson, I.; Fedirko, V.; Romieux, I.; Ferrari, P.; Norat, T.; Vergnaud, A. C.; Riboli, E., y Linseisen, J., «Meat consumption and mortality – results from the European Prospective Investigation into Cancer and Nutrition», *BMC Medicine*, vol. 11 (7 de marzo de 2013).

Rosell, M.; Appleby, P.; Spencer, E., y Key, T., «Weight gain over 5 years in 21966 meat-eating, fish-eating, vegetarian, and vegan men and women in EPIC-Oxford», *International Journal of Obesity*, vol. 30 (septiembre de 2006), pp. 1389-1396.

Sacks, F. M.; Carey, V. J.; Anderson, C. A.; Miller III, E. R.; Copeland, T.; Charleston, J.; Harshfield, B. J.; Laranjo, N.; McCarron, P.; Swain, J.; White, K.; Yee, K., y Appel, L. J., «Effects of high vs low glycemic index of dietary carbohydrate on cardiovascular disease risk factors and insulin sensitivity: the OmniCarb randomized clinical trial», *Journal of the American Medi-*

cal Association, vol. 312 (17 de diciembre de 2014), pp. 2531-2541.

Scazzina, F.; Siebenhandl-Ehn, S., y Pellegrini, N., «The effect of dietary fibre on reducing the glycaemic index of bread», *The British Journal of Nutrition*, vol. 109 (14 de abril de 2013), pp. 1163-1174.

Seitz, H. K., y Stickel, F., «Molecular mechanisms of alcohol-mediated carcinogénesis», *Nature Reviews. Cancer*, vol. 7 (agosto de 2007), pp. 599-612.

Shai, I.; Schwarzfuchs, D.; Henkin,Y.; Shahar, D. R.; Witkow, S.; Greenberg, I.; Golan, R.; Fraser, D.; Bolotin, A.; Vardi, H.; Tangi-Rozental, O.; Zuk-Ramot, R.; Sarusi, B.; Brickner, D.; Schwartz, Z.; Sheiner, E.; Marko, R.; Katorza, E.; Thiery, J.; Fiedler, G. M.; Bluher, M.; Stumvoll, M., y Stampfer, M. J., «Randomized, weight loss with a low-carbohydrate, mediterranean, or low-fat diet», *Obstetrical & Gynecological Survey*, vol. 63 (noviembre de 2008), pp. 713-714.

Su, X. Q., y Babb, J. R., «The effect of cooking process on the total lipid and n-3 LC-PUFA contents of Australian Bass Strait scallops, Pecten fumatus», *Asia Pacific Journal of Clinical Nutrition*», vol. 16, supl. 1 (2007), pp. 407-411.

Suez, J.; Korem, T.; Zeevi, D.; Zilberman-Schapira, G.; Thaiss, C. A.; Maza, O.; Israeli, D.; Zmora, N.; Gilad, S.; Weinberger, A.; Kuperman, Y.; Harmelin, A.; Kolodkin-Gal, I.; Shapiro, H.; Halpern, Z.; Segal, E., y Elinav, E., «Artificial sweeteners induce glucose intolerance by altering the gut microbiota», *Nature*, vol. 514 (9 de octubre de 2014), pp. 181-186.

5. El esquema alimentario y 6. Las dos fases de la dieta

Anderson, A. S.; Key, T. J.; Norat, T.; Scoccianti, C.; Cecchini, M.; Berrino, F.; Boutron-Ruault, M. C.; Espina, C.; Leitzmann,

M.; Powers, H.; Wiseman, M., y Romieu, I., «European Code against Cancer 4th Edition: Obesity, body fatness and cancer», *Cancer Epidemiology* (21 de julio de 2015).

Appel, L. J., y Van Horn, L., «Did the PREDIMED trial test a mediterranean diet?», *The New England Journal of Medicine*, vol. 368 (4 de abril de 2013), pp. 1353-1354.

Asher, G., y Sassone-Corsi, P., «Time for food: The intimate interplay between nutrition, metabolism, and the circadian clock», *Cell*, vol. 161 (26 de marzo de 2015), pp. 84-92.

Bach Faig, A.; Berry, E. M.; Lairon, D.; Reguant, J.; Trichopoulou, A.; Dernini, S.; Medina, F. X.; Battino, M.; Belahsen, R.; Miranda, G., y Serra Majem, L., «Mediterranean diet pyramid today. Science and cultural updates», *Public Health Nutrition*, vol. 14 (diciembre de 2011), pp. 2274-2284.

Ekelund, U.; Ward, H. A.; Norat, T.; Luan, J. A.; May, A. M.; Weiderpass, E.; Sharp, S. J.; Overvad, K.; Ostergaard, J. N.; Tjønneland, A.; Johnsen, N. F.; Mesrine, S.; Foamier, A.; Fagherazzi, G.; Trichopoulou, A.; Lagiou, P.; Trichopoulos, D.; Li, K. R.; Kaaks, R.; Ferrari, P.; Licaj, I.; Jenab, M.; Bergmann, M.; Boeing, H.; Palli, D.; Sieri, S.; Panico, S.; Tumino, R.; Vineis, P.; Peeters, P. H.; Monnikhof, E.; Bueno de Mesquita, H. B.; Quirós, J. R.; Agudo, A.; Sánchez, M. J.; Huerta, J. M.; Ardanaz, E.; Arriola, L.; Hedblad, B.; Wirfalt, E.; Sand, M.; Johansson, M.; Key, T. J.; Travis, R. C.; Khaw, K. T.; Brage, S.; Wareham, N. J., y Riboli, E., «Physical activity and all-cause mortality across levels of overall and abdominal adiposity in European men and women: the European Prospective Investigation into Cancer and Nutrition Study (EPIC)», *American Journal of Clinical Nutrition*, vol. 101 (marzo de 2015), pp. 613-621.

Hall, K. D.; Sacks, G.; Chandramohan, D.; Chow, C. C.; Wang, Y. C.; Gortmaker, S. L., y Swinburn, B. A., «Obesity 3 Quantification of the effect of energy imbalance on body weight», *Lancet*, vol. 378 (agosto-septiembre de 2011), pp. 826-837.

Houston, D. K.; Leng, X. Y.; Bray, G. A.; Hergenroeder, A. L.; Hill, J. O.; Jakicic, J. M.; Johnson, K. C.; Neiberg, R. H.; Marsh, A. P.; Rejeski, W. J.; Kritchevsky, S. B., y Action for Health in Diabetes (Look AHEAD) Movement and Memory Ancillary Study Research Group, «A long-term intensive lifestyle intervention and physical function: The look AHEAD Movement and Memory Study», *Obesity*, vol. 23 (enero de 2015), pp. 77-84.

Kreider, R. B.; Wilborn, C. D.; Taylor, L.; Campbell, B.; Almada, A. L.; Collins, R.; Cooke, M.; Earnest, C. P.; Greenwood, M.; Kalman, D. S.; Kerksick, C. M.; Kleiner, S. M.; Leutholtz, B.; López, H.; Lowery, L. M.; Mendel, R.; Smith, A.; Spano, M.; Wildman, R.; Willoughby, D. S.; Ziegenfuss, T. N., y Antonio, J., «ISSN exercise & sport nutrition review: research & recommendations», *Journal of the International Society of Sports Nutrition*, vol. 7 (2010), p. 7.

Monteagudo, C.; Mariscal Arcas, M.; Rivas, A.; Lorenzo Tovar, M. L.; Tur, J. A., y Olea Serrano, F., «Proposal of a mediterranean diet serving score», *PLOS One*, vol. 10 (2015), p. e0128594.

Oliveros, E.; Somers, V. K.; Sochor, O.; Goel, K., y López Jiménez, F., «The concept of normal weight obesity», *Progress in Cardiovascular Diseases*, vol. 56 (enero-febrero de 2014), pp. 426-433.

Pischon, T.; Boeing, H.; Hoffmann, K.; Bergmann, M.; Schulze, M. B.; Overvad, K.; Van der Schouw, Y. T.; Spencer, E.; Moons, K. G.; Tjonneland, A.; Halkjaer, J.; Jensen, M. K.; Stegger, J.; Clavel-Chapelon, F.; Boutron-Ruault, M. C.; Chajes, V.; Linseisen, J.; Kaaks, R.; Trichopoulou, A.; Trichopoulos, D.; Bamia, C.; Sieri, S.; Palli, D.; Tumino, R.; Vineis, P.; Panico, S.; Peeters, P. H.; May, A. M.; Bueno de Mesquita, H. B.; Van Duijnhoven, F. J.; Hallmans, G.; Weinehall, L.; Manjer, J.; Hedblad, B.; Lund, E.; Agudo, A.; Arriola, L.; Barricarte, A.; Navarro. C.; Martínez C.; Quirós, J. R.; Key, T.; Bingham, S.; Khaw, K. T.; Boffetta, P.; Jenab, M.; Ferrari, P., y Riboli, E., «General and abdominal adiposity and risk of death in Europe», *The New England Jour-*

nal of Medicine, vol. 359 (13 de noviembre de 2008), pp. 2105-2120.

Stefler, D.; Malyutina, S.; Kubinova, R.; Pajak, A.; Peasey, A.; Pikhart, H.; Brunner, E. J., y Bobak, M., «Mediterranean diet score and total and cardiovascular mortality in Eastern Europe: the HAPIEE study», *European Journal of Nutrition* (17 de noviembre de 2015).

Virnig, B.; Durham, S. B.; Folsom, A. R., y Cerhan, J., «Linking the Iowa Women' Health Study Cohort to Medicare data: Linkage results and application to hip fracture», *American Journal of Epidemiology*, vol. 172 (1 de agosto de 2010), pp. 327-333.

Libros

Las que siguen son algunas de las obras consultadas para la elaboración de la dieta Smartfood y para la redacción de este libro.

Bendich, Adrianne, y Deckelbaum, Richard J., *Preventive nutrition: the comprehensive guide for health professionals*, Nueva York, Humana Press, 2010.

Borghi, Claudio, y Cicero, Arrigo F. G., *Nutraceutici e alimenti funzionali in medicina preventiva,* Bolonia, Bononia University Press, 2011.

Coultate, Tom P., *Alimentos. Química de sus componentes,* Zaragoza, Acribia, 1986.

Ferrini, Krizia, y Ghelfi, Francesca, *L'alimentazione in 100 domande*, Milán, Altroconsumo Edizioni, 2015.

Keys, Ancel, y Keys, Margaret, *Coma bien y manténgase sano*, Madrid, Aguilar, 1963.

Knight, Rob, *Desde tu intestino*, Barcelona, Empresa Activa, 2016.

Ross, Catharine A.; Caballero, Benjamin, J; Cousins, Robert; Tucker, Katherine L., y Ziegler, Thomas R., *Modern nutrition in health and disease*, Filadelfia, Lippincott Williams & Wilkins, 2014.

Suzuki, Makoto; Willcox, Bradley J., y Willcox, D. Craig, *The Okinawa Program*, Nueva York, Clarkson Potter, 2001.

Verotta, Luisella; Macchi, Maria Pia, y Venkatasubramanian, Padma, *Connecting Indian wisdom and western science: plant usage for nutrition and health,* Boca Ratón, CrC Press Taylor & Francis Group, 2015.

Webb, Geoffrey P., *Complementos nutricionales y alimentos funcionales,* Zaragoza, Acribia, 2007.

Webs

Se presentan a continuación las páginas web de las principales instituciones, asociaciones y bancos de datos citados en el libro.

Ministero della Salute
www.salute.gov.it

Ministero delle Politiche Agricole, Alimentari e Forestali
www.politicheagricole.it

CREA Alimenti i Nutrizioni, centro de estudios sobre alimentos y nutrición del Consiglio per la Ricerca in Agricoltura e l'Analisi dell'Economia Agraria (el antiguo INRAN, Istituto Nazionale di Ricerca per gli Alimenti e la Nutrizione)
http://nut.entecra.it/

Istituto Superiore di Sanità
www.iss.it

Epicentro, portal de epidemiología para la sanidad pública gestionado por el Centro Nazionale di Epidemiologia, Sorveglianza e Promozione della Salute (CNESPS)
www.epicentro.iss.it

Istituto Europeo di Oncologia (IEO)
www.ieo.it

Società Italiana di Nutrizione Umana (SINU), asociación
sin ánimo de lucro que aglutina a expertos vinculados al mundo de la nutrición
www.sinu.it

Nutrition Foundation of Italy, asociación italiana sin ánimo de lucro que fomenta el desarrollo de la investigación
científica en el ámbito de la nutrición
www.nutrition-foundation.it

Autoridad Europea para la Seguridad Alimentaria
(EFSA)
www.efsa.europa.eu

Dirección de salud pública y evaluación de riesgos de la
Comisión Europea
http://ec.europa.eu/health/index_es.htm

The European Food Information Council (EUFIC), organización sin ánimo de lucro con sede en Bélgica que da información sobre alimentación a los consumidores
www.eufic.org

World Health Organization (WHO), en español Organización Mundial de la Salud (OMS)
www.who.int

International Agency for Research on Cancer (IARC), la Agencia Internacional para la Investigación del Cáncer de la Organización Mundial de la Salud
www.iarc.fr

World Cancer Research Fund International (WCRF), en español Fondo Mundial para la Investigación del Cáncer, una autoridad en lo que respecta a las investigaciones sobre la prevención del cáncer relacionada con la dieta, el peso y la actividad física
www.wcrf.org

Harvard Health Pubblications, división editorial de la Harvard Medical School, una de las *graduate school* de la Universidad de Harvard, en Boston (Estados Unidos)
www.health.harvard.edu

PubMed, base de datos de la US National Library of Medicine, adscrita al National Institutes of Health de Estados Unidos
www.ncbi.nlm.nih.gov/pubmed

Base de datos sobre composición de los alimentos para estudios epidemiológicos en Italia – Istituto Europeo di Oncologia (BDA – IEO)
www.bda-ieo.it

Base de datos BIO, gestionada por el Sistema Informativo Agricolo Nazionale (SIAN)
www.sian.it/biofito/accessControl.do

Glycemic Index, página web dedicada al índice glucémico de los alimentos dentro de la International GI Database, gestionada por la Universidad de Sidney (Australia)
www.glycemicindex.com